송학운 김옥경 부부의

나를 살린
자연식
밥상

송학운 김옥경 부부의
나를 살린 자연식 밥상
ⓒ 김옥경, 2009

초판 1쇄 펴낸날 2009년 7월 30일
초판 28쇄 펴낸날 2024년 7월 25일

지은이 김옥경
펴낸이 조영혜
펴낸곳 동녘라이프

편집 이정신 이지원 김혜윤 홍주은
디자인 김태호
마케팅 임세현
관리 서숙희 이주원

진행 수작걸다 **사진** 박종혁
그릇협찬 가마가 텅빈날(031-631-3144) 토판(031-631-8034)
아크인터내셔널 코리아(02-593-9330 www.arc-intl.com)
디자인 씨오디 color of dream
인쇄·제본 새한문화사 **라미네이팅** 북웨어 **종이** 한서지업사

등록 제311-2003-14호 1997년 1월 29일
주소 (413-120) 경기도 파주시 회동길 77-26
전화 영업 031-955-3000 편집 031-955-3005 전송 031-955-3009
홈페이지 www.dongnyok.com **전자우편** editor@dongnyok.com

ISBN 978-89-90514-37-0 (13590)

- 잘못 만들어진 책은 바꿔 드립니다.
- 책값은 뒤표지에 쓰여 있습니다.
- 이 도서의 국립중앙도서관 출판시도서목록(CIP)은 e-CIP홈페이지(http://www.nl.go.kr/ecip)와 국가자료공동목록시스템(http://www.nl.go.kr/kolisnet)에서 이용하실 수 있습니다.
(CIP제어번호: CIP2009002183)

송학운 김옥경 부부의

나를 살린 자연식 밥상

김옥경 지음

동녘라이프

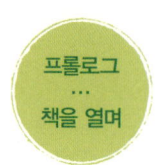

목숨을 걸어도 좋은 행복한 그 맛… 산중 자연식

산중에서 희망을 찾다

첩첩산중, 해발 500미터인 이곳에서 8년째 생활하다보니 이제 구름의 움직임만 봐도 다음날 날씨를 짐작할 수 있게 됐다. 바람에 숲이 일렁거리는 소리, 합창하듯 지저귀는 새소리, 계곡의 세찬 물소리……. 우리가 자리 잡은 이 터전은 매일 봐도 새롭고 신비롭다.

원동면 소재지에서도 산길을 따라 4.5km를 들어와야 하는 이곳 '자연생활의 집'. 자그만 매점 하나 없고 보건소까지도 차로 20분여를 달려야 하는 산중생활은 뭐든지 재빨리만 돌아가는 세상과는 아주 딴판이다. 자연이 주인인 이곳에서 우리는 자연의 시간표대로 몸을 움직이며 삶을 엮어나간다. 새벽 6시면 새소리에 눈을 뜨고 산중에 별이 총총히 뜨는 9시면 잠자리에 들고.

나는 17년 전 6개월 시한부 판정을 받았던 암 환자의 아내다. 시한부 인생이라는 재앙과도 같은 현실에서 우리 가족을 지켜준 건 '건강하고 싶다'는 원초적인 욕망이었다. 의사 말대로 6개월의 시간 밖에 남지 않았다고 할지라도, 단 1%의 희망이라도 있다면 생명의 끈을 붙잡고 싶었다. 그 절망 속에서 항암치료를 포기하고 우리가 선택한 건 음식과 환경을 바꾸는 결단이었다.

수십 년을 살아온 도시생활을 접고 산중으로 들어왔다. 생동하는 자연의 아름다움에 가슴 설레면서 과연 이곳에서 살아갈 수 있을까 두려움도 밀려왔다. 하지만 살아야하기에 해발 500미터는 운명 같은 선택이었다. 그렇게 십여 년을 도시에서 산자락으로 다시 산중턱으로 옮겨 다닌 끝에 비로소 자연이 그대로 숨쉬는 환경 속에 터를 잡게 됐다.

순리를 거스르지 않은 제철 밥상, 자연식

사람이 모여 살지 않는 자연 그대로의 산중생활은 우리의 몸 곳곳을 치유해주었다. 온전한 자연 속에 둥지를 틀고 난 뒤 나는 제 2의 환경인 '먹을거리'에 눈을 돌리게 됐다. 자연의 이치를 거스르지 않은 밥상, 바로 자연식말이다.

자연식은 자연의 이치를 거스르지 않고 자라 생명력을 가득 품은 재료로 만든 담백한 식사를 의미한다. 삼라만상의 뜻에 따라 땅 힘으로 기른 제철 재료로 정성껏 만든 밥상이 바로 자연식의 기본이다. 한겨울에도 수박 구하기가 어렵지 않은 최첨단 세상이지만 엄밀히 봄, 여름, 가을, 겨울 사계절마다 나는 잎과 열매는 다르다. 여름엔 더위로 지친 몸을 식혀줄 찬 성분의 감자, 오이 등이 나고 겨울엔 몸의 온도를 높여주는 연근, 마 등이 나는 건 이 세상의 모든 생물들이 조화를 이루게 만드는 하늘의 섭리인 것이다.

자연식, '약'이라 생각하고 먹으라고?

1차 항암 치료를 마치고 남편을 따라 요양원에서 자연식을 시작했다. '약'이라는 생각으로 꼬박꼬박 챙겨먹었지만 남편은 금새 싫증을 내고 말았다. 평생을 고기를 즐겨먹던 그에게 채식이 입에 맞을 리 만무했다. 나 역시 조미료와 양념이 강한 음식에 익숙해진 터라 밋밋한 음식들을 먹는 것이 힘들었다. 아무리 생명을 구하는 음식이라지만 식사시간이 고통스럽기만 했다.

암 치료를 위해선 무엇도 가리지 않을 듯했지만, '혀끝'이 얼마나 간사한지 입맛에 맞지 않고 서걱거리는 채소들이 금새 지겨워졌다. 그때부터 암을 치유하는 자연식, 목숨을 걸고 먹어야하는 남편을 위해 몸에도 좋고 입도 즐거운 맛있는 요리를 만들 수는 없을까 하는 고민이 시작됐다.

내 몸을 편안하게 하면서도 맛좋은 자연식을 만들기 위한 원칙은 의외로 간단하게 찾아졌다. 바로 식품 고유의 맛을 최대한 살린 담백함을 기본으로 눈과 입이 즐거운 음식을 만드는 것이다. 단순하게 조리해야 만드는 사람도 간편하고 먹었을 때 속도 편하다. 그리고 누가 먹어도 맛있는 맛의 비밀은 바로 천연 소스에서 찾았다. 정제 설탕, 발효 간장 대신 매실청, 레몬즙 등 자연의 재료로 기본 맛을 내고 표고버섯, 다시마, 양파 등을 말린 가루로 만든 천연조미료와 채소국물을 늘 주방에 갖춰 감칠맛을 내게 했다. 또한 자칫 푸른색 일색이기 쉬운 자연식에 눈이 즐거워지는 색을 입히는 아이디어를 발휘했다. 치자와 비트 등 식품에서 얻은 천연색소로 식욕을 돋우는 컬러풀한 음식을 다양하게 완성할 수 있었다.

이렇게 만들고보니 자연식은 더 이상 건강하지만 맛없는 '약'이 아니었다. 눈으로 감동하고 코와 입을 즐겁게 해주는 최고의 음식이었다.

결핍보다는 과잉이 병을 낳는다

병을 앓고 있는 이들에게 음식은 곧 약이다. 그래서 병에 치명타를 입은 사람일수록 극단적인 식사를 하려고 한다. 하지만 당뇨를 앓고 있다고 해서 이뇨작용이 뛰어난 참마만 갈아먹을 수 없고, 혈액순환장애로 고생한다고 양상추쌈으로만 끼니를 때울 수는 없다.

'결핍' 보다 '과잉'이 건강을 해치는 주범이다. 문제가 생긴 한부분만 채우려다 보면 결국 또 다른 병을 낳게 된다. 모든 병은 몸의 균형이 깨지면서 시작된다. 자연식의 기본은 결국 영양의 균형을 맞추는 것이다.

자연식을 한다고 해서 영양을 고려하지 않고 몸에 좋다는 음식만 모으는 것은 무모하다. 대신 영양의 균형을 맞춰야 한다. '탄수화물 60, 단백질 10, 지방질 10, 비타민 10, 무기질 10' 이 바로 자연식의 황금비율이다. 칼로리는 적고 영양은 풍부한 콩류, 견과류, 과실류를 기본으로 하는 것은 당연하다. 단백질은 콩류로 지방질은 견과류, 비타민과 무기질은 채소류에서 섭취한다.

식습관을 바꾸기 어렵다면 일반식에서 즐겨먹었던 맛을 대체식품으로 즐기는 것도 좋은 방법이다. 글루텐으로 육질을 내고 비트로 색을 입힌 밀고기는 육류를 대신하는 자연식만의 별미다. 든든하게 곰국을 먹고 싶을 땐 캐슈넛을 곱게 갈아 고소한 국을 끓여내고 통밀가루에 견과류를 듬뿍 갈아 넣어 건강 와플도 만들 수 있다.

무딘 입맛이 깨어나고 몸이 살아나는 밥상

요즘 우리 부부는 보다 많은 암환자와 일반인들을 위해 '9박10일'동안 자연생활의 집에서 산중생활과 자연식을 체험하는 기회를 제공하고 있다. 병으로 심신이 지친 사람들에게는 일반인들이 먹는 보통의 음식들은 꿈도 못 꿀 사치다. 이들에게도 건강한 사람들이 먹는 것처럼 다양한 메뉴를 접하게 하고 그 맛을 느낄 기회를 주는 것이 나의 '자연식'의 목적이다.

화학조미료를 배제하고 깨끗한 자연의 맛을 살린 메뉴는 어렵지 않다. 깨끗한 재료를 꼼꼼하게 골라내고 재료 속에 살아있는 영양소를 그대로 섭취할 수 있도록 조리하면 된다. 좋은 재료로 소박하게 맛을 내면 음식 속의 영양분들이 몸 안에서 제 역할을 하게 되고 입맛이 싱그럽게 돌아온다. 양념 때문에 느끼지 못했던 식품 고유의 맛을 즐기게 되는 것이다.

이 책에는 암을 극복한 남편과 '자연생활의 집'에 찾아온 많은 환자들이 먹었고 또 지금도 먹고 있는 자연식 요리가 담겨있다. 독자들도 이 책의 자연식을 통해 건강을 되찾고 무뎌진 입맛이 깨어나게 되기를 기원한다. 기본 소스와 맛을 내는 자연 재료만 챙겨두면 집에서도 누구나 손쉽게 맛있는 자연식을 시작할 수 있다.

2009년 7월
양산 '자연생활의 집'에서
김옥경

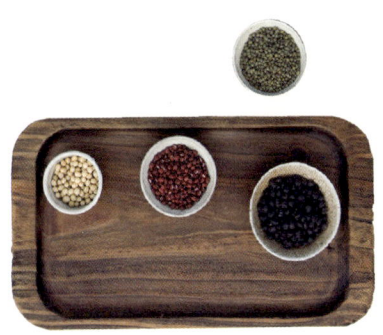

차례

프롤로그 4

PART 1
제철 자연식 밥상
자연이 주는 것을 먹고
자연처럼 건강하게

봄

봄 보양재료

쑥	18
미나리	19
두릅	20
완두콩	21
토마토	22
죽순	23

봄 밥상 메뉴

쑥완두콩밥	24
죽순영양밥	25
쑥국	26
두부새싹샐러드	27
토마토완두콩스튜	28
토마토시금치샐러드	30
어린상추겉절이	31
취나물두부무침	32
죽순치자소스채	34
더덕찹쌀구이	35
죽순짬뽕통밀국수	36
두릅전	38
쑥튀김	39
파전	40
가죽나물장아찌	42
참나물겉절이	43
새싹손말이김밥	44
봄나물비빔밥	45
딸기 얹은 와플	46
밀고기새싹말이	48
삼색구절판	50

여름

여름 보양재료

오이	54
부추	55
애호박	56
파프리카	57
양파	58
감자	59

여름 밥상 메뉴

보리밥	60
풋콩밥	61
치자현미약밥	62
우무콩국	64
청각오이냉국	65
깻잎겉절이	66
오이잣소스샐러드	67
애호박편수	68
부추버무리	70
도라지오이생무침	71
캐슈넛감자옹심이	72
파프리카블랙올리브샐러드	74
가지조림	75
들깨메밀수제비	76
옥수수전	78
부추전	79
머윗잎쌈	80
자연식냉면	81
매실소스양상추샐러드	82
허브통밀빵샌드위치	83
닭고기맛밀고기	84
풋콩감자송편	86

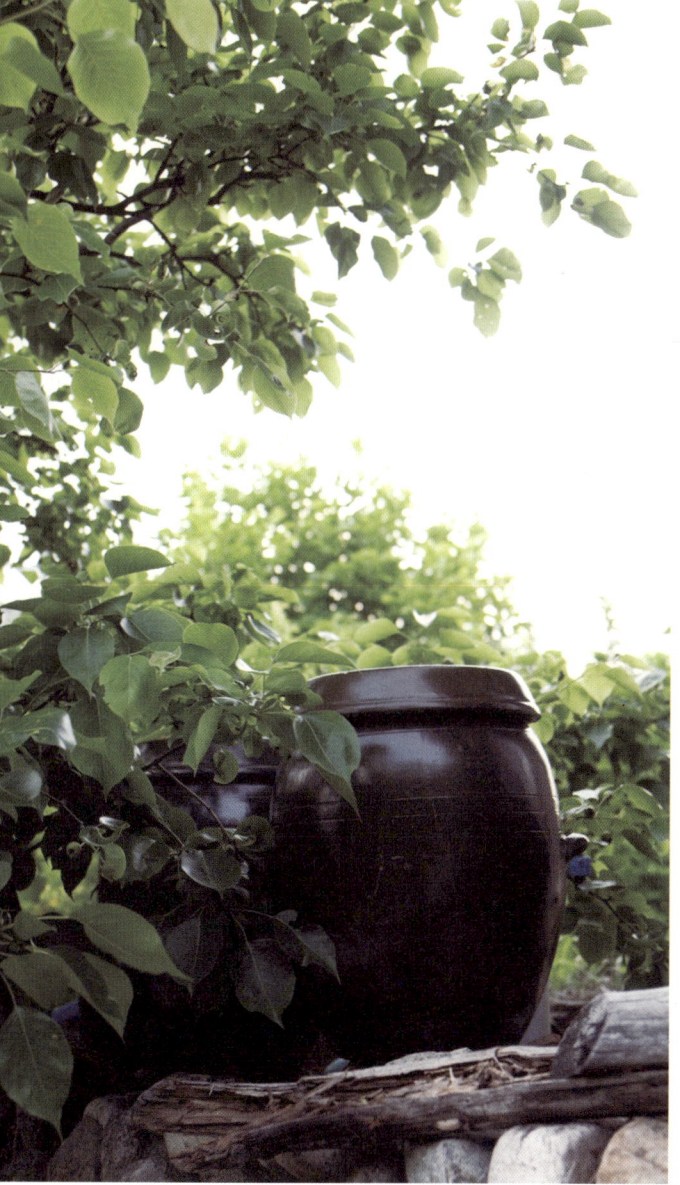

가을

가을 보양재료

- 연근 90
- 우엉 91
- 무 92
- 단호박 93
- 버섯 94
- 밤 95

가을 밥상 메뉴

- 연근우엉밥 96
- 대추영양밥 97
- 당근밥 98
- 얼갈이배추들깨국 99
- 무국 100
- 버섯탕수 101
- 버섯초밥 102
- 단호박튀김 104
- 단호박샐러드 105
- 단호박설기 106
- 단호박밀고기 108
- 메밀도토리묵국수 109
- 표고버섯기둥장조림 110
- 무조림 112
- 우엉찜 113
- 수수부꾸미 114
- 미삼밤꿀샐러드 116
- 대추밤조림 117
- 연근찜 118
- 견과류잼 곁들인 모닝빵 119
- 떡갈비맛말고기 120
- 버섯조림 122

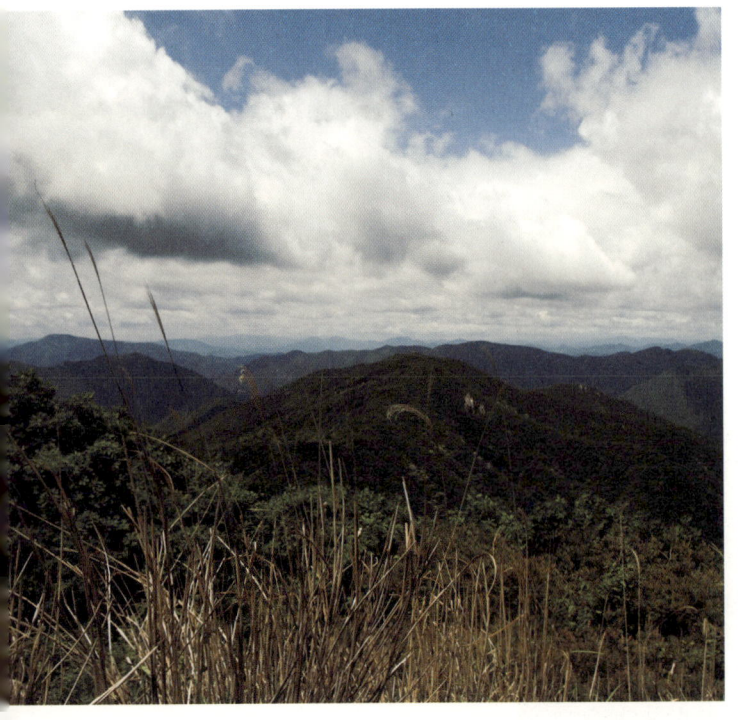

겨울

겨울 보양재료

브로콜리	126
참마	127
송이버섯	128
배추	129
미역	130
김	131

겨울 밥상 메뉴

해초밥	132
현미영양밥	133
김국	134
아몬드미역국	135
느타리버섯 넣은 매생이국	136
김치콩비지찌개	138
동김치	139
양송이콜리플라워수프	140
생미역회	142
참마무순샐러드	143
파슬리두부치자전	144
실파김무침	146
고구마브로콜리샐러드	147
삼색콩조림	148
톳나물조림	149
채소두부덮밥	150
홍시배추겉절이	152
배추김치만두	153
양송이브로콜리덮밥	154
단호박샌드위치	155
밀불고기	156

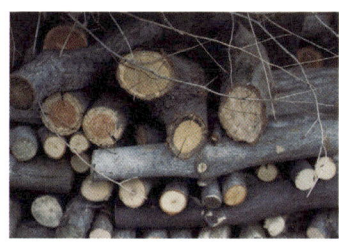

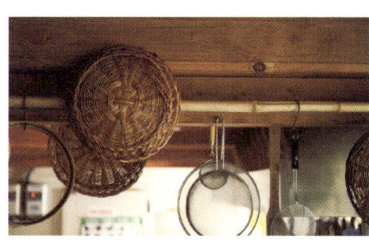

PART 2
자연 치료식

생명력 넘치는 자연 속에서
몸이 살아나고

자연 치료식의 원칙

천연조미료	166
통곡물	168
견과류	170
콩두유	172
과일 주스	174

천연소스 만들기

자연식 고추장	182
약고추장	183
초고추장	184
냉면소스	185
재래식쌈장	186
채소국물	187
양념간장	188
양념조림장	189
마요네즈소스	190
치자소스	191

찾아보기 192

PART 1

제철 자연식 밥상

자연이 주는 것을 먹고
자연처럼 건강하게

봄
생명이 주는 감동

산과 들에서 돋아나는 봄나물은 우리에게 약동하는 자연의 생동감을 전해준다. 지천에 봄나물이 돋아나지만 물이 올라 가장 맛있는 기간은 고작 열흘 남짓. 봄에 먹을 수 있는 재료들을 꼼꼼하게 체크해두고 때맞춰 식탁에 올려보자. 생으로 먹을 수 있는 기간은 짧지만 잘 갈무리해둔다면 두고두고 먹을 수 있다.

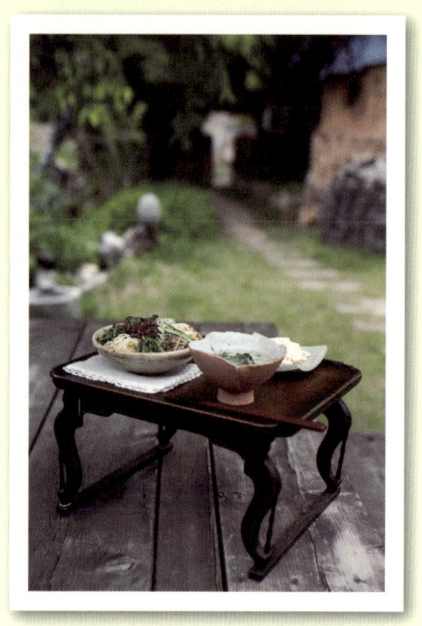

산중의 봄은 늦다. 산 아래 마을에 개나리·진달래가 지천이어도 산속 '자연생활의 집'은 겨울 기운이 걷히지 않는다. 그러나 이곳에서만큼 자연의 섭리를 몸으로, 마음으로 절감할 수 있는 곳도 많지 않다. 겨우내 말라붙었던 나뭇가지에 새순이 올라오면서 조금씩 번져가는 연둣빛 구름을 보는 감동이란! 그것이 바로 생명의 감동이어서 더욱 가슴이 설렌다.

 자연식의 기본은 제철 채소를 먹는 것이다. 자연의 무한한 사랑 속에서 식물·곡물이 자란다. 그 사랑과 생명의 기운이 음식물을 먹는 우리에게로 고스란히 전해진다. 그래서 자연식은 채식이 기반이다. 채식만으로도 우리 몸에 필요한 영양소를 고루 섭취할 수 있고, 체력을 유지할 수 있다는 것은 요즘 과학자들의 연구 결과로 속속 밝혀지고 있다. 남편의 경우만 봐도 그렇다. 매일 고기만 먹던 사람이 한순간에 채식으로 돌아선 후 20년 가까이 되었지만, 투병 중이던 때를 제외하곤 체력이 약해졌다거나 몸에 불편감을 느낀다는 소리를 들어본 적이 없다. 하루 종일 산을 타고 다녀도 생생하고 피곤을 느끼는 일도 거의 없다. 성품까지 온화해져 부부금슬도 좋아졌다. 이만하면 최고의 모범사례 아닌가!

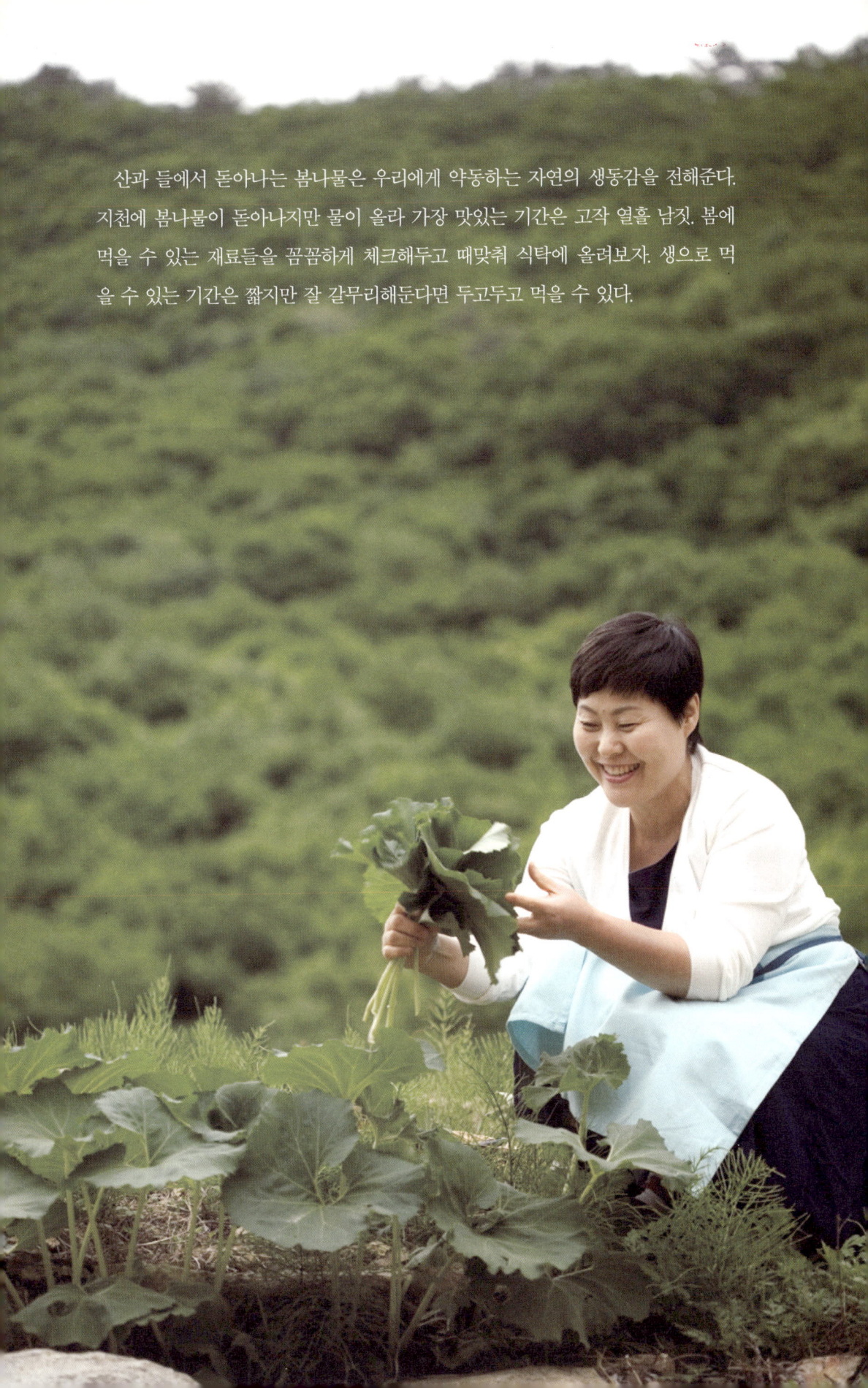

산과 들에서 돋아나는 봄나물은 우리에게 약동하는 자연의 생동감을 전해준다. 지천에 봄나물이 돋아나지만 물이 올라 가장 맛있는 기간은 고작 열흘 남짓. 봄에 먹을 수 있는 재료들을 꼼꼼하게 체크해두고 때맞춰 식탁에 올려보자. 생으로 먹을 수 있는 기간은 짧지만 잘 갈무리해둔다면 두고두고 먹을 수 있다.

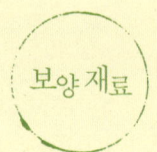

보양 재료

쑥

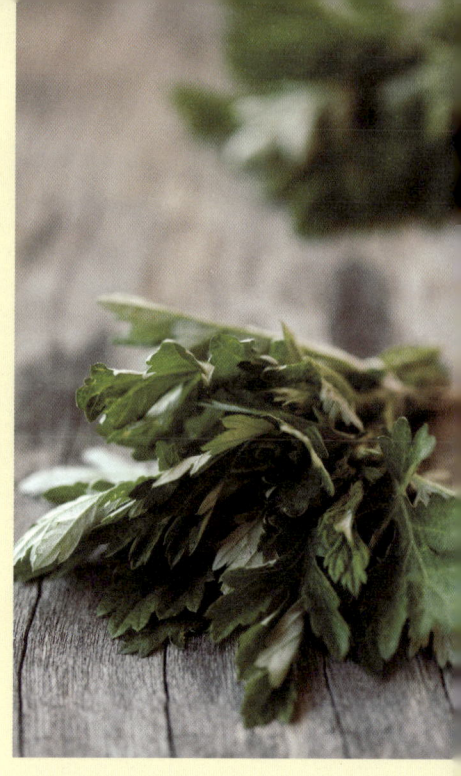

봄의 정기를 듬뿍 받고 자란 쑥은 여자 몸에 좋은 일등 나물이다. 이른 봄, 산과 들에 막 돋아난 여린 잎이 가장 맛이 좋다. 솜털이 있는 어린 잎은 무침이나 국으로 요리하고 길게 자란 빳빳한 쑥은 줄기가 억세고 쓴맛이 강해 약쑥으로 사용하면 좋다. 쑥을 요리할 때는 잎 사이사이에 잡티가 많이 섞이기 때문에 지저분한 것을 정리하고 뿌리를 가지런히 한 다음 뿌리 끝을 잘라내고 물에 씻어야한다.

맛 살리고 영양 살리는 조리법

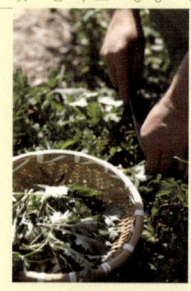

1. 여린 잎만 골라 캔다

산과 들에 막 돋아난 여린 잎은 국이나 무침을 하기 제격이다. 키가 작고 부드러운 것을 골라 채취한다. 잎이 가닥가닥 떨어지지 않게 줄기 아랫부분부터 똑 떼어내듯 따면 된다.

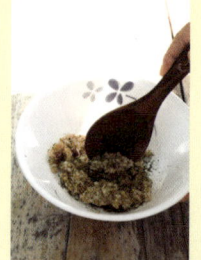

2. 쑥가루를 다양하게 사용한다

살짝 데친 쑥은 채반에 널어 말린 뒤 분쇄기에 갈아둔다. 부드러운 참쑥은 생으로 먹고 다소 억세게 느껴지는 쑥은 이렇듯 가루내어 개떡을 만들거나 밀가루 반죽을 할 때 컬러와 향을 내도 좋다. 또한 갓 지은 밥에 쑥가루를 뿌리면 향긋하다.

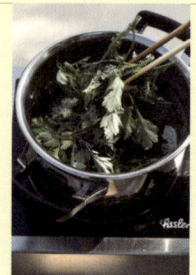

3. 데쳐낸 뒤 요리한다

쑥은 국에 넣어 끓이거나 끓는 물에 데쳐 무침으로 많이 사용한다. 티를 없애고 뿌리를 손질한 쑥을 가볍게 씻어 소금을 넣은 물에 데친 후 헹궈 요리하면 된다.

약재로 사용하는 쑥

쑥은 대표적인 약용채소로 민간약초로 많이 사용된다. 잘 자란 쑥을 햇볕에 말려 두었다 다려 먹으면 혈액순환을 돕고 몸을 따뜻하게 해준다. 생강을 넣어 진하게 달여 마시면 설사에 좋고 연근과 섞어 즙을 내 마시면 코피나 자궁출혈 등의 증상에 효과를 볼 수 있다. 단, 쑥은 몸을 덥게 하기 하므로 몸이 뜨거운 사람은 피하는 것이 좋다.

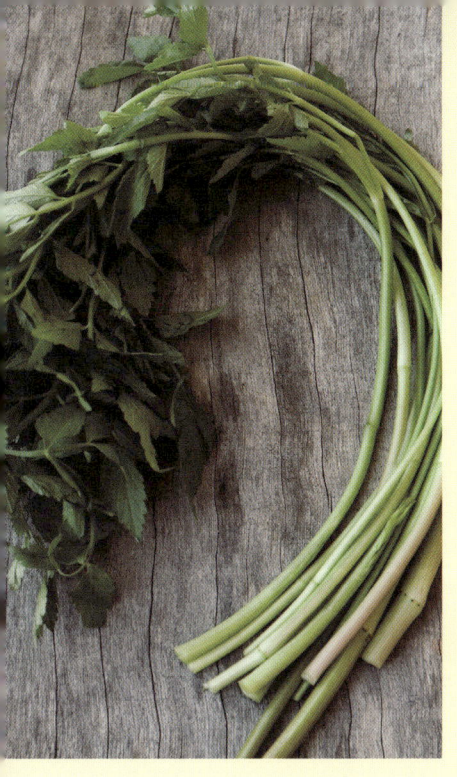

미나리

 독특한 풍미로 사랑받는 미나리는 늦겨울부터 이른 봄이 제철이다. '미나리 반찬은 개 반찬'이라는 말처럼 지천에 널려 우리 밥상에 자주 올랐는데, 요즘은 대표적인 알칼리성 식품으로 사랑받고 있다. 미나리는 습한 논에서 수확하는 논미나리와 계곡이나 밭에서 자라는 밭미나리, 즉 돌미나리로 나뉜다. 줄기가 길고 마디가 굵은 논미나리는 찌개 등의 부재료로, 길이가 짧고 다소 질기지만 향이 강한 돌미나리는 생으로 먹으면 맛있다.

맛 살리고 영양 살리는 조리법 | 봄

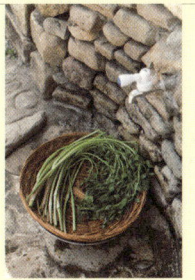

1. 체에 밭쳐 물기를 뺀다

살짝 데친 미나리는 찬물에 헹군 뒤 체에 밭쳐 물기를 뺀다. 손으로 물기를 꼭 짜버리면 자칫 영양분까지 다 빠져나갈 수 있기 때문이다. 체에 밭쳐 물기를 빼고 3cm 길이로 썰어 조리하면 된다.

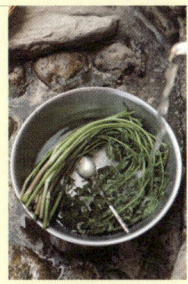

2. 씻은 뒤 은수저를 담가둔다

손질되지 않은 미나리를 구입했을 때는 흐르는 물에 깨끗이 씻은 뒤 스테인리스 그릇에 은수저와 함께 30분간 담가두면 거머리나 이물질 등이 제거된다.

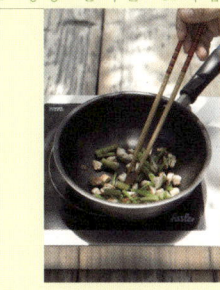

3. 버섯과 함께 볶아 먹는다

향이 진한 제철 미나리는 생으로 먹으면 별미지만 소금물에 데치면 주성분인 케르세틴과 캠퍼롤이 60% 이상 증가한다. 미나리전이나 버섯미나리볶음 등으로 가열해 먹으면 암세포의 증식을 막는 효과가 있다.

잎까지 먹는 미나리

보통 미나리는 자잘한 잎은 버리고 줄기만 먹는다. 잎 부분은 향이 약하고 먹었을 때 입에 붙어 성가시지만 영양 면에서는 함께 먹는 것이 좋다. 긴 미나리를 서너 번 구겨 잎 부분을 돌돌 감아 한입에 넣으면 입에 달라붙는 불편함 없이 먹을 수 있다. 초고추장이나 쌈장을 곁들여 먹는다.

두릅

두릅은 산채 중에서도 영양과 향이 으뜸으로 꼽힌다. 채소지만 단백질이 풍부하고 지방, 탄수화물, 무기질, 사포닌 등을 두루 함유하고 있어 봄철 꼭 챙겨먹어야 하는 보양식품이다. 4~5월에 땅에서 돋아나는 새순을 먹는 땅두릅과 나무두릅의 새순을 채취한 나무두릅으로 나뉜다. 두릅은 잎이 너무 피지 않고 끝부분이 퇴색되지 않는 것을 고르고 몸통은 굵기가 고르면서 단단한 것이 신선하다.

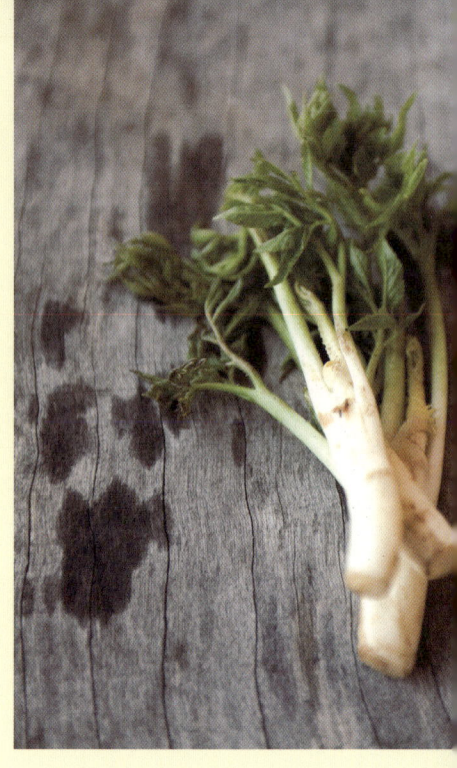

맛 살리고 영양 살리는 조리법

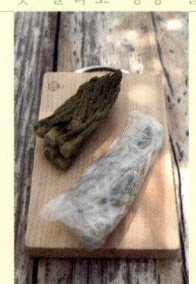

1. 데친 물과 함께 얼린다

봄철 잠시 나기 때문에 오래 먹고 싶다면 냉동 보관이 필수다. 밑동을 떼어내 살짝 데친 후 데친 물과 함께 지퍼백에 담아 얼린다. 수분이 빠져나갈 수 있으므로 두릅이 잠길 정도로 물을 넣고 얼리면 된다.

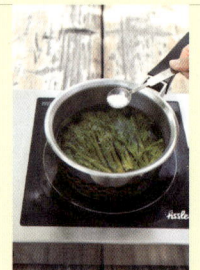

2. 소금물에 데친다

두릅은 독성이 강해 생으로 먹으면 위를 상하게 할 수 있다. 회로 먹을 때도 데쳐서 소스와 곁들이도록 한다. 소금을 넣은 물에 데치는 데 이때 딱딱한 밑동부터 넣어야 고루 익고 영양 손실도 적다.

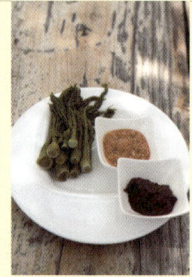

3. 된장과 잘 어울린다

두릅은 초고추장에 찍어먹는 경우가 대부분이다. 하지만 영양적인 면에서는 된장과 더 잘 어울린다. 된장의 구수함에 두릅의 쌉싸래한 맛이 중화되기 때문이다. 쌈장소스에 무쳐먹으면 별미로도 손색없다.

두릅 손질법

우리가 흔히 먹는 나무두릅은 딱딱한 껍질과 가시가 있어 손질을 해야 한다. 밑동은 자르고 두릅 아래쪽 줄기에 붙어있는 잔가시는 칼날로 살살 긁어 데친다. 데친 후에는 찬물에 10분 정도 담갔다 살살 털면 잔가시도 없어지고 줄기도 부드러워진다.

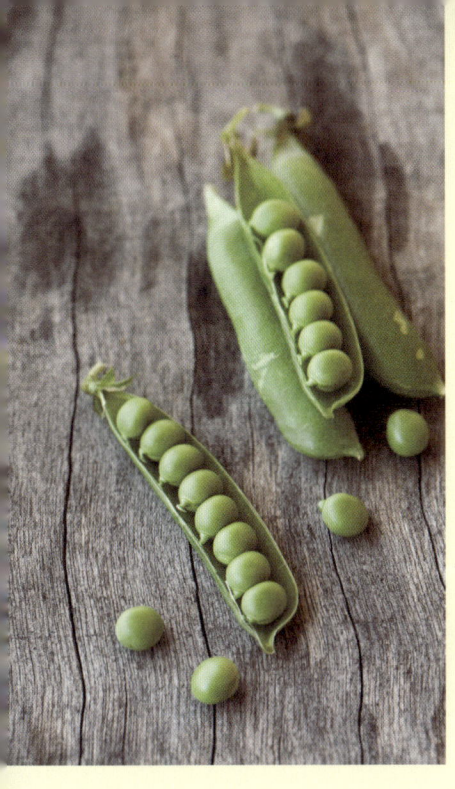

완두콩

오뉴월이면 시장에서 포대째 판매하는 완두콩을 쉽게 찾아볼 수 있다. 완두콩은 콩 중에서도 단맛이 뛰어나 콩을 싫어하는 아이들도 잘 먹는다. 주성분은 탄수화물이지만 대두 다음으로 단백질 함량이 많고 꼬투리에는 비타민이 풍부하다. 제철 완두콩은 꼬투리째 삶아 입으로 쪽 빨아 먹으면 달콤하다. 완두콩 요리라 하면 보통 밥이나 수프가 전부인 것 같지만 맛이 강하지 않아 어떤 요리에도 잘 어울린다. 살짝 삶아 샐러드에 곁들이면 상큼하다.

맛 살리고 영양 살리는 조리법

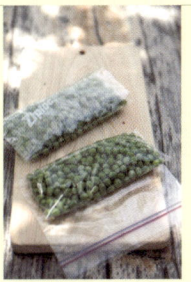
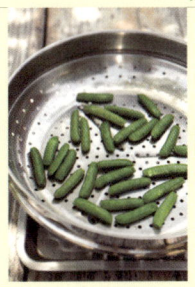
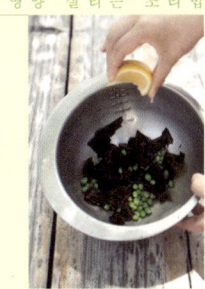

1. 살짝 데쳐 냉동 보관한다
저렴하고 맛있는 제철 완두콩은 냉동 보관해 오래두고 먹는다. 꼬투리째 냉동보관하거나, 알맹이만 보관할 때는 살짝 데쳐 밀폐용기에 넣어 냉동시킨 뒤 필요할 때마다 꺼내 쓴다.

2. 양쪽 끝만 잘라내 조리한다
완두콩 껍질에는 각종 비타민과 섬유질이 풍부해 소화를 돕고 변비를 예방해주는 효과가 있다. 양쪽 끝만 잘라내고 껍질째 수프를 끓이거나 요리에 활용한다.

3. 해조류와도 잘 어울린다
완두콩은 삶아서 매시한 감자나 단호박을 섞어 샐러드를 만드는 것이 일반적인 요리법이다. 그러나 단맛이 강한 제철 완두콩은 해조류 무침에도 잘 어울린다. 이때 레몬즙을 뿌려 상큼한 맛을 살린다.

쌀밥과 찰떡궁합

자연식에서는 흰쌀 대신 미네랄이 풍부한 현미로 밥을 짓는다. 가끔 흰밥이 생각날 때는 완두콩이나 풋콩을 넣어 밥을 지어보자. 완두콩에는 백미에 부족한 비타민 B_1이 풍부하다. 제철 완두콩을 즐겨 먹으면 탄수화물을 소화 흡수하는데 꼭 필요한 비타민 B_1을 충분히 공급받기 때문에 탄수화물 대사를 도울 수 있다.

토마토

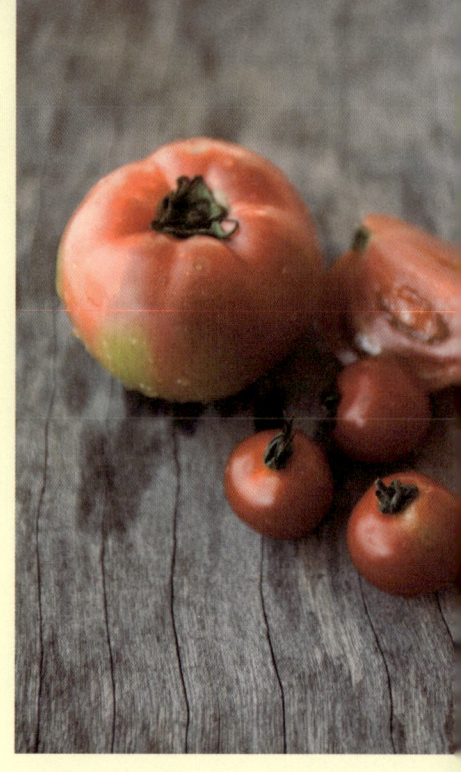

대표적인 건강식품으로 맛보다는 건강으로 먹는다. 요즘 토마토는 제철이 무의미할 정도로 사시사철 먹지만 햇빛을 듬뿍 받고 자란 봄과 여름이 맛도 좋고 영양도 풍부하다. 토마토의 빨간 색소인 '리코펜'은 대표적인 항산화물질. 토마토를 꾸준히 먹으면 리코펜이 활성산소로부터 우리 몸을 지켜주고 노화와 질병을 예방해준다. 또한 무기질이 풍부해 혈액순환장애에도 효과적이다.

맛 살리고 영양 살리는 조리법

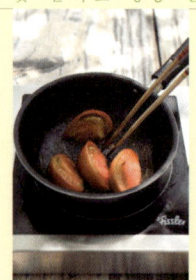
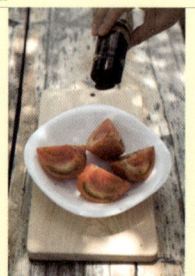
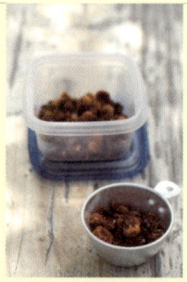

1. 올리브유와 잘 어울린다

토마토의 주성분인 리코펜은 지용성이므로 기름을 첨가하면 체내흡수율이 3배 이상 높아진다. 올리브유를 살짝 발라 오븐에 굽거나 오일드레싱과 함께 먹어도 좋다. 토마토는 위액의 분비를 촉진시키는 효과가 있어 소화력이 약한 사람들에게도 문제가 없다.

2. 살짝 데쳐 요리에 활용한다

토마토는 익혀 먹으면 많은 양을 먹을 수 있을 뿐 아니라 리코펜과 카로티노이드 흡수율이 높아져 영양 면에서도 훌륭하다. 십자 모양으로 칼집을 낸 후 끓는 물에 살짝 데친 뒤 껍질을 벗겨 샐러드로 먹거나 곱게 다져 토마토 페이스트 소스를 만들어도 된다.

3. 방울토마토는 건조시킨다

방울토마토는 꼭지를 떼고 식품건조기에 말리면 훌륭한 천연조미료로 거듭난다. 물기가 쏙 빠진 건조 토마토는 특유의 감칠맛이 더해져 요리에 다양하게 활용할 수 있다. 빵을 구울 때나 술안주, 간식으로 먹어도 맛있다.

토마토와 설탕은 상극

토마토는 특유의 시큼한 맛 때문에 반달로 썰어 설탕을 솔솔 뿌려 먹는 사람이 많다. 하지만 토마토와 설탕은 상극에 가깝다. 토마토와 설탕을 곁들여 먹으면 토마토에 함유된 비타민 B가 설탕이 체내에서 흡수되는 대사에 쓰여 손실된다. 반면 소금과 곁들이면 토마토의 칼륨이 나트륨과 결합돼 몸속의 염분을 몸 밖으로 배출시켜준다. 생으로 먹을 때는 설탕 대신 소금을 살짝 뿌려먹도록 한다.

죽순

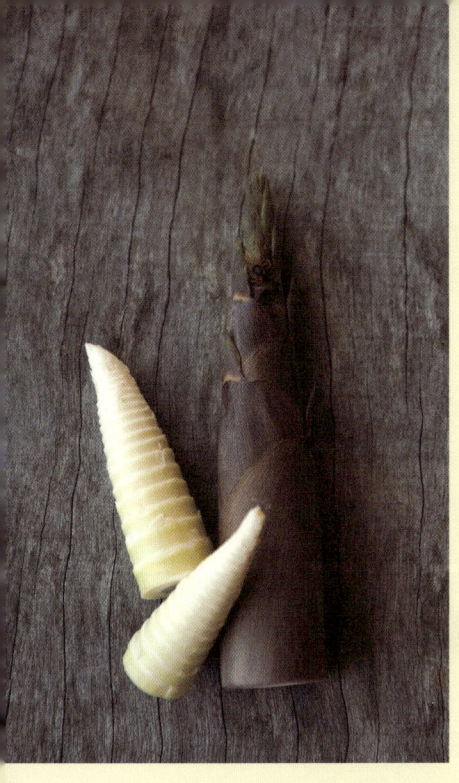

중국요리에 많이 쓰이는 죽순은 대부분 통조림을 사용하는 경우가 많다. 하지만 4월말~5월초에는 갓 캐낸 싱싱한 죽순을 맛볼 수 있다. 하루 사이에 40cm씩 쑥쑥 자라나는 봄죽순은 대나무의 새순이라 부드럽고 맛과 영양이 풍부하다. 아삭아삭한 씹히는 맛도 일품이다. 죽순은 전체적으로 통통하고 껍질에 솜털이 많고 끝부분에 노란빛을 띄는 것이 신선하고 맛있다. 껍질이 녹색을 띨수록 싱싱하다. 조리할 때는 껍질째 삶아야 고유의 향을 음미할 수 있다.

맛 살리고 영양 살리는 조리법 봄

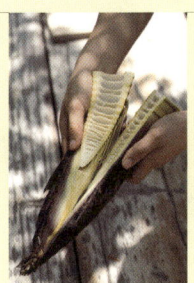

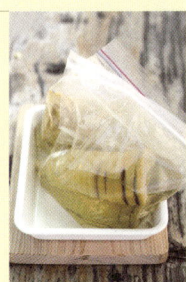

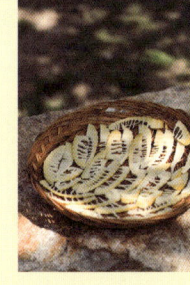

1. 세로로 잘라 손질한다

껍질이 2/3 이상이어서 손질하고 나면 허무하기까지 한 죽순. 생죽순은 끝을 칼로 살짝 자르고 세로로 칼집을 넣어 반을 쪼갠다. 알맹이의 결이 상하지 않도록 끝부터 한 번에 떼어내는 것도 노하우이다.

2. 삶은 물과 함께 냉동한다

삶은 죽순은 하루에 한번 물을 갈아주면 냉장고에서 3개월 정도 보관가능하다. 냉동 보관할 때는 지퍼백에 죽순이 잠기도록 삶은 물을 부어 얼린다. 탱탱한 죽순 고유의 질감도 보존하고 영양 손실도 막을 수 있다.

3. 봄볕에 말려 보관한다

죽순은 신선함이 생명. 도끼모양으로 얇게 썬 죽순을 한 번에 먹을 수 없을 때는 채반에 널어 바짝 말린다. 말린 죽순은 밀폐용기에 담아두었다가 나물이나 중국요리에 활용하면 된다.

죽순과 쌀뜨물

죽순을 활용한 요리를 할 때는 특유의 떫은맛을 제거하는 것이 관건이다. 아린 맛을 제거하기 위해서는 세로로 껍질째 칼집을 내어 마른 고추를 넣고 30분 이상 삶는 것이 좋다. 떫은맛을 없애는데 무엇보다 좋은 것은 쌀뜨물이다. 쌀뜨물이나 쌀겨를 넣어 푹 삶고, 익힌 후에도 삶은 국물 채 식히면 잡맛도 줄고 식감도 훨씬 부드러워진다.

밥상 메뉴

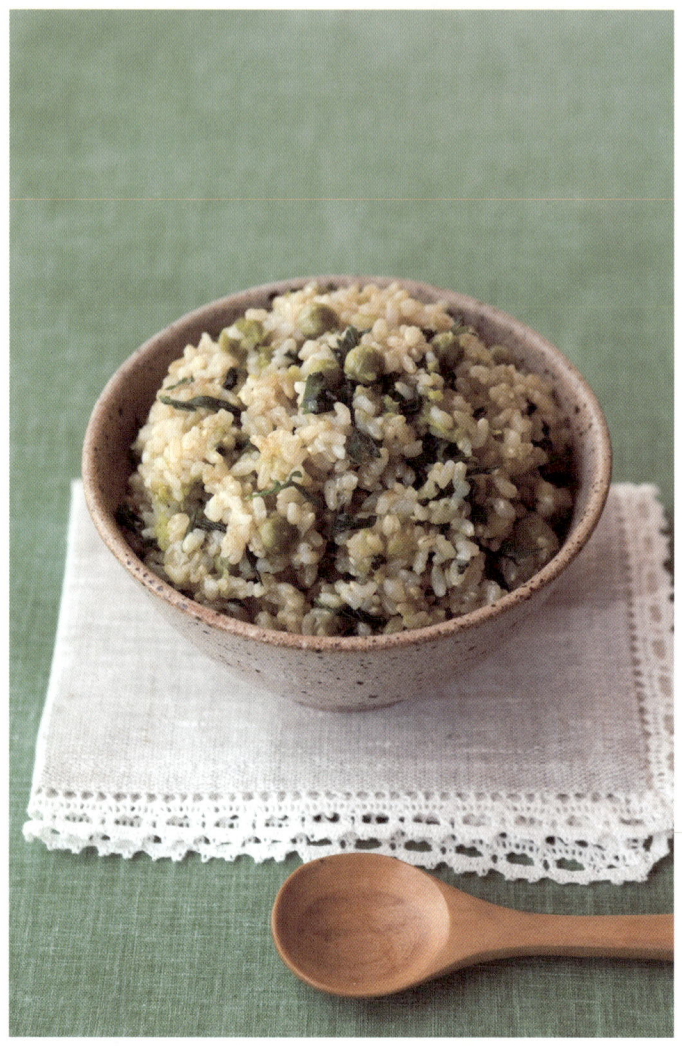

쑥완두콩밥

■ 재료 ■
완두콩 90g, 쑥 30g, 현미·현미찹쌀 1컵씩

■ 만드는 법 ■

1. 현미와 현미찹쌀을 섞어 물에 씻은 다음 충분히 불린다.
2. 완두콩은 껍질을 벗겨 흐르는 물에 헹군다.
3. 쑥은 깨끗이 씻어 물기를 빼놓고 큰 것은 먹기 좋게 썬다.
4. 밥솥에 불린 현미와 현미찹쌀을 담고 완두콩을 얹어 1.2배의 물을 붓고 밥을 짓는다.
5. 뜸이 들면 쑥을 넣고 뚜껑을 닫아 한 김 오르면 주걱으로 섞어 그릇에 담는다.

cooking tip

봄내음이 가득한 쑥은 국뿐 아니라 밥에 넣어도 맛있다. 미리 쑥을 넣고 밥을 지으면 물이 다 빠져 씁쓸해진다. 뜸들인 후 쑥을 넣으면 푸른색도 곱고 향도 그윽하다.

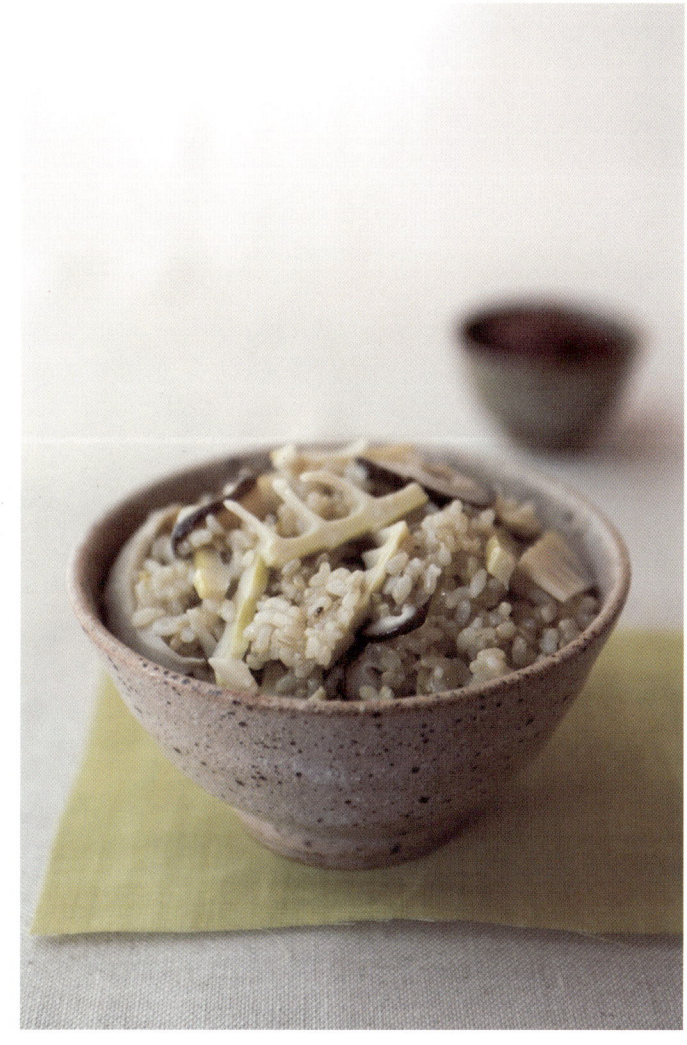

죽순영양밥

■ 재료 ■
삶은 죽순 100g, 생표고버섯 50g, 현미·현미찹쌀 1컵씩

■ 만드는 법 ■

1. 현미와 현미찹쌀을 물에 씻어 물을 붓고 충분히 불린다.
2. 죽순은 쌀뜨물에 삶아 모양을 살려 썬다.
3. 표고버섯은 물에 살짝 헹궈 굵게 채 썬다.
4. 밥솥에 불린 현미, 현미찹쌀을 담고 죽순과 표고버섯을 얹어 1.2배의 물을 붓고 밥을 짓는다.

cooking tip

삶은 죽순은 채반에 말려두었다 가위로 잘라 밥할 때마다 섞어 먹으면 영양밥으로 손색이 없다. 구수한 죽순영양밥에는 양념간장을 곁들이면 더 맛있다.

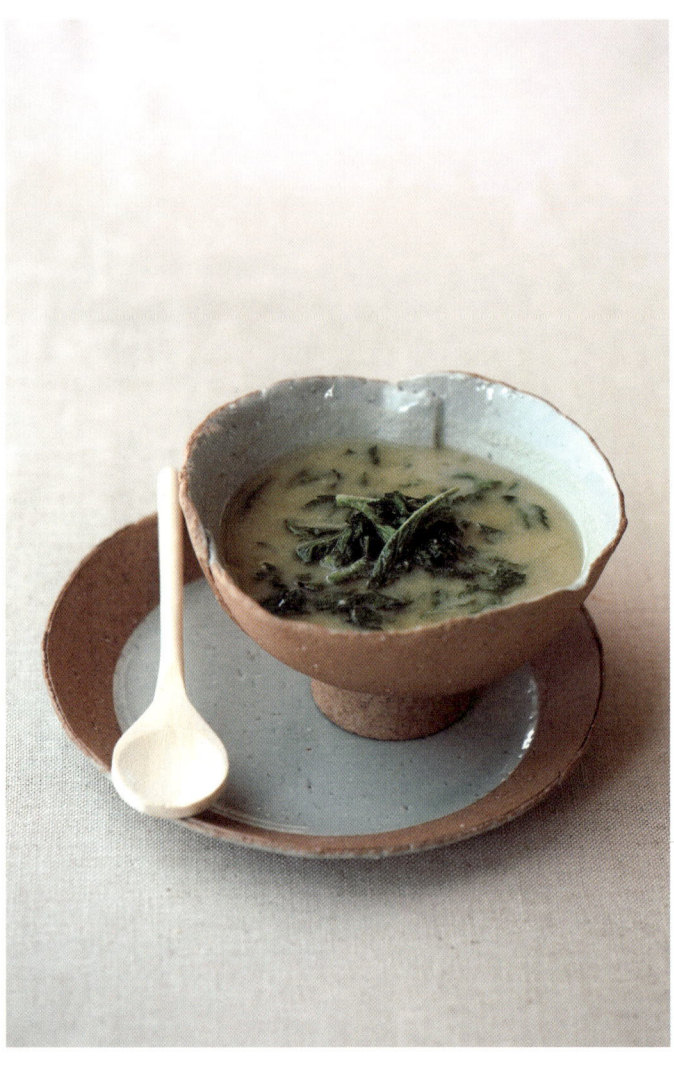

쑥국

■ 재료 ■
쑥 50g, 채소국물 1컵 반, 콩가루 2큰술, 구운소금 약간

■ 만드는 법 ■

1. 쑥은 시든 잎은 떼어내고 뻣뻣한 윗부분은 칼로 잘라 손질한다.
2. 손질한 쑥은 흐르는 물에 헹궈 소쿠리에 건져둔다.
3. 냄비에 채소국물(187쪽 참고)을 끓이다 쑥을 넣고 소금 간한다.
4. 콩가루를 넣어 한소끔 더 끓여낸다.

cooking tip

봄쑥 본연의 향을 만끽하려면 된장이나 향신료를 넣지 않아야 한다. 된장 대신 콩가루를 넣으면 담백해 쑥향을 더 진하게 느낄 수 있다.

두부새싹샐러드

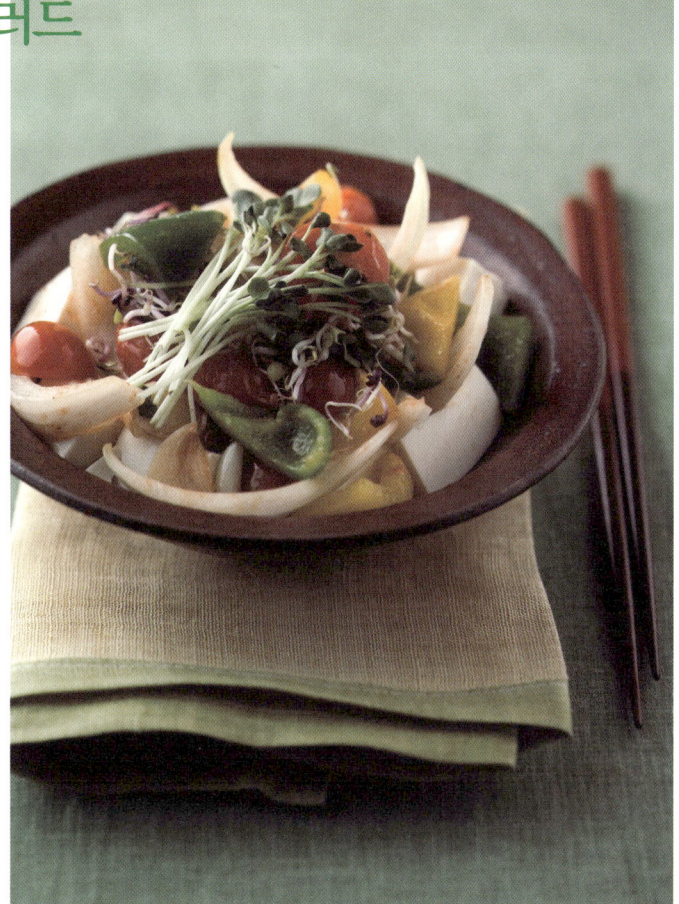

■ 재료 ■

두부(생식용) 1모, 새싹·방울토마토(약 10개) 100g씩, 양파 80g, 무순 30g, 통마늘 5알, 홍피망·청피망 25g씩, 올리브유·구운소금 약간씩

■ 만드는 법 ■

1. 두부는 물기를 빼고 깍둑 썬다.
2. 방울토마토는 씻어 꼭지를 떼어 반 자르고 양파는 껍질을 벗겨 반달 썬다.
3. 통마늘은 채 썰고 피망은 납작 썬다. 무순과 새싹은 씻어 물기를 뺀다.
4. 올리브유를 두른 팬에 통마늘을 볶다가 피망, 방울토마토를 넣고 소금 간한다.
5. 그릇에 두부를 담고 ④를 올리고 새싹, 무순, 양파를 담아낸다.

cooking tip

올리브유와 마늘의 향을 그대로 살린 샐러드이다. 마늘을 먼저 볶아 향을 낸 뒤 다른 채소를 볶아야 향이 어우러져 풍미가 좋다. 단 채소는 오래 볶으면 물이 생기므로 아삭거리는 질감을 느낄 정도로만 살짝 볶는다.

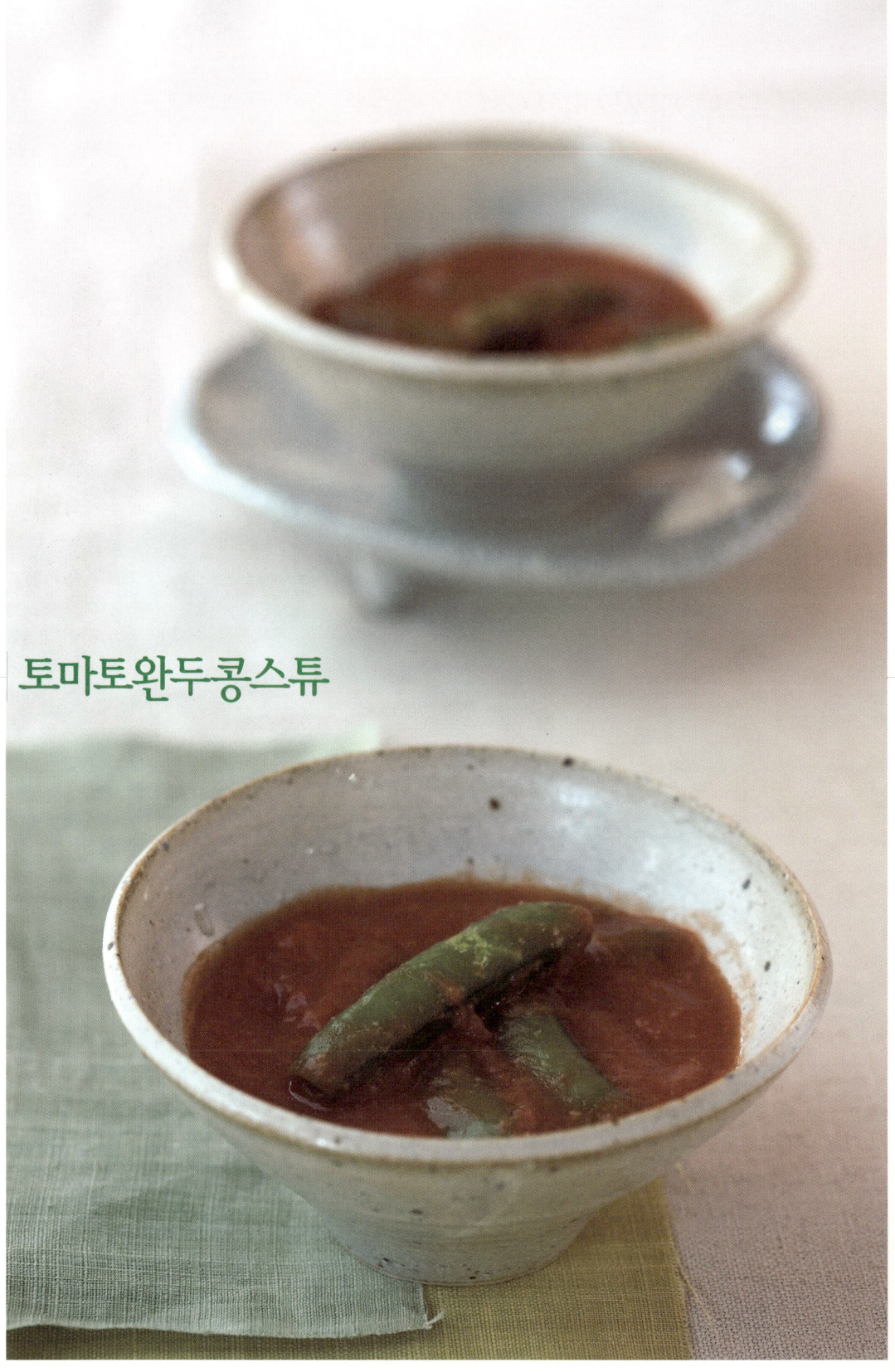

토마토완두콩스튜

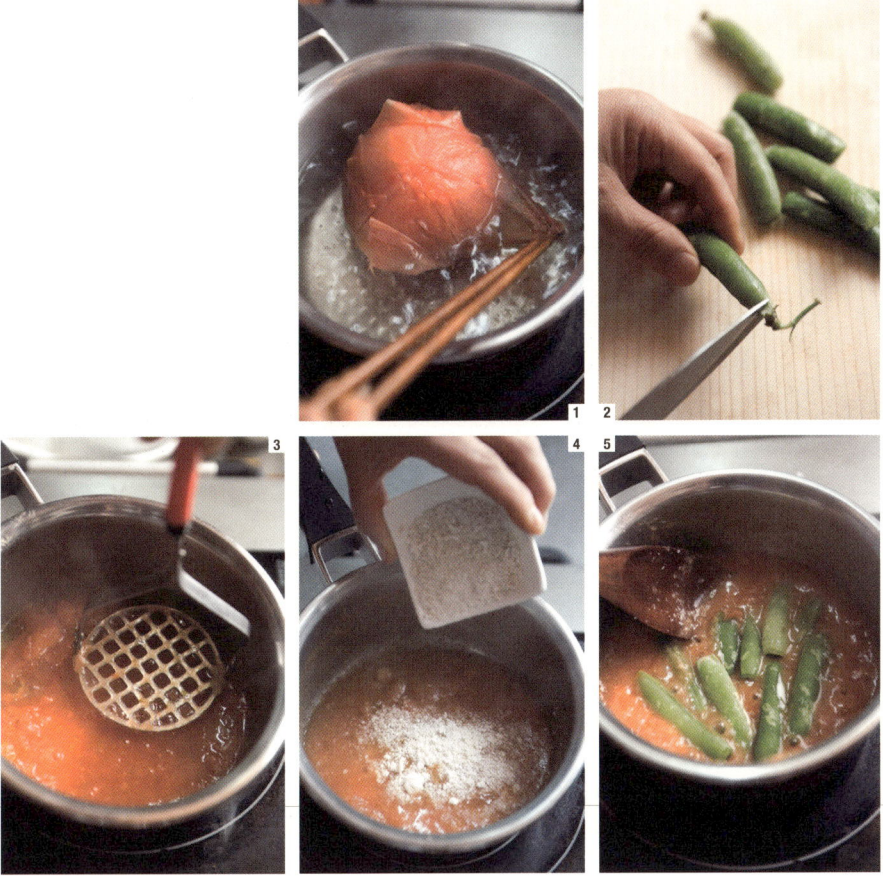

■ 재료 ■
토마토 300g, 완두콩 100g, 현미찹쌀가루 10g

■ 만드는 법 ■

1. 토마토는 꼭지를 다듬고 십자로 칼집을 낸 뒤 데쳐 껍질을 벗긴다.
2. 완두콩은 껍질째 깨끗이 씻어 양쪽 꼬투리만 자른다.
3. 냄비에 데친 토마토를 담고 주걱으로 으깨면서 끓인다.
4. 파르르 끓으면 불을 낮추고 현미찹쌀가루를 넣고 눌어붙지 않도록 저어가며 끓인다.
5. ④에 완두콩을 넣고 한소끔 더 끓인다.

cooking tip

토마토 자체에 수분이 많기 때문에 물을 넣지 않아도 스튜를 끓일 수 있다. 알부민이 많이 들어있는 토마토완두콩스튜는 환자식으로 좋다.

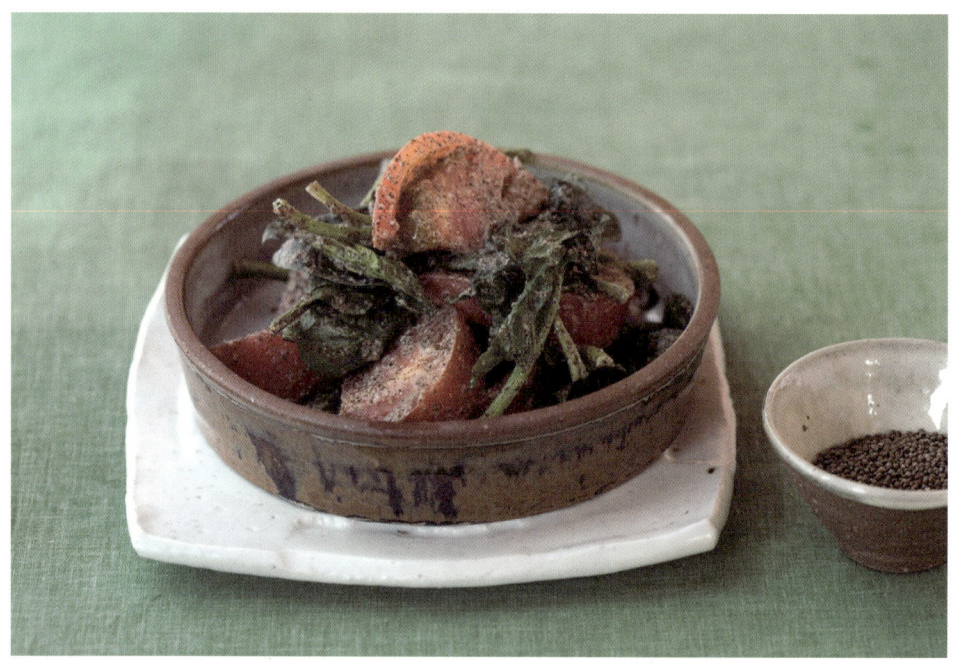

토마토시금치샐러드

■ 재료 ■
토마토 200g, 시금치 40g, **드레싱** 볶은 들깨 20g, 올리브유 1/2큰술, 구운소금 1작은술

■ 만드는 법 ■

1. 토마토는 씻어 꼭지만 떼어내고 반달 모양으로 썬다.
2. 시금치는 깨끗이 씻어 뿌리를 다듬고 크기가 큰 잎은 먹기 좋게 자른다.
3. 들깨는 분쇄기에 거칠게 간다.
4. 볼에 시금치와 토마토를 담고, 구운소금, 올리브유를 넣고 버무린 뒤 들깨가루를 뿌린다.

cooking tip

볶은 들깨는 너무 곱게 갈면 기름이 나와 분쇄기에 들러붙으므로 한번만 드르륵 갈도록 한다. 미리 갈면 산화되기 때문에 그 자리에서 거칠게 갈아야 영양을 살릴 수 있다.

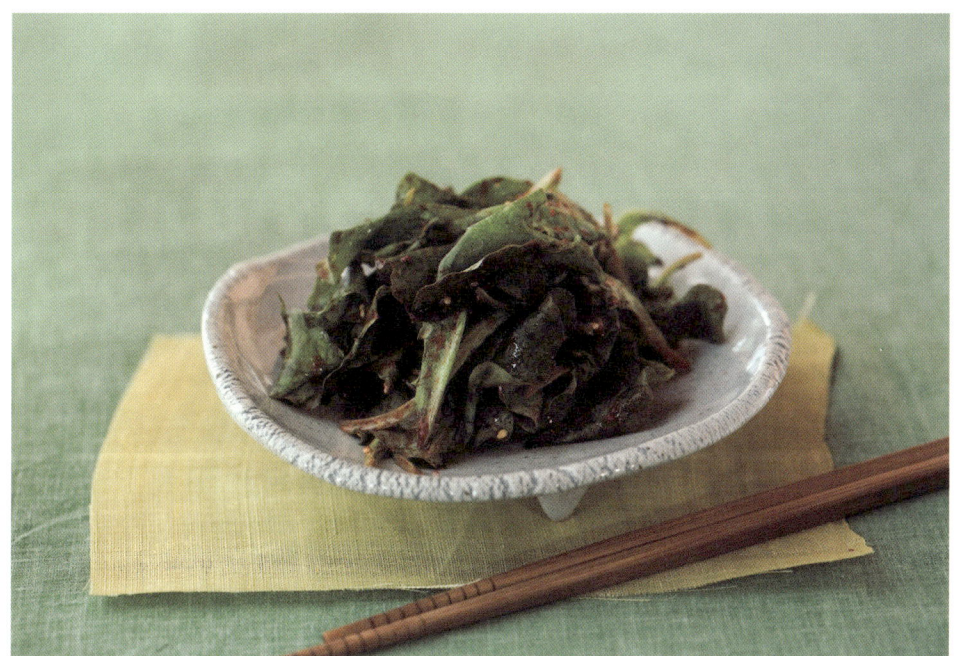

어린상추겉절이

■ 재료 ■
상추 100g, **양념** 매실청·레몬즙 1큰술씩, 고춧가루·통깨 1작은술씩, 가루 간장 1/2작은술

■ 만드는 법 ■

1. 상추는 어린잎만 골라 흐르는 물에 씻어 물기를 뺀다.
2. 분량의 재료를 고루 섞어 양념장을 만든다.
3. 상추와 양념장을 젓가락으로 가볍게 섞어 그릇에 담는다.

cooking tip

상추는 손으로 버무리면 금새 숨이 죽고 물이 생긴다. 양념장을 미리 혼합한 뒤 상추를 넣어 젓가락으로 두어 번만 가볍게 뒤집으면 아삭한 맛을 살릴 수 있다.

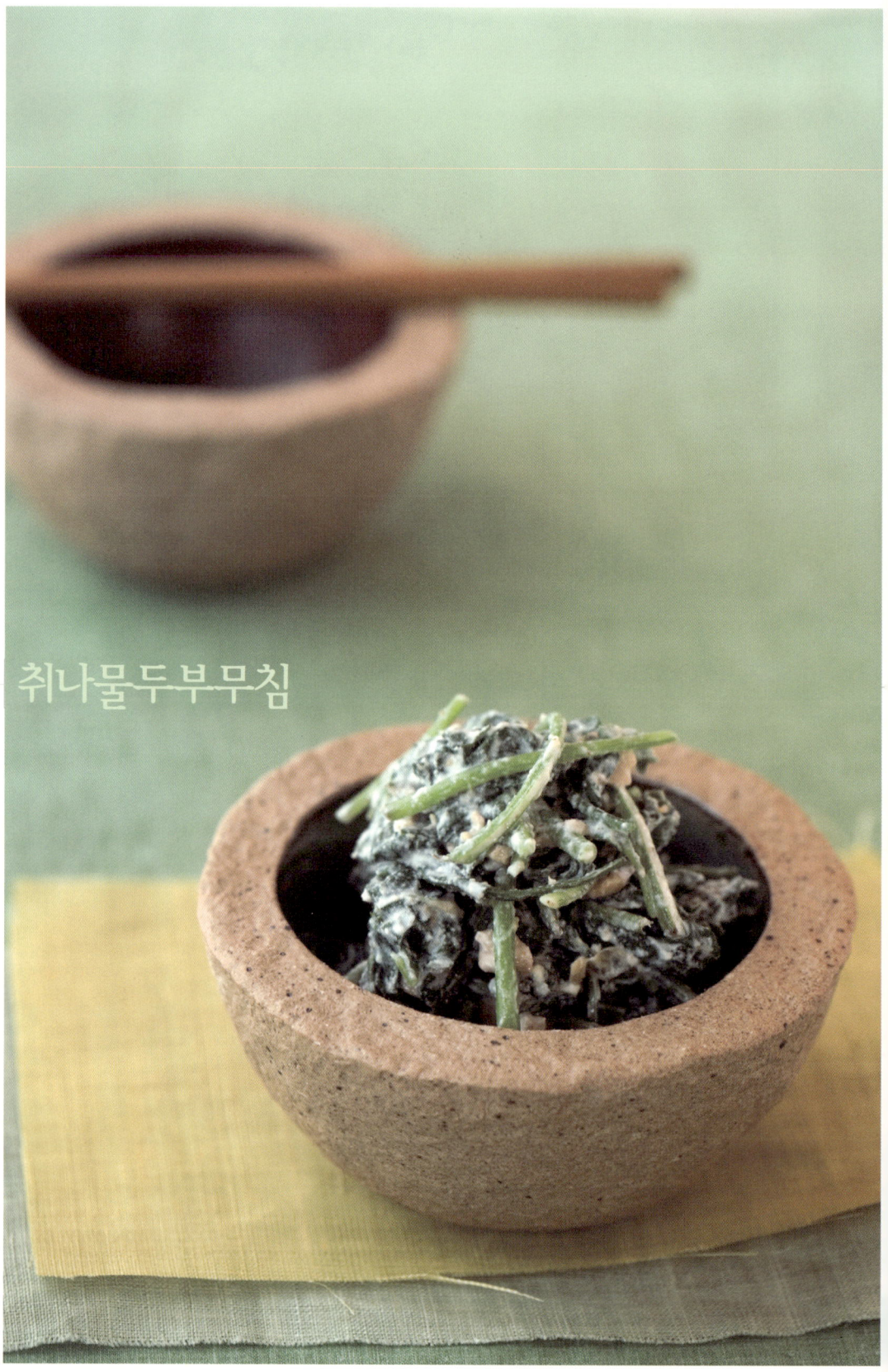

취나물두부무침

봄 밥상 메뉴

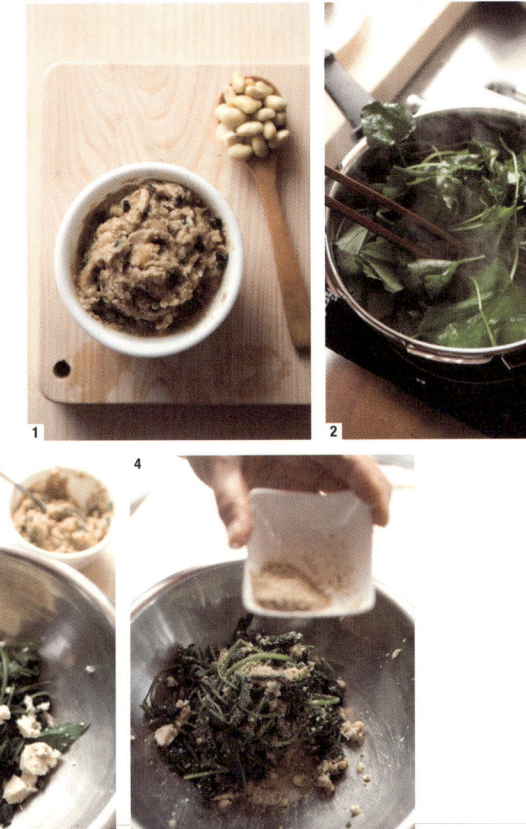

■ 재료 ■
취나물 85g, 두부 50g,
양념 재래식 쌈장 1큰술, 깨소금 1작은술, 꿀 1/2작은술

■ 만드는 법 ■

1. 불린 대두콩을 푹 삶아 돌절구에 찧는다. 다진 양파와 마늘, 송송 썬 파를 넣어 재래식쌈장(186쪽 참고)을 만든다.
2. 취나물은 뿌리를 다듬고 흐르는 물에 씻는다. 소금을 넣고 데쳐 찬물에 헹군 뒤 물기를 꼭 짠다.
3. 데친 취나물과 물기를 뺀 두부, 재래식 쌈장, 꿀을 넣고 두부가 잘 어우러지도록 무친다.
4. 먹기 직전 깨소금을 넣고 조물조물 무쳐 완성한다.

 cooking tip

봄나물을 무칠 때는 된장과 두부를 넣으면 맛이 부드럽고 구수하다. 두부에 짭조름한 간이 배어 봄나물의 향을 더 진하게 느낄 수 있다. 두부는 물기를 빼고 도마에 놓고 칼등으로 부드럽게 으깬 뒤 사용한다.

죽순치자소스채

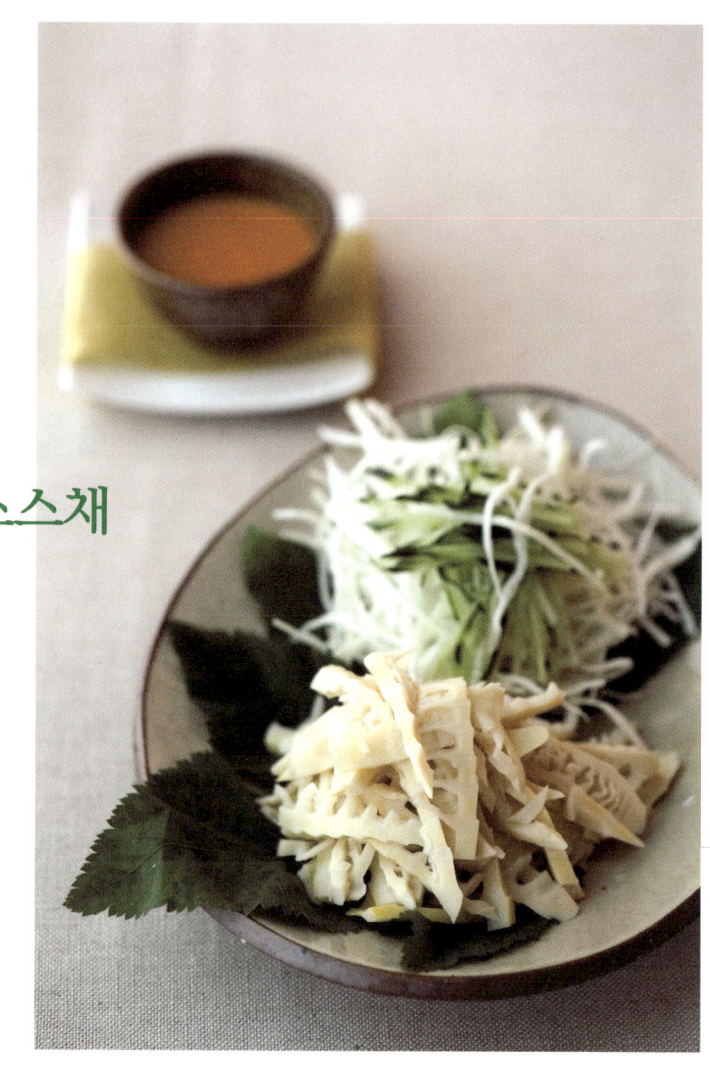

■ 재료 ■
죽순 100g, 양배추 50g, 치자소스 3큰술, 잣·캐슈넛 약간씩

■ 만드는 법 ■

1. 죽순은 껍질째 쌀뜨물에 삶아 껍질을 벗겨내고 나박하게 썬다.
2. 양배추는 씻어 물기를 뺀 뒤 도톰하게 채썬다.
3. 잣은 고깔을 떼고 캐슈넛과 함께 곱게 다진다.
4. 죽순과 양배추를 치자소스(191쪽 참고)로 가볍게 버무려 다진 잣과 캐슈넛을 뿌려 낸다.

cooking tip

생죽순은 냉채 요리로도 좋다. 단 특유의 아린 맛을 없애는 것이 노하우. 쌀뜨물에 삶은 뒤에도 아린 맛이 나면 다시 쌀뜨물에 30분 간 담가두면 효과적이다.

더덕찹쌀구이

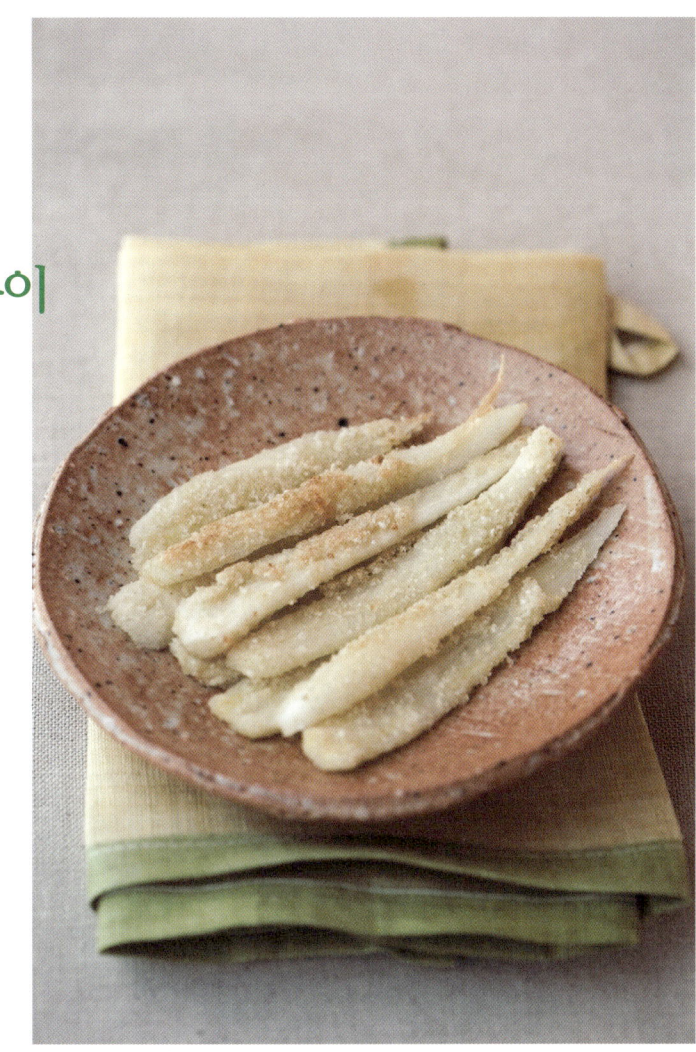

■ 재료 ■
더덕 100g, 찹쌀가루 20g, 구운소금·올리브유 약간씩

■ 만드는 법 ■

1. 더덕은 껍질을 벗겨 길이대로 납작하게 썰어 구운소금에 살짝 절인다.
2. 넓은 그릇에 찹쌀가루를 담고 절인 더덕을 올려 손바닥으로 꾹꾹 눌러 앞뒤로 찹쌀가루를 묻힌다.
3. 달군 팬에 올리브유를 두르고 더덕을 올려 앞뒤로 노릇하게 구워낸다.

 cooking tip
더덕은 소금을 뿌려 30분 정도 절이도록 한다. 살짝 수분이 생기면 간이 잘 밴 상태다. 절인 더덕을 찹쌀가루에 눌러 구우면 간도 딱 맞아 별도의 양념장이 필요 없다.

죽순짬뽕통밀국수

봄 보양식 메뉴

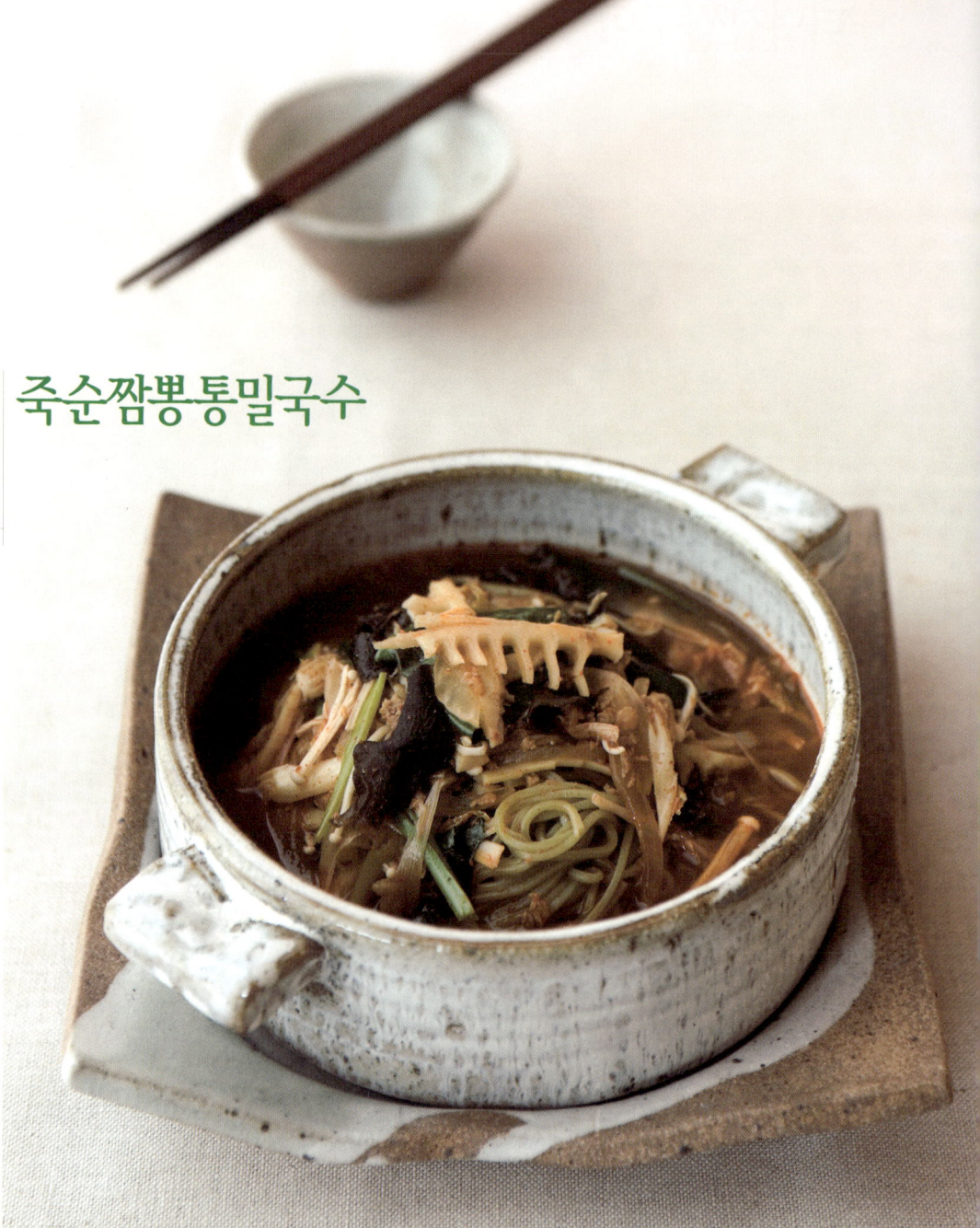

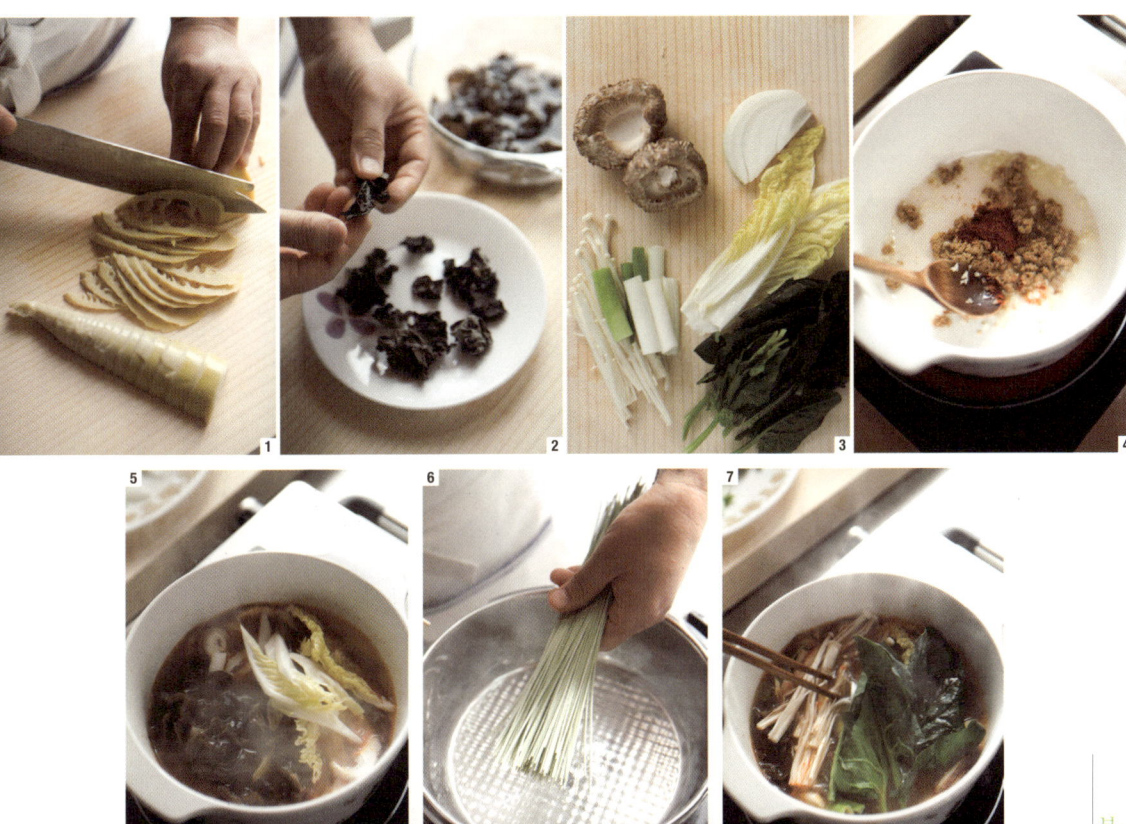

■ 재료 ■

통밀국수(클로렐라) 120g, 표고버섯 1개, 시금치 40g, 삶은 죽순 35g, 배추·양파·대파 30g씩, 목이버섯·팽이버섯·베지버거 20g씩, 채소국물 2컵 반, 가루간장 1큰술, 다진 마늘 1/2큰술, 고운 고춧가루·올리브유 1작은술씩, 구운소금 1/2작은술

■ 만드는 법 ■

1. 삶은 죽순은 쌀뜨물에 30분간 담가두었다 5mm 두께로 썬다.
2. 목이버섯은 주름부분의 티를 제거하고 미지근한 물에 퉁퉁해질 때까지 불린다.
3. 표고버섯은 기둥을 떼어 얇게 썰고 팽이버섯은 먹기 좋게 손질한다. 양파는 반달 썰고 대파는 5cm길이로 썬다. 배추는 노란 속을 골라 세로로 2등분하고 시금치도 손질한다.
4. 냄비에 올리브유를 두르고 다진 마늘을 볶아 향을 낸 다음 베지버거와 고춧가루를 넣고 볶다 채소국물(187쪽 참고)을 넣는다.
5. 국물이 끓으면 죽순과 목이버섯, 표고버섯, 팽이버섯, 양파, 배추를 넣고 소금 간한 뒤 불을 끈다.
6. 끓는 물에 통밀국수를 넣고 파르르 끓으면 물 1컵을 붓고 10분간 삶는다.
7. 삶은 국수는 찬물에 헹궈 그릇에 담는다. 먹기 직전, ⑤의 짬뽕에 시금치를 넣고 김만 올린 뒤 국수에 부어 먹는다.

🍃 cooking tip 🍃

통밀 국수는 일반 소면에 비해서 소화가 잘돼 환자에게 좋다. 단 일반국수보다는 면이 단단해 오래 끓여야 푹 삶아서 식감이 좋다. 끓는 물에 7~10분 정도 삶으면 적당하다.

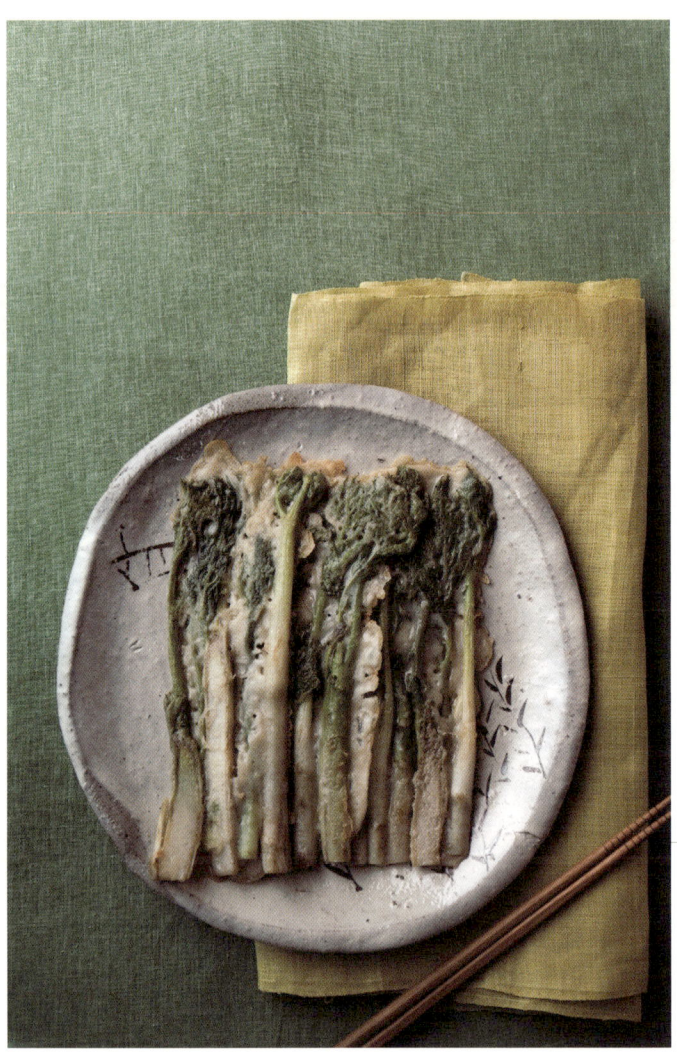

두릅전

■ 재료 ■
두릅 145g, 통밀가루 100g, 생수 1컵, 전분 1큰술, 올리브유, 구운소금 약간

■ 만드는 법 ■

1. 두릅은 밑동의 가시를 제거하고 잎이 떨어지지 않게 껍질을 벗겨 칼집을 넣은 뒤 끓는 물에 소금을 넣고 데친다.
2. 통밀가루, 전분, 소금을 넣고 생수를 약간 부어 젓가락으로 들었을 때 걸쭉한 농도로 반죽한다.
3. 달군 팬에 올리브유를 두르고 두릅을 줄기대로 나란히 서너 개 올린 뒤 반죽을 부어 앞뒤로 노릇하게 지져낸다.

◎ *cooking tip* ◎

나무두릅은 특별한 손질 없이 전을 부쳐도 무방하다. 땅두릅은 대가 억세기 때문에 대는 자르고 십자로 칼집을 내 부쳐낸다.

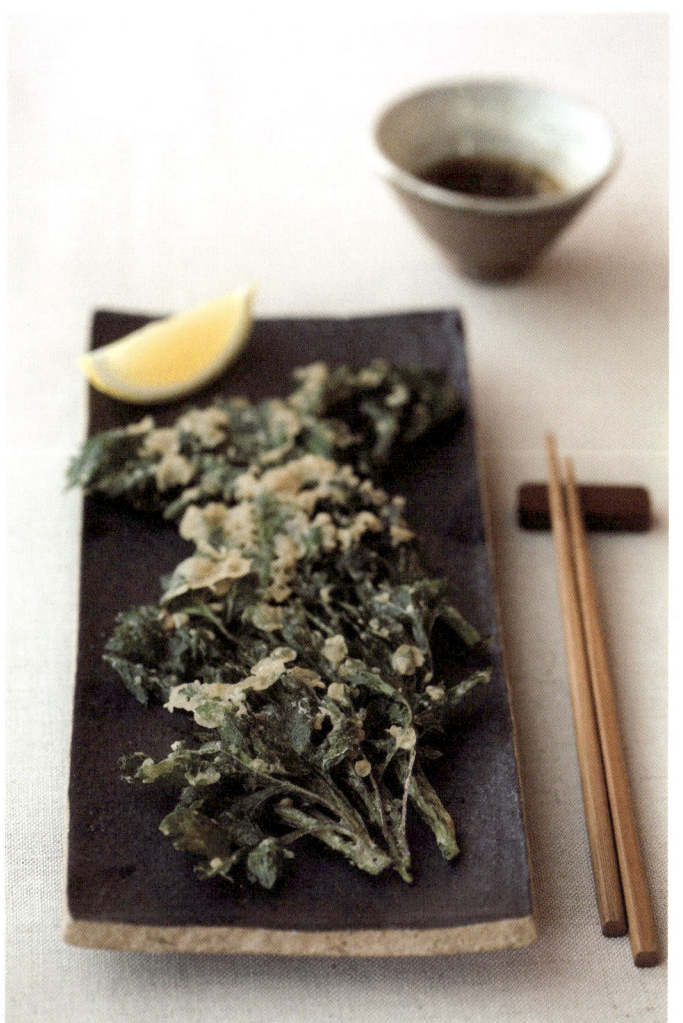

쑥튀김

■ 재료 ■
쑥 30g, 통밀가루 50g, 물 1/2컵, 전분 1큰술, 구운소금·카놀라유 약간

■ 만드는 법 ■

1. 쑥은 티끌을 제거하고 씻어 체에 밭쳐 물기를 제거한다.
2. 통밀가루, 전분, 물, 소금을 넣고 가볍게 튀김 반죽을 만든다.
3. 물기를 뺀 쑥을 튀김반죽에 담가 180℃로 예열한 기름에 튀겨낸다.

 cooking tip
푸짐하면서도 한 입 크기로 튀기려면 양 조절에 신경 쓴다. 잎이 큰 것은 그대로 튀기고 작은 것은 젓가락으로 집어 한 번에 튀기면 양이 딱 맞는다.

파전

봄 밥상 메뉴

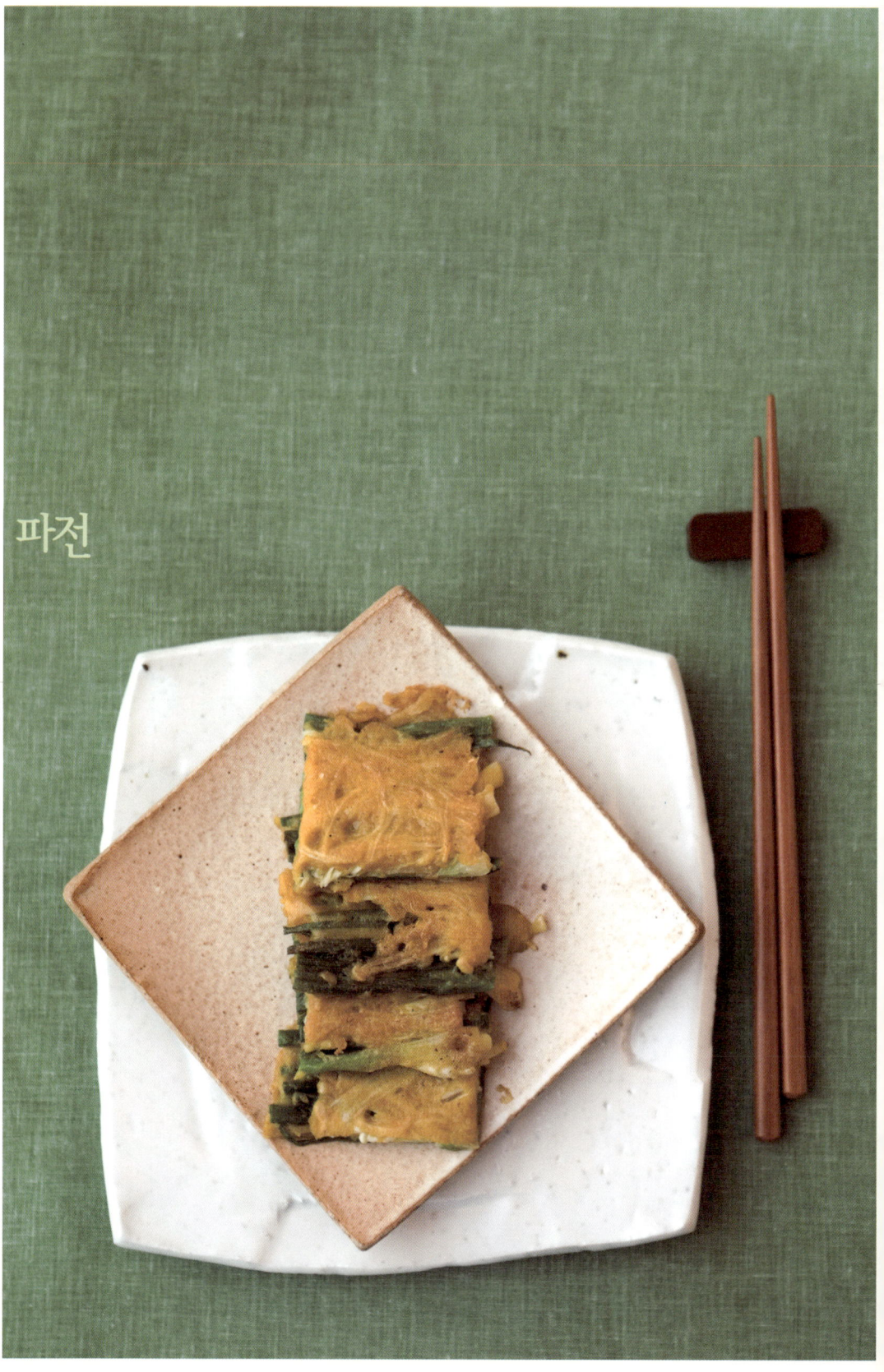

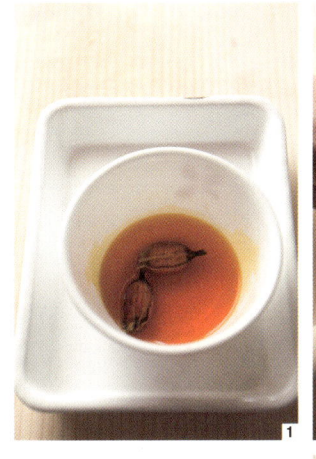
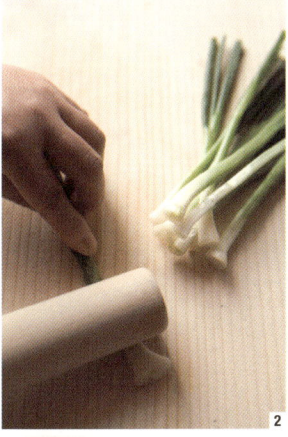
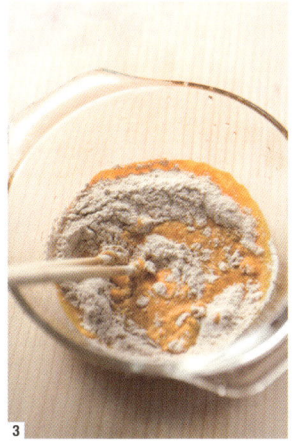
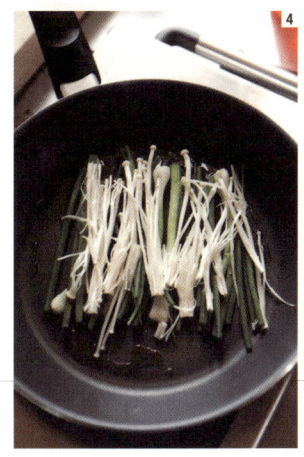
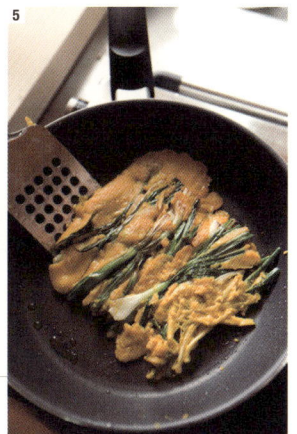

■ 재료 ■
쪽파 70g, 팽이버섯 45g, 올리브유 약간,
반죽 치자 2알, 치자 우려내는 생수 50cc, 통밀가루 100g, 생수 1컵, 구운소금 약간,
양념장 채소국물 4큰술, 레몬즙 1큰술, 가루간장 약간

■ 만드는 법 ■

1. 치자를 물에 담가 노랗게 우려낸다. 분량의 재료를 섞어 양념장을 만든다.
2. 쪽파는 너무 두껍지 않은 것으로 골라 17cm 길이로 잘라 뿌리를 방망이로 자근자근 두드린다. 팽이버섯은 뿌리를 자르고 먹기 좋게 찢어둔다.
3. 치자물에 통밀가루와 생수, 소금을 섞어 반죽을 만든다.
4. 달군 팬에 올리브유를 두르고 파는 잎과 뿌리 부분을 지그재그로 놓은 뒤 팽이버섯을 사이사이에 올린다.
5. ④에 반죽을 적당히 부어 앞뒤로 노릇하게 구워 양념장을 곁들여 먹는다.

cooking tip

파전은 얇게 부쳐야 텁텁하지 않고 맛있다. 팽이버섯을 치자물에 담가 물기를 짠 뒤 얹으면 얇게 부칠 수 있다. 좀 더 쫀득한 부침을 만들고 싶을 때는 밀가루 대신 감자를 강판에 갈아 마가루와 섞으면 물 없이도 반죽을 만들 수 있다.

가죽나물장아찌

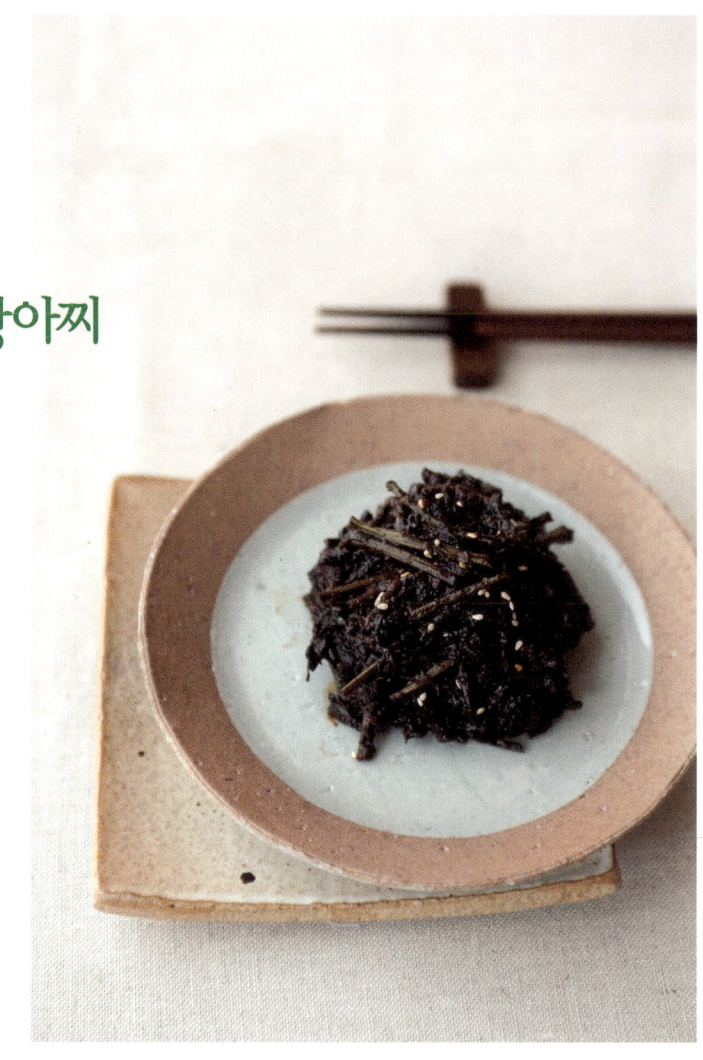

■ 재료 ■
가죽나물 300g, 양념조림장 2컵, 통깨 약간

■ 만드는 법 ■

1. 가죽나물은 씻어 연한 소금물에 3시간 정도 절여 소쿠리에 받쳐 물기를 뺀다.
2. 절인 가죽나물은 채반에 널어 반나절 정도 꾸덕꾸덕 말린다.
3. 말린 가죽나물을 양념조림장(189쪽 참고)에 버무려 물기 없는 유리용기나 단지에 담는다.
4. 먹을 때 통깨를 뿌려 먹는다.

cooking tip

독특한 향이 있는 가죽나물은 장아찌로 만들면 1년을 먹을 수 있는 저장식품이 된다. 너무 바싹 마르면 질겨지므로 연한 부분은 반나절, 크기가 큰 것은 하루 정도 말리도록 한다. 꾸덕꾸덕하게 마르면 된 것이다.

참나물겉절이

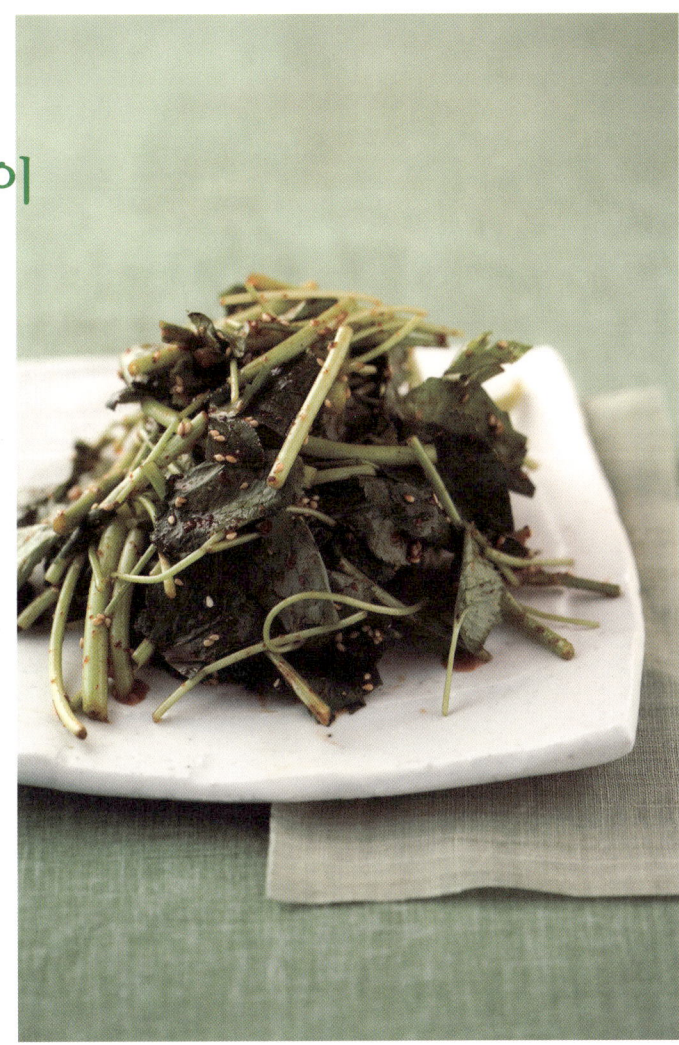

■ 재료 ■
참나물 100g, **양념** 레몬즙 2큰술, 매실청·꿀·고춧가루 1큰술씩, 가루간장·통깨 1작은술씩, 다진 마늘 약간

■ 만드는 법 ■

1. 참나물은 줄기가 억세지 않은 것을 골라 씻어 물기를 빼 먹기좋게 썬다.
2. 분량의 재료를 섞어 양념장을 만든다.
3. 참나물과 양념을 가볍게 버무려 그릇에 담는다.

cooking tip

봄나물 겉절이를 만들 때는 만들어놓은 양념장을 미리 만든 뒤 상차리기 전에 바로 나물과 버무려 내야 아삭아삭하다. 또 양념재료는 미리 섞어두어야 깊은 맛이 난다.

■ 재료 ■

밥 1공기, 김 10장, 우엉 200g, 무 150g, 콩소시지 120g, 당근·오이 100g씩, 깻잎 30g, 두부 1/2모, 올리브유 약간

우엉 양념 채소국물 4컵, 조청 3큰술, 가루간장 1큰술,

무절임 양념 치자우린물·레몬즙 3큰술씩, 꿀 2큰술, 소금 1작은술,

당근 양념 채소국물 1/2컵, 가루간장·조청 1작은술씩, 통깨 약간,

겨자소스 마요네즈소스 5큰술, 겨자 1작은술

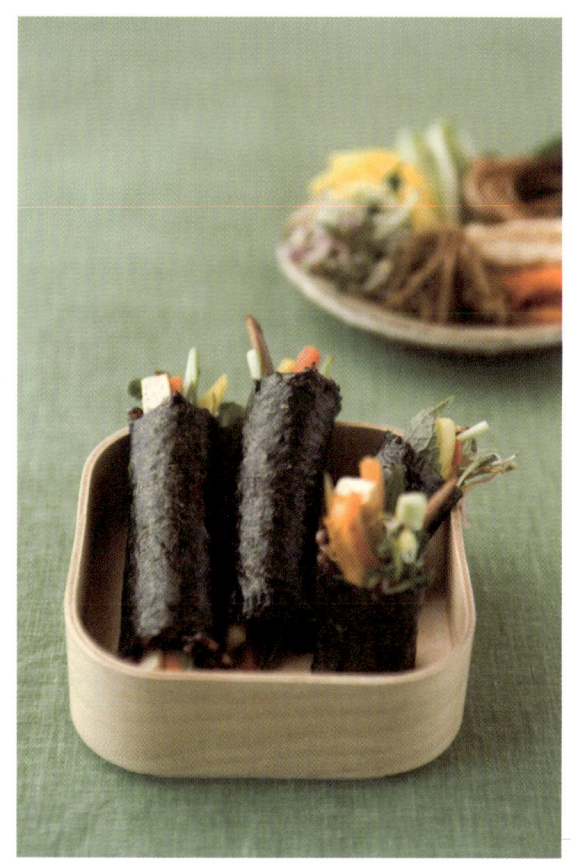

새싹손말이김밥

■ 만드는 법 ■

1. 우엉은 껍질을 벗겨 곱게 채 썰어 물을 붓고 삶는다. 어느 정도 익으면 조청과 가루간장을 넣고 물기가 없어질 정도로 조린다.

2. 무는 곱게 채 썰어 소금으로 살짝 절인 뒤 분량의 양념을 넣고 30분간 절인다.

3. 콩소시지는 3등분해 길이대로 채 썰어 올리브유를 두른 팬에 살짝 볶는다.

4. 당근은 2등분 해 곱게 채 썰고 채소국물과 가루간장, 조청을 넣고 조려 통깨로 마무리한다.

5. 깻잎은 물에 씻고 오이는 씨를 빼고 가늘게 채 썬다.

6. 두부는 4등분하고 올리브유를 두른 프라이팬에 앞뒤로 노랗게 구워 길게 채썬다.

7. 마요네즈소스(190쪽 참고)에 겨자를 풀어 넣어 겨자소스를 만든다.

8. 김은 기름 없이 살짝 구워 반으로 자른다. 김 위에 밥과 여러 재료를 올려 돌돌 싸 먹는다.

cooking tip

직접 싸서 먹는 김밥은 마요네즈소스, 치자소스 어떤 것을 넣어도 맛있다. 만약 미리 소스를 준비하지 못했다면 무를 절인 국물에 겨자와 캐슈넛을 갈아 넣어 즉석에서 소스를 만들어도 된다.

■ 재료 ■
흑미밥 1공기, 콩나물 200g, 새싹·무순·오이·미나리·고사리·취나물 100g씩, 도라지 60g, 표고버섯 45g, 구운소금·가루간장·깨소금·아마씨유 약간씩, 고추장 약간

고사리 양념 가루간장 1/2큰술, 깨소금·아마씨유 1작은술씩, 다진 마늘 약간,

도라지 양념 채소국물 1/2컵, 가루간장 1/2큰술, 다진 마늘·아마씨유 약간씩,

표고버섯 양념 깨소금 1작은술, 가루간장 1/2작은술, 다진 마늘·아마씨유 약간씩

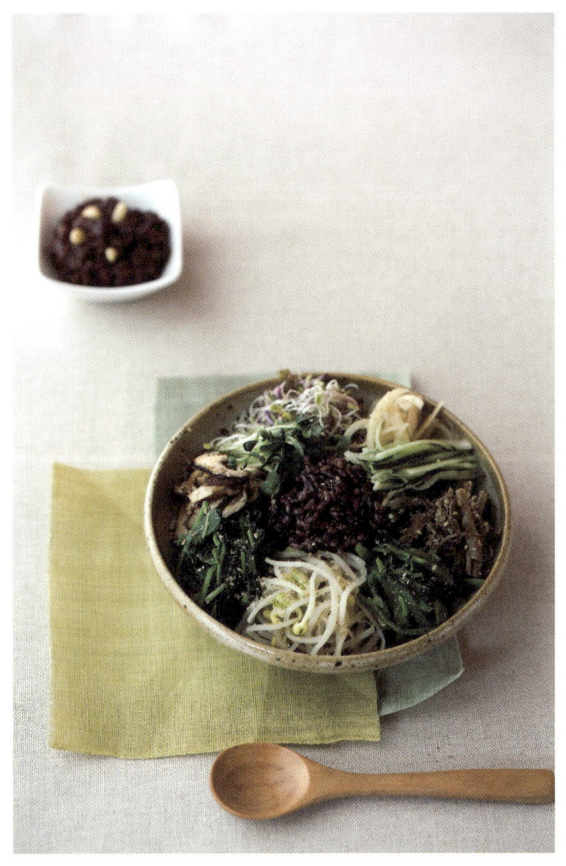

봄나물비빔밥

■ 만드는 법 ■

1. 흑미를 씻어 물을 1.2배 넣고 밥을 짓는다.
2. 새싹과 무순은 씻어 물기를 빼고 오이는 껍질을 소금으로 문질러 씻은 후 4cm 길이로 잘라 곱게 채 썬다.
3. 콩나물은 꼬리를 떼고 소금을 넣고 삶아 아마씨유, 깨소금을 넣고 무친다.
4. 미나리는 씻어 끓는 물에 데쳐 3cm 길이로 썬다.
5. 고사리는 단단한 부분은 잘라내고 씻어 물기를 짠 다음 3cm 길이로 썰어 아마씨유를 두른 팬에 다진 마늘, 가루간장을 넣고 약한 불에서 오래 볶는다. 깨소금으로 마무리한다.
6. 도라지는 소금을 넣고 씻어 먹기 좋게 썬뒤 아마씨유를 두른 팬에 채소국물(187쪽 참고)을 붓고 다진 마늘과 가루간장을 넣고 볶는다.
7. 취나물은 데쳐 소금, 깨소금, 아마씨유로 조물조물 무친다.
8. 표고버섯은 기둥을 떼고 곱게 채 썰어 분량의 양념으로 무친 뒤 팬에 나른하게 볶는다.
9. 흑미밥을 담고 채소를 각각 조금씩 올려 고추장(182쪽 참고)을 넣고 비벼 먹는다.

cooking tip

봄나물 비빔밥에 들어가는 볶은 재료는 식혀서 담도록 한다. 뜨거울 때 담으면 새싹이나 오이 등 생 채소가 숨이 죽어버려 아삭거리는 맛을 느낄 수 없다.

딸기 얹은 와플

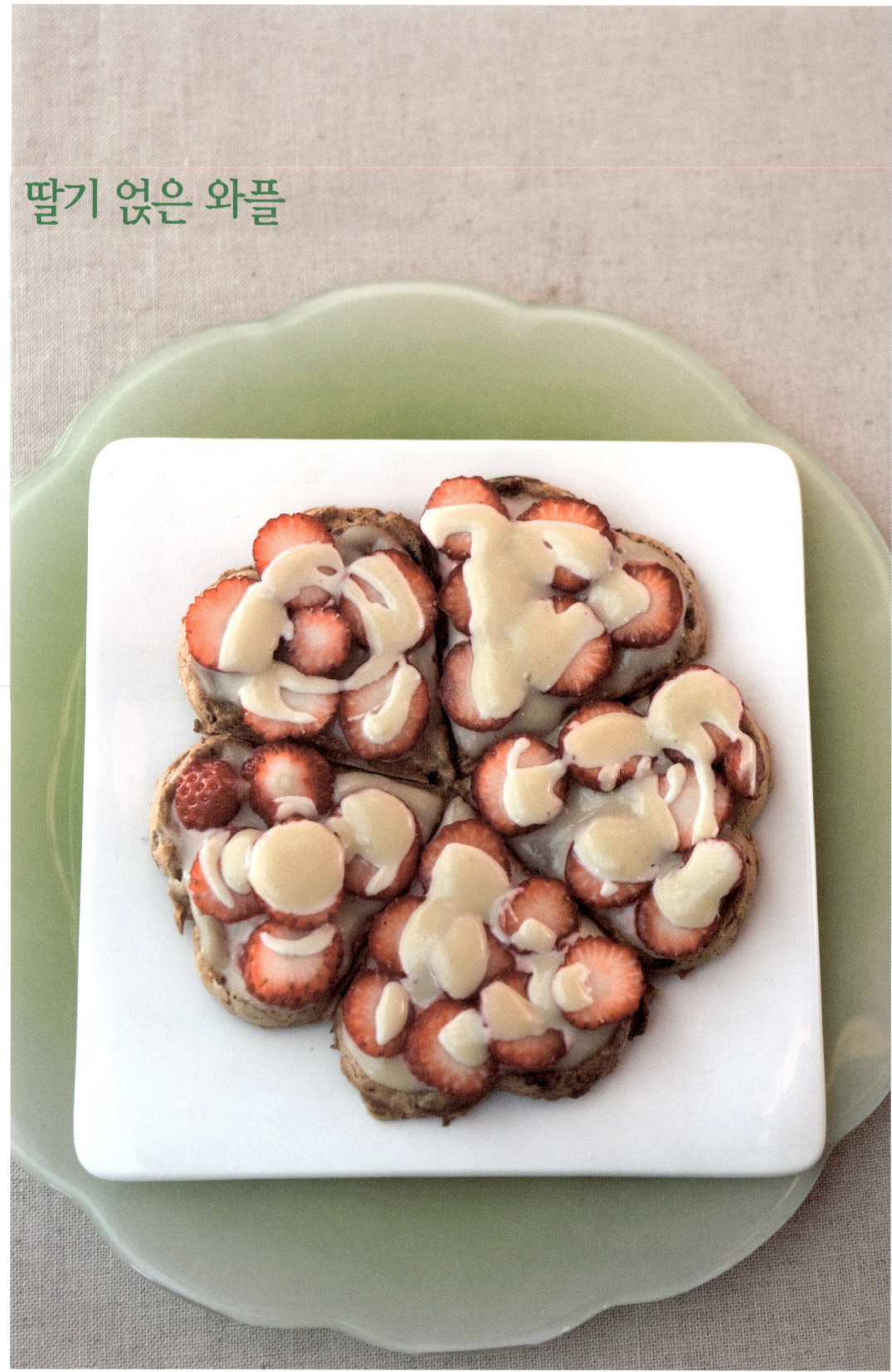

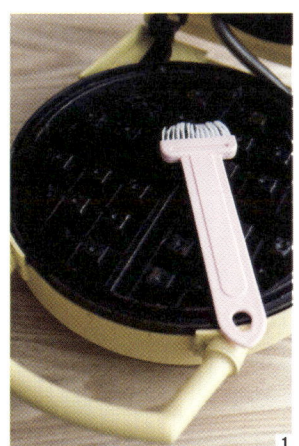
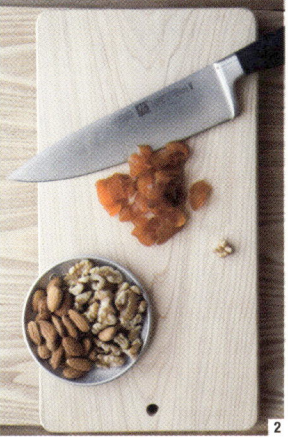
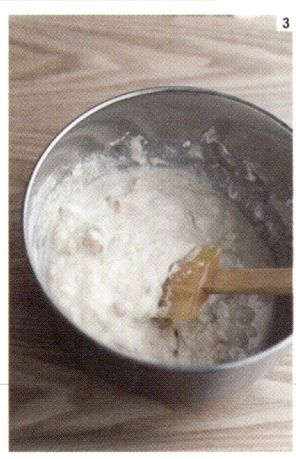
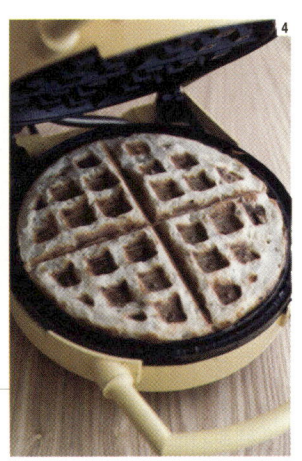

■ 재료 ■
딸기·곶감 60g씩, 통밀가루 120g, 콩가루 기호대로, 생수 120cc, 호두·아몬드·캐슈넛 10g씩,
말린 사과 10g, 마요네즈소스·올리브유 약간씩

■ 만드는 법 ■

1. 와플 팬은 미리 예열한 뒤 실리콘 붓으로 올리브유를 살짝 발라준다.

2. 곶감은 먹기 좋게 채 썰고 호두와 아몬드는 자근자근 다진다. 말린 사과는 도마 위에 놓고 방망이로 밀어 조각낸다.

3. 통밀가루, 콩가루, 생수를 넣고 반죽한 뒤 곶감, 말린 사과, 호두, 아몬드를 넣고 잘 섞는다.

4. 팬에 반죽을 붓고 알뜰주걱으로 골고루 펴준 뒤 뚜껑을 닫고 10분간 구워낸다. 쿠키처럼 바삭하게 구우면 소화가 잘 된다. 구운 와플에 얇게 썬 딸기를 올리고 마요네즈소스(190쪽 참고)를 곁들여 먹는다.

◎ cooking tip ◎

와플 반죽에 콩가루를 넣으면 훨씬 고소하다. 자연식 와플을 만들 때는 반죽할 때 각종 견과류와 말린 과일을 넣어 맛과 영양섭취에 신경 쓴다. 남은 찬밥에 통밀가루를 한 스푼 넣어 반죽해 구우면 누룽지처럼 바삭바삭한 와플을 만들 수 있다.

밀고기새싹말이

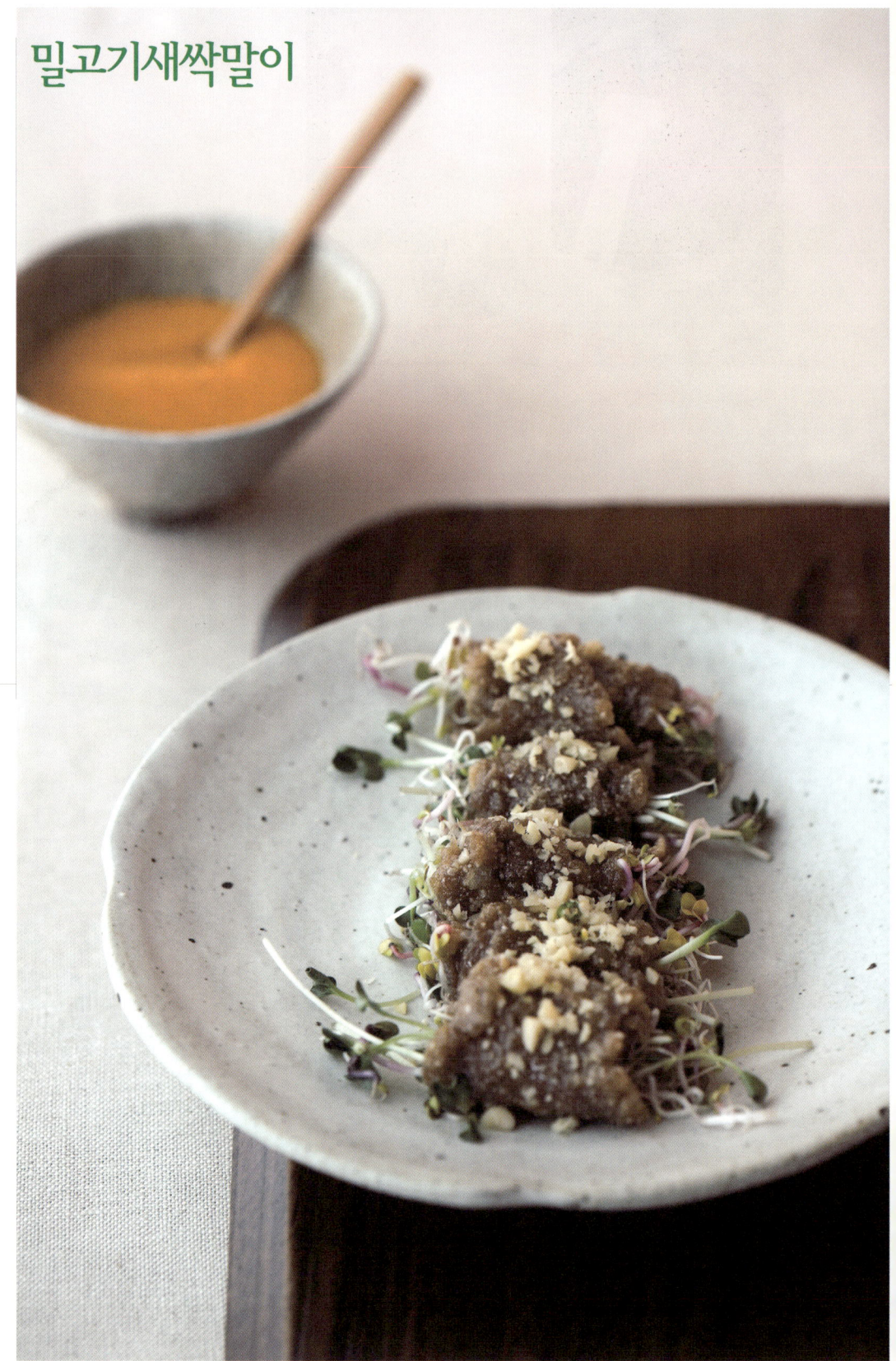

봄 밥상 메뉴

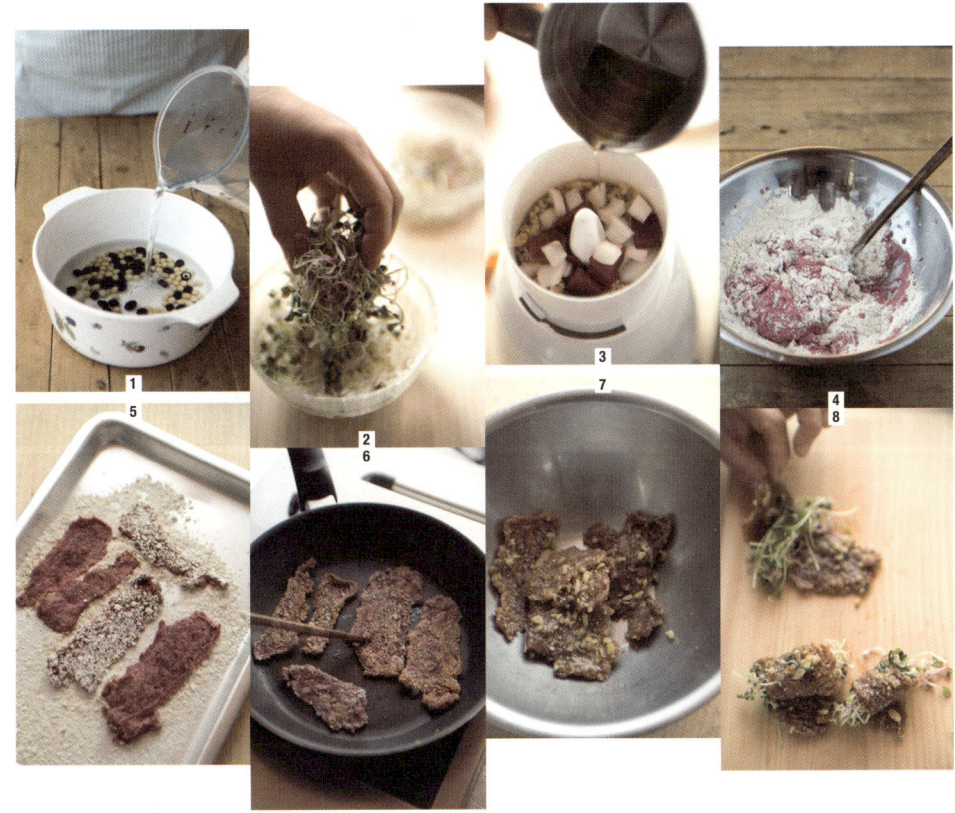

■ 재료 ■

새싹채소 60g, 현미찹쌀가루 30g, 다진 잣 5g, 채소국물·올리브유 약간, **밀고기 반죽** 글루텐 60g, 생수 40cc, 불린 대두 30g, 비트 20g, 양파·호두 10g씩, 캐슈넛·아몬드 5g씩, **양념** 다진 양파 30g, 다진 파 10g, 양송이버섯 7g, 조청 1+1/2큰술, 깨소금 1큰술, 다진 마늘·가루간장 1/2큰술씩, 아마씨유 1작은술

■ 만드는 법 ■

1. 대두는 물을 붓고 하룻밤 불린다.
2. 새싹채소는 흐르는 물에 씻어 체에 밭쳐 물기를 뺀다.
3. 분쇄기에 불린 대두, 비트, 양파, 호두, 캐슈넛, 아몬드를 넣고 채소국물을 부어 곱게 간다.
4. ③과 글루텐, 생수를 붓고 서로 섞일 정도만 가볍게 반죽한다.
5. 반죽은 소시지처럼 둥글게 만들고 칼로 얇게 썰어 현미찹쌀가루에 살짝 묻힌다.
6. 옷 입힌 밀고기를 올리브유 두른 팬에 앞뒤로 굽는다.
7. 분량의 양념재료를 고루 섞어 구운 밀고기를 조물조물 무친다.
8. ⑦의 밀고기를 한 장씩 펴 새싹을 올린 뒤 돌돌 말아 이쑤시개를 꽂는다. 잣을 자근자근 다져 얹는다.

 cooking tip

밀고기 반죽은 만질수록 글루텐이 형성돼 질겨진다. 많이 만지면 질기기 때문에 서로 뭉칠 정도로만 가볍게 섞어준다.

삼색구절판

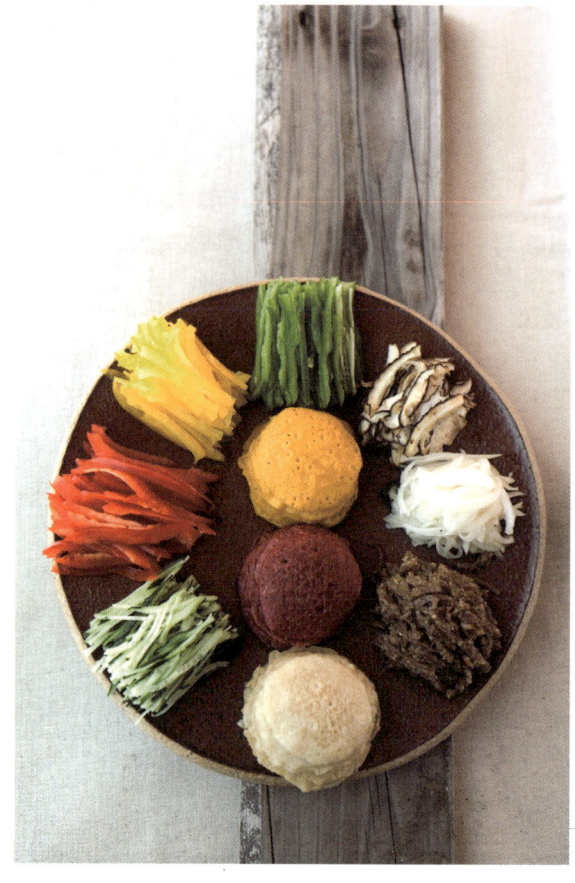

■ 재료 ■

밀고기 200g, 양파 60g, 표고버섯 50g, 오이·노란 파프리카 40g씩, 피망 30g, 빨강 파프리카 25g, 치자소스·포도씨유 약간씩,
밀전병 비트우린 물·치자우린 물·생수 약 1컵(150cc)씩, 밀가루 각각 100g씩, 소금 1/2큰술씩

■ 만드는 법 ■

1. 분량의 물을 붓고 치자, 비트를 각각 우려낸다.
2. 우려낸 치자물, 비트물에 통밀가루와 소금을 넣고 반죽한다. 생수에 통밀가루와 소금을 넣고 밀전병 반죽을 만든다. 각각의 반죽을 체에 내린다.
3. 준비해둔 밀고기 반죽(48쪽 참고)을 얇게 썰어 달군 팬에 구운 뒤 가늘게 채 썬다.
4. 양파는 껍질을 벗기고 곱게 채 썰고 표고버섯은 물에 불려 채 썬다. 포도씨유를 두른 팬에 각각을 살짝 볶는다.
5. 오이는 굵은소금으로 비벼 씻은 뒤 4cm 길이로 썰어 껍질만 돌려가며 깎은 뒤 가늘게 채 썬다.
6. 피망, 파프리카는 4cm 길이로 가늘게 채 썬다.
7. 팬에 포도씨유를 조금 두르고 밀전병 반죽을 한 숟가락씩 떠서 둥글고 얇게 부친다.
8. 그릇에 삼색 밀전병을 층층이 쌓고 채소와 밀고기, 버섯을 종류별로 조금씩 돌려 담아 치자소스(191쪽 참고)와 곁들여 싸서 먹는다.

cooking tip

밀전병 반죽은 체에 한번 내려주면 구웠을 때 부드러울 뿐 아니라 구멍이 생기지 않는다. 그대로 부치면 두껍고 금세 딱딱해져 식감이 좋지 않다.

여름

무성한 초록의 상큼함

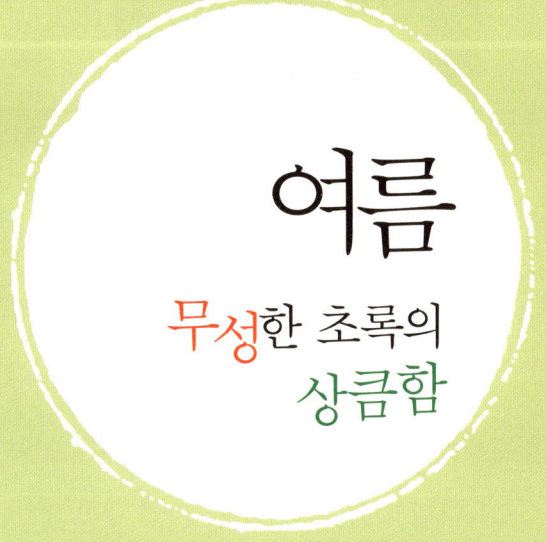

자연식을 한다는 것은 쉬운 일이 아니다. 병을 치료하기 위해서라는 등 급박한 이유가 아니고는 평생을 별 탈 없이 이어오던 식습관을 하루아침에 바꾸기란 정말 힘든 일이다. 게다가 자연식은 평생을 이어가며 지켜야할 약속이다. 단기간에 효과를 보고 그만두어도 되는 특수처방이 아니다. 건강하게 살기 위해 꾸준히 실천해야할 습관이다. 그러나 처음에는 힘들지 몰라도 제대로만 한다면, 자연식을 통한 변화를 몸이 먼저 느끼고 적응할 수 있다.

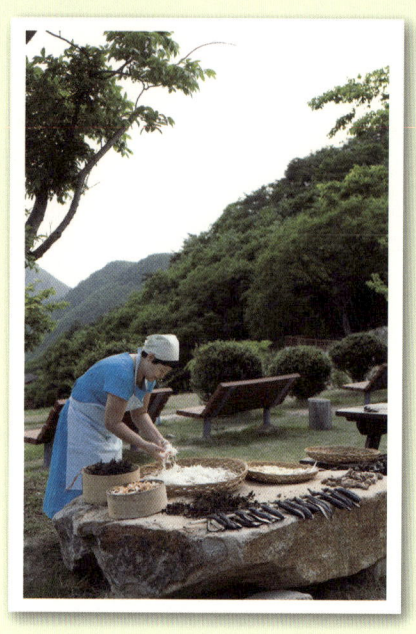

자연식을 하기 가장 좋은 계절이 여름이다. 각종 채소와 과일이 넘쳐나고, 더위에 지친 몸이 상큼한 맛을 찾아 저절로 채소와 과일에 손이 가기 때문이다. 산속 집 앞 텃밭의 푸성귀가 무성해져 날마다 솎아내고 뽑아내도 금새 속을 채우고 잎을 키운다. '자연생활의 집' 식탁에도 초록이 무성하다. 사계절 생채소와 과일이 빠지지 않지만, 제철을 맞은 채소들이 그 어느 때보다 싱싱하다.

자연식을 한다는 것은 쉬운 일이 아니다. 병을 치료하기 위해서라는 등 급박한 이유가 아니고는 평생을 별 탈 없이 이어오던 식습관을 하루아침에 바꾸기란 정말 힘든 일이다. 게다가 자연식은 평생을 이어가며 지켜야할 약속이다. 단기간에 효과를 보고 그만두어도 되는 특수처방이 아니다. 건강하게 살기 위해 꾸준히 실천해야할 습관이다. 그러나 처음에는 힘들지 몰라도 제대로만 한다면, 자연식을 통한 변화를 몸이 먼저 느끼고 적응할 수 있다. 먼저 뱃속이 편안해지고 배변활동이 아주 좋아진다. 머리도 맑아지고 피로감도 덜해진다. 이것은 '자연생활의 집' 9박10일 체험 프로그램을 다녀간 사람이라면 누구나 경험하는 일이다. 그때부터는 누가 뭐라지 않아도 몸이 먼저 찾고 입이 가장 즐거워한다.

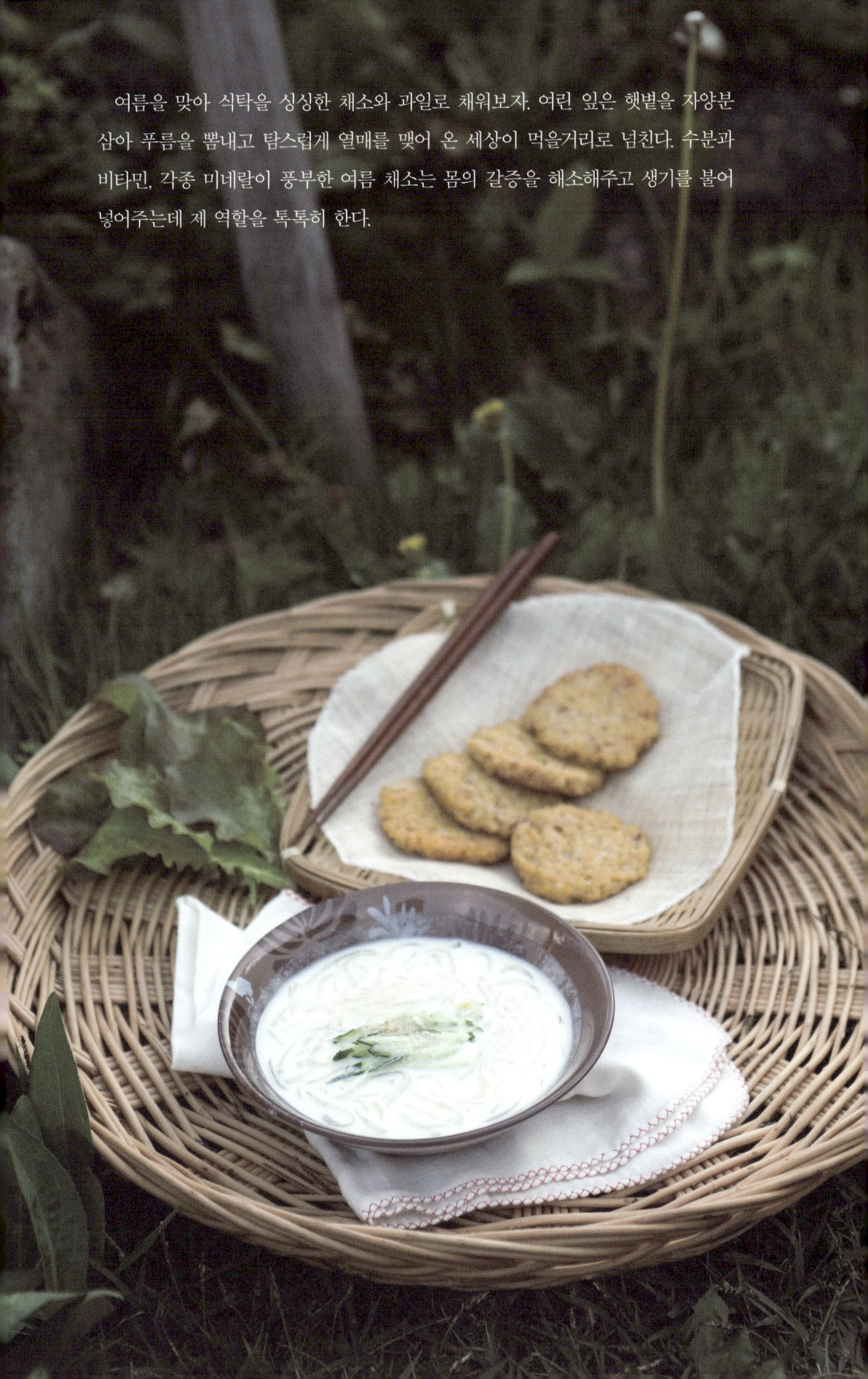

여름을 맞아 식탁을 싱싱한 채소와 과일로 채워보자. 여린 잎은 햇볕을 자양분 삼아 푸름을 뽐내고 탐스럽게 열매를 맺어 온 세상이 먹을거리로 넘친다. 수분과 비타민, 각종 미네랄이 풍부한 여름 채소는 몸의 갈증을 해소해주고 생기를 불어넣어주는데 제 역할을 톡톡히 한다.

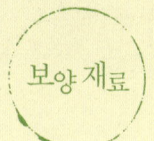

보양 재료

오이

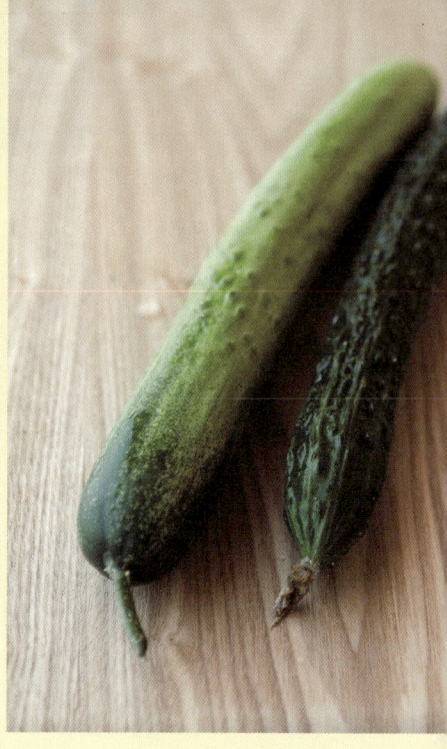

연중 생산되지만 여름이 제철이다. 수분 함량이 많아지고 단맛이 높아져 맛도 우수하다. 특히 성질이 찬 식품이라 열을 식혀주는 작용이 뛰어나기 때문에 여름철에 수시로 먹으면 좋다.

오이는 흔히 '청오이'와 '백오이'로 나뉘는데 '청오이'는 색이 짙고 가시가 선명하다. 아삭거리고 상큼한 맛이 좋아 생채로 활용한다. '백오이'는 색이 연하고 부드럽고 연한 맛이 나 김치나 오이지 등을 만들면 좋다.

맛 살리고 영양 살리는 조리법

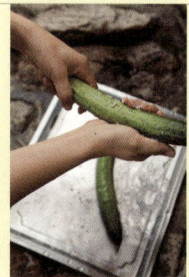

1. 껍질째 먹는다
오이는 껍질에 비타민과 무기질이 풍부하다. 되도록 껍질째 조리하는 것이 영양 손실이 적다. 굵은 소금으로 문질러 오돌토돌한 가시만 없애 먹도록 한다. 도마 위에 소금을 뿌리고 오이를 굴려서 씻어도 좋다.

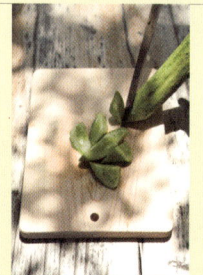

2. 돌려 깎으면 식감이 좋다
오이는 바로 먹지 않으면 금새 물이 생겨 식감이 좋지 않다. 지그재그로 도톰하게 돌려 썰어 무침 또는 샐러드를 만들면 아삭거리는 맛이 살아있어 좋다.

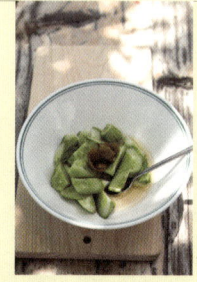

3. 매실소스로 버무린다
오이는 다른 채소와 함께 조리하면 비타민 C가 파괴될 수 있으므로 생으로 먹는 것이 가장 좋다. 상큼한 맛을 고스란히 살리고 싶다면 매실청, 꿀, 레몬을 활용해본다. 특유의 싱그러운 향이 더해진다.

숙취 해소에 좋은 오이즙

오이는 95% 이상이 수분으로 이뤄졌기 때문에 갈증 날 때 주스로 활용해도 그만이다. 특히 오이의 비타민은 과육보다 껍질 쪽에 많으므로 껍질째 갈아 마시면 좋다. 술 마신 다음날 오이를 갈아 즙으로 마시면 몸이 개운해져 숙취해소에 으뜸이다.

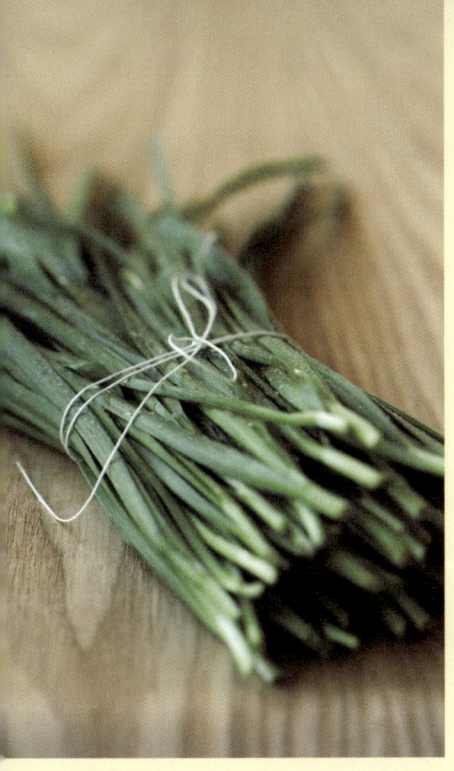

부추

초여름이 제철인 부추는 몸을 따뜻하게 하는 강장 작용이 뛰어나 간이나 신장을 튼튼하게 해준다. 같은 뿌리에서 여러 번 자라고 새 순을 틔우는 강한 생명력을 가진 채소이다. 부추의 독특한 향은 함유된 유기유황 화합물 유화알릴이라는 성분으로 몸에 흡수되면 자율신경을 자극해 신진대사를 활발하게 만든다. 칼슘, 철분, 아연 등 무기질이 풍부하고 몸을 따뜻하게 해주기 때문에 냉증을 해소해준다.

맛 살리고 영양 살리는 조리법

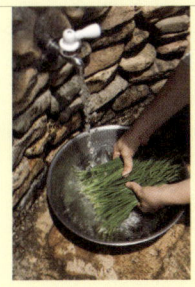

1. 가지런히 놓고 씻는다

부추는 가지런히 놓고 뿌리부터 물에 담가 물을 뿌려 살살 씻는다. 세게 뒤적거리며 씻으면 풋내가 나기 쉬우므로 엉클어지지 않게 씻어낸 다음 소쿠리에 건져 물기를 빼고 썬다.

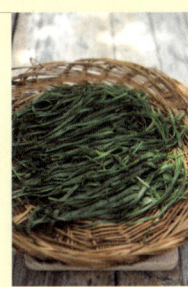

2. 살짝 김을 올려 먹는다

부추는 생으로 먹어도 좋지만 살짝 쪄서 먹어도 훌륭하다. 김 오른 찜통에 넣은 뒤 바로 건져 생콩가루에 버무려 먹으면 별미. 이때 너무 오래 두면 숨이 죽어 아삭한 맛이 없어지므로 주의한다.

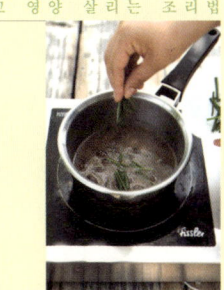

3. 고명으로 사용한다

특유의 향이 살아있는 부추는 국 끓일 때 고명으로 활용한다. 수제비나 들깻국 등을 완성한 뒤 불을 끄고 부추를 얹으면 김이 올라 향은 고스란히 전해지면서 부드러워진다.

> **부추와 된장**
>
> 부추는 열성식품이라 꿀과 함께 조리하면 좋지 않다. 된장과는 찰떡궁합이다. 된장국에 부추를 넣으면 짠맛을 줄여주고 상큼한 향을 내준다. 체했거나 설사를 하는 등 위장 장애에 효과적이다.

애호박

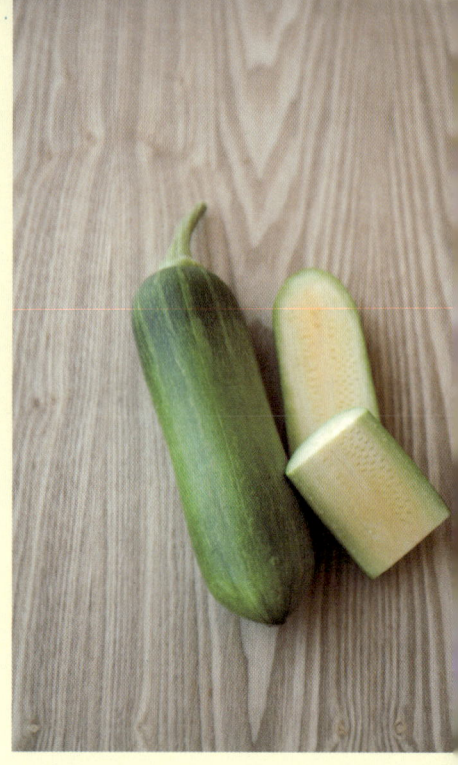

늦은 봄부터 여름까지가 제철인 애호박. 짙은 초록빛의 만생종보다는 초여름에 나는 조생종이 풋풋한 향이 살아있어 맛있다. 몸체가 고르고 윤기가 돌며 전체적으로 연둣빛을 띠는 것이 맛이 좋다. 너무 굵은 것은 씨가 여물어 식감이 좋지 않다. 애호박은 오래두면 끈적이는 진액이 묻어나오고 쉽게 물러지므로 물기를 없애 신문지에 싸서 냉장 보관하도록 한다. 달착지근한 맛이 좋은 제철 애호박은 잘 갈무리해두면 가을철 별미로 즐길 수 있다. 호박고지는 물에 불린 후 볶아 먹거나 찌개에 넣으면 된다.

맛 살리고 영양 살리는 조리법

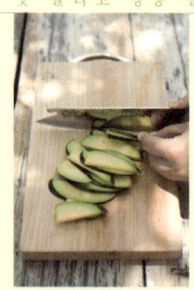

1. 도톰하게 조리한다

애호박은 깨끗이 씻어 꼭지만 잘라내 요리에 따라 다양하게 썰면 된다. 다른 재료에 비해 빨리 익기 때문에 되도록 도톰하게 썰어야 물러지지 않는다.

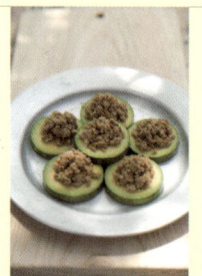

2. 베지버거를 올려 전을 부친다

향긋한 호박은 고기요리와도 잘 어울린다. 채식재료점에서 구할 수 있는 베지버거와도 찰떡궁합이다. 동그랗게 썬 애호박 가운데에 살짝 홈을 파고 베지버거를 올린 뒤 앞뒤로 노릇하게 구우면 맛있다.

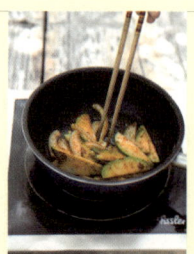

3. 양파와 함께 볶는다

호박에 풍부한 비타민 A는 기름과 어울리면 흡수가 잘된다. 호박과 양파를 함께 올리브유에 볶으면 단맛이 가미돼 맛도 좋고 영양 흡수율도 높일 수 있다.

여름 별미, 호박잎

여름에 나는 호박잎은 연하고 부드러워 쪄서 쌈으로 먹으면 여름철 잃기 쉬운 입맛을 찾아주는 별미다. 다른 쌈야채와 달리 쪘을 때 비타민, 칼륨 등의 흡수율이 좋아진다. 찌개에 넣어서 부드럽게 먹거나 쪄서 쌈밥으로 만들어 먹는 것이 좋다.

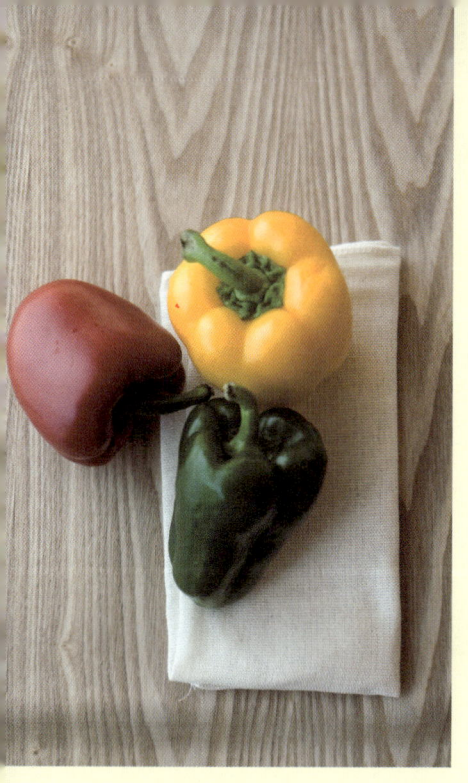

파프리카

흔히 피망과 혼동하는 경우가 많은데 파프리카는 맵지 않고 2배 정도 무게가 나간다. 화려한 색깔로 식욕을 돋우는 파프리카는 칼로리는 낮고 섬유질이 많아 웰빙푸드로 인기를 끌고 있다. 파프리카 1개에는 1일 섭취 권장량의 6.8배에 이르는 비타민이 들어있어 매일 꾸준히 섭취하면 피부 미용과 피로 회복에 도움이 된다. 특히 90%가 수분이고 당도가 높아 더위를 이겨내는데 도움이 된다. 수입 채소일거라는 오해와 달리 우리나라에서 생산해 일본 등지로 수출한다.

맛 살리고 영양 살리는 조리법

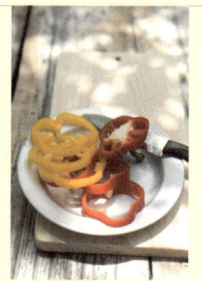

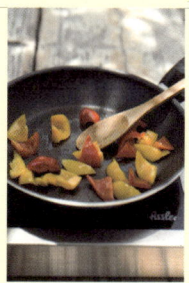

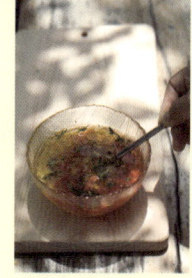

1. 간식 대용으로 먹는다

파프리카는 칼로리가 낮고 섬유질이 풍부해 스틱모양이나 링모양으로 썰어 냉장 보관했다 간식 대용으로 먹어도 좋다. 특히 등산갈 때처럼 수분이 부족할 때 먹으면 수분 보충에 큰 도움이 된다.

2. 기름에 볶아서 즐긴다

비타민 A가 풍부한 파프리카는 열을 가해도 영양소 파괴가 거의 없고 올리브유에 볶으면 비타민 A가 카로틴으로 전환돼 체내 흡수율을 높일 수 있다. 잡채나 볶음밥에 활용해도 좋다.

3. 드레싱으로 활용한다

알록달록한 컬러로 요리를 더 상큼하게 돋보이게 해주는 컬러 푸드인 파프리카의 영양을 식탁에서 더 자주 맛보고 싶다면 드레싱으로 활용해본다. 올리브유에 잘게 다진 파프리카를 넣어 드레싱을 만든다.

🌿 파프리카 보관법 🌿

파프리카를 싱싱하게 오래 보관하기 위해서는 물에 씻지 말고 하나씩 랩에 싼 뒤 밀폐용기에 담아두도록 한다. 요리하고 남은 자투리 파프리카는 작게 썰어 냉동 보관했다가 드레싱이나 볶음밥 등에 활용하면 된다.

양파

계절에 상관없이 흔하게 먹을 수 있지만 5, 6월에 수확되는 양파가 가장 단맛도 강하고 영양이 풍부하다. 껍질에 광택이 있고 들었을 때 묵직한 것을 고른다. 줄기부분을 눌렀을 때 물렁물렁한 것은 심이 썩은 것이다.

당질이 풍부해 달착지근한 맛이 나고 비타민과 무기질도 들어있다. 혈액 내의 불필요한 지방과 콜레스테롤을 없애주기 때문에 혈관 질환 예방을 위한 최고의 채소다. 또한 알코올로 인해 소모되는 비타민 B_1의 흡수를 높일 뿐 아니라 독을 중화해 간장을 보호하기 때문에 술을 즐기는 사람은 더욱 섭취에 신경써야한다.

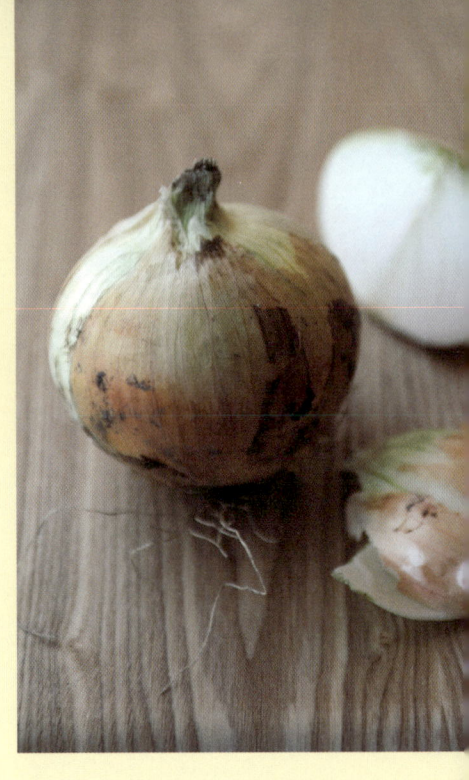

맛 살리고 영양 살리는 조리법

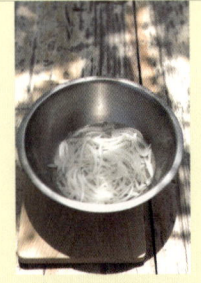

1. 생으로 즐긴다

햇양파는 매운 맛이 덜하기 때문에 채 썰어서 샐러드나 무침 요리에 활용하면 좋다. 아이들이 먹을 때는 찬물에 살짝 담갔다 물기를 빼면 매운맛은 줄고 아삭거리는 질감을 살릴 수 있다. 이때 마요네즈소스 등 달콤한 향으로 버무려내면 별미로도 손색이 없다.

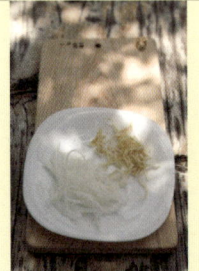

2. 천연 조미료로 활용한다

제철 양파는 가격이 저렴해 저장하기 좋다. 얇게 채 썬 양파를 채반에 널어 볕 좋은 날 말려보자. 바싹 말린 다음 분쇄기에 갈아 냉동보관하면 일 년을 두고 활용할 수 있다. 양파는 말리면 매운맛이 없어지고 깊은 단맛이 생겨 반찬은 물론 베이킹 재료로도 좋다.

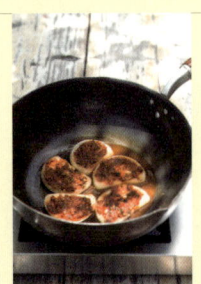

3. 조림 요리로 먹는다

양파의 둥근 모양을 살려 고춧가루, 간장 등을 넣고 조리거나 양파 링 안에 볶음밥을 넣어 오븐에 구우면 별미 간식이 된다.

양파의 생즙

양파의 주성분은 대부분 휘발성 유황 화합물이므로 최대한 잘 섭취하려면 날로 먹는 것이 좋다. 생양파를 물에 담갔다 매운맛만 빼고 먹거나 생즙을 먹어도 좋다. 양파즙은 식도나 폐의 기도에 달라붙은 불필요한 점액들을 몸 밖으로 제거해주어 코가 막히거나 기침이 날 때 먹으면 효과를 볼 수 있다.

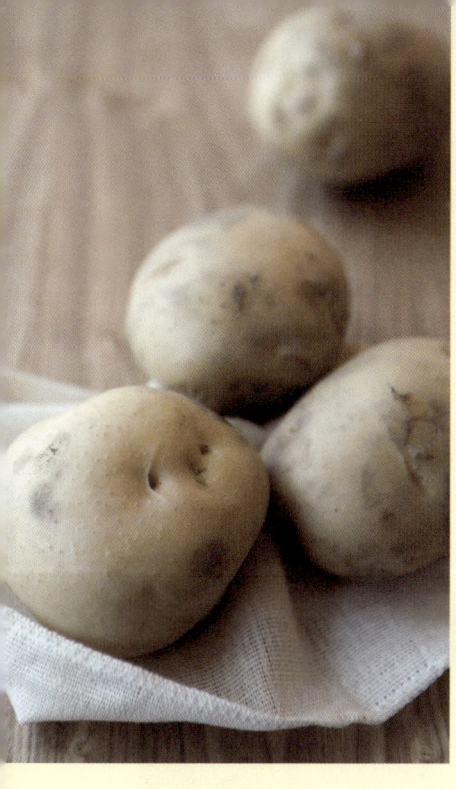

감자

 일 년 내내 시장에 나오지만 하지가 지난 7~8월경에 나온 햇감자가 가장 맛있다. 이 하지 감자는 껍질이 얇고 살이 포실포실해서 그 자체만으로도 단 맛이 난다. 감자는 녹말이 80% 이상인 대표적인 알칼리성 식품으로 식사대용으로 활용하기 적당하다. 잘 익은 감자일수록 전분 함량이 높다. 껍질이 얇고 단단하고 눈 자국이 깊지 않고 둥근 것이 맛있다. 껍질이 푸른빛을 띠는 것은 아린 맛이 있으므로 피한다.

 열을 가해도 감자에 함유된 영양소는 쉽게 파괴되지 않는다. 쪄먹거나 볶거나 찜요리에 다양하게 활용해도 좋다.

맛 살리고 영양 살리는 조리법

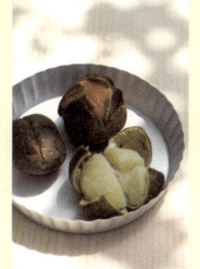

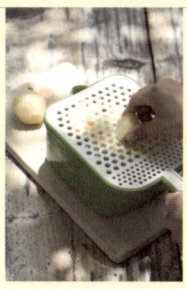

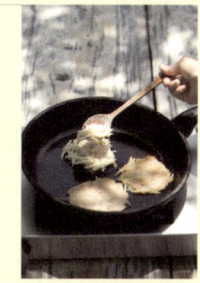

1. 구워 먹는다
하지 감자는 포슬포슬한 질감에 맛이 좋아 간식으로 손색이 없다. 껍질째 깨끗이 씻어 칼로 십자를 낸 뒤 오븐에 굽는다. 거의 익었을 때 마요네즈소스를 얹거나 다진 아보카도, 견과류 등을 넣어 먹으면 별미다.

2. 갈아서 조리한다
전분 즉 탄수화물이 주성분인 감자. 밥반찬으로 먹고 싶을 땐 갈아서 다양하게 요리해도 좋다. 감자를 갈아 웃물만 따라내고 남은 건더기로 옹심이나 감자 송편을 해먹으면 맛깔스럽다.

3. 부침을 만든다
감자를 갈아서 전을 부쳐 먹으면 감자의 맛과 영양을 함께 섭취할 수 있다. 강판에 갈아 부침을 해 먹어도 좋지만 제철 감자의 아삭함을 느끼고 싶을 땐 곱게 채 썰어 전분 가루, 양파즙을 약간 넣고 부쳐 먹는다.

🌿 감자 보관법 🌿
감자는 저장성이 좋아 일 년 내내 먹을 수 있다. 단 여름철에는 금방 싹이 돋아버린다. 감자 싹에는 솔라닌이라는 유독성분이 있어 주의해야 한다. 냉장보관하기보다는 종이봉투에 넣고 봉투를 벌린 채로 서늘한 곳에 둔다. 이 때 사과 한두 개를 함께 넣어두면 효소의 작용으로 싹이 생기지 않는다.

밥상 메뉴

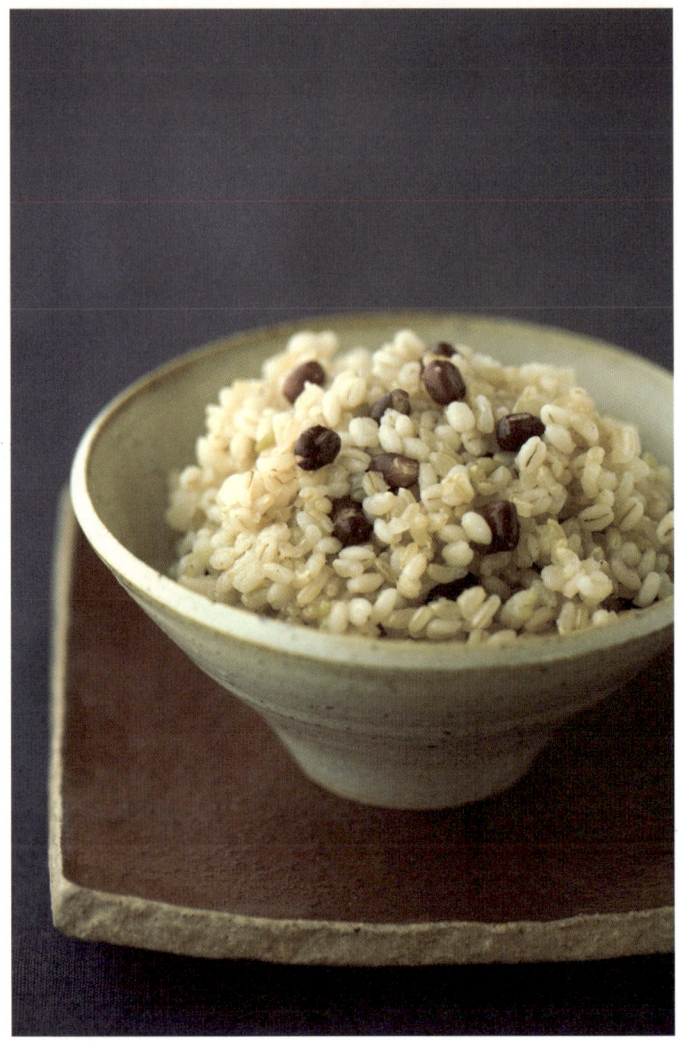

보리밥

■ 재료 ■
보리 1컵, 현미찹쌀·현미 1/2컵씩, 팥 20g

■ 만드는 법 ■

1. 보리, 현미찹쌀, 현미는 씻어 충분히 불린다.
2. 팥은 씻어 체로 살살 돌을 골라낸다.
3. ①에 팥을 얹고 1.2배의 물을 붓고 밥을 짓는다.

cooking tip

보리밥은 소화가 잘되는 여름 별미이다. 보리와 수수를 끼니마다 바꿔가면서 밥을 지으면 제철 영양분을 골고루 섭취할 수 있다.

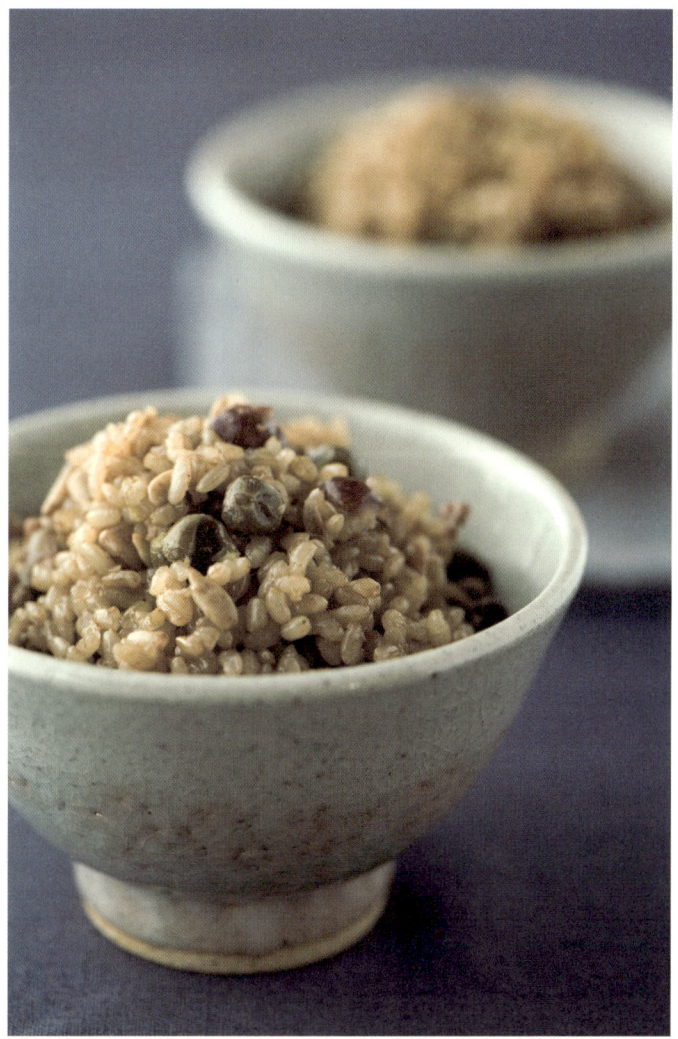

풋콩밥

■ 재료 ■
강낭콩·완두콩·해바라기씨 30g씩, 호두 20g, 잣·아몬드 10g씩, 현미·현미찹쌀 1컵씩

■ 만드는 법 ■

1. 현미와 현미찹쌀은 물에 씻어 충분히 불린다.
2. 강낭콩은 물에 불리고 완두콩은 껍질을 까 열매만 골라낸다.
3. 호두는 밥 짓기 전에 바로 까서 준비한다.
4. 밥솥에 불린 현미와 현미찹쌀을 담고 콩, 호두, 잣, 아몬드를 얹어 1.2배의 물을 붓고 밥짓는다.

cooking tip

현미와 현미찹쌀은 까칠한 느낌 때문에 꺼리는 사람이 많다. 현미밥을 지을 때는 일반 밥을 지을 때보다는 뜸을 더 들여 촉촉하게 하면 맛도 좋고 소화도 잘된다.

치자현미약밥

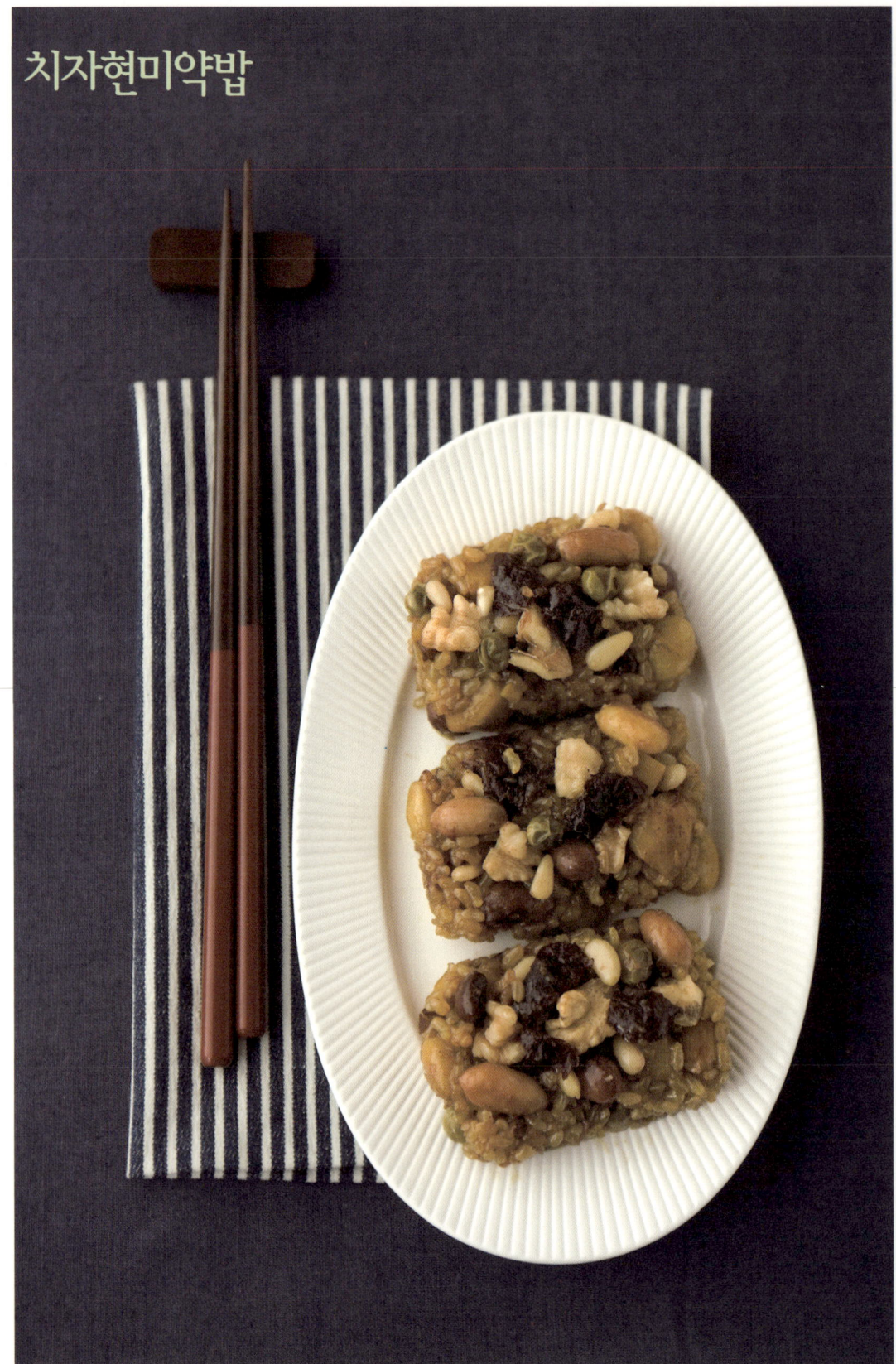

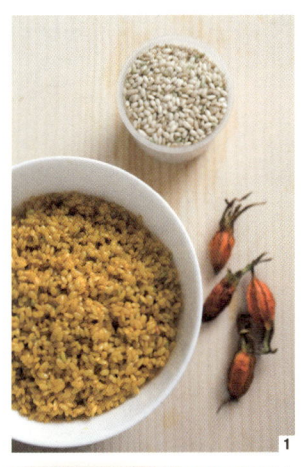
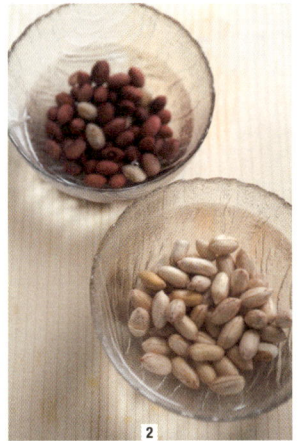
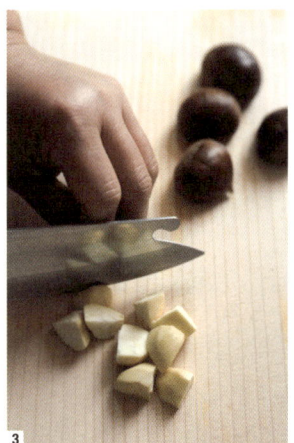
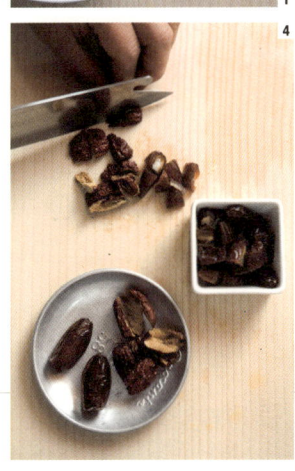
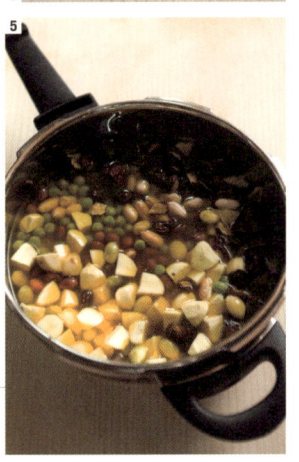

■ 재료 ■
잣 100g, 이란대추 70g, 땅콩·양대콩·완두콩 30g씩, 밤·은행 20g, 말린 대추 15g, 현미찹쌀 2컵, 치자 3알

■ 만드는 법 ■

1. 현미찹쌀은 씻어 물을 붓고 치자 3알을 넣고 4시간 불린다.
2. 생땅콩과 양대콩은 물에 불린다.
3. 밤은 속껍질을 벗겨 작게 썰고 은행은 껍질째 씻는다.
4. 대추와 이란대추는 먹기 좋게 채 썬다.
5. 밥솥에 현미찹쌀과 불린 땅콩, 양대콩, 완두콩, 은행을 섞어 담고 잣과 이란대추, 대추를 얹어 밥을 짓는다. 식기 전에 네모지게 모양을 만들어 낸다.

cooking tip

현미찹쌀을 불린 치자물에다 밥을 지으면 맛이 좋다. 또, 여러 가지 재료가 들어간 영양밥을 지을 때는 계피를 살짝 넣으면 향이 풍성해져 특별한 반찬이 필요 없을 정도이다.

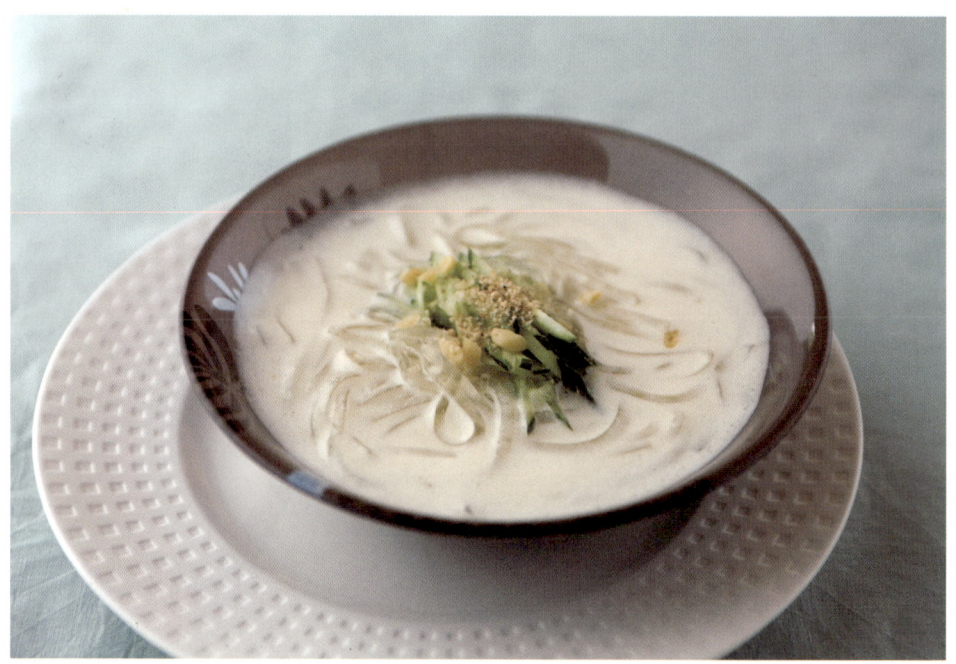

우무콩국

여름 밥상 메뉴

■ 재료 ■
우무 350g, 대두 100g, 오이 50g, 잣 30g, 생수 4컵, 구운소금·볶은 통깨 약간씩

■ 만드는 법 ■

1. 대두는 찬물에 담가 하룻밤 불린다.
2. 냄비에 불린 콩을 삶아 식힌다.
3. 믹서에 식힌 콩과 생수, 잣, 통깨를 넣고 갈아 콩국물을 만든다.
4. 우무는 곱게 채 썰거나 고운 체에 누른다.
5. 그릇에 우무를 담고 콩국물을 붓고 채 썬 오이를 올린다.

cooking tip

즉석 콩국은 여름철 음료 대용으로 마셔도 좋지만 냉국으로 다양하게 활용할 수 있다. 얼음을 넣으면 싱거워지기 때문에 얼음 큐브에 콩국을 미리 얼려두었다가 동동 띄우면 녹아도 제 맛을 낸다.

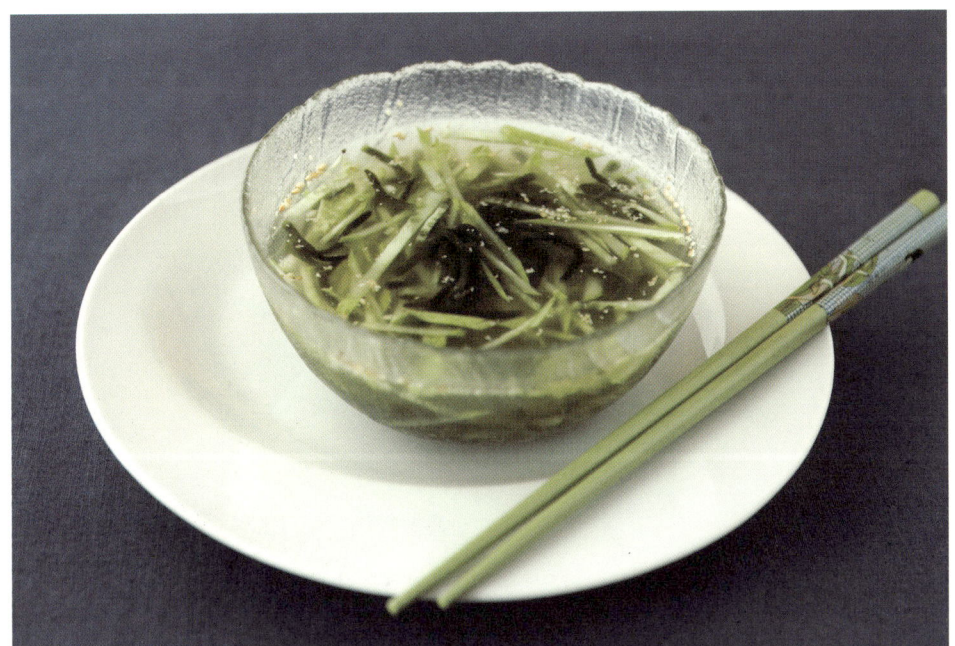

청각오이냉국

■ 재료 ■
청각·오이 100g씩, 채소국물 3컵, 깨소금 2큰술, 레몬즙·가루간장 1작은술씩, 마늘즙 약간

■ 만드는 법 ■

1. 오이는 굵은소금으로 겉면을 문질러 씻어 어슷하게 썬 뒤 채 썬다.
2. 청각은 딱딱한 부분은 손질하고 살짝 데쳐 찬물에 헹군 뒤 물기를 짜고 먹기 좋게 썬다.
3. 채소국물(187쪽 참고)에 깨소금, 가루간장, 마늘즙을 넣고 냉장고에서 차게 식힌다.
4. 그릇에 채 썬 오이와 청각을 담고 ③의 채소국물을 붓고 레몬즙을 뿌려 낸다.

cooking tip

냉국은 시원하면서도 새콤달콤한 맛이 일품이다. 생수로 만들면 깊은 맛이 덜하기 때문에 미리 채소국물을 준비했다 식혀 사용하면 좋다. 급할 때는 다시마를 담갔다 건진 물을 국물로 사용해도 편리하다.

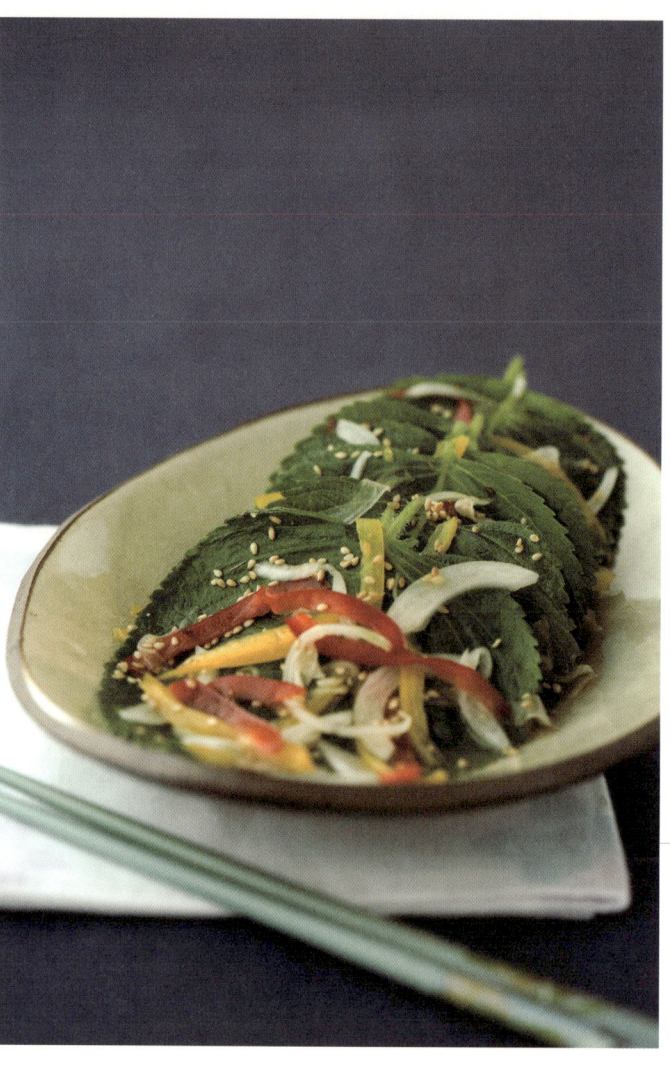

깻잎겉절이

여름 밥상 메뉴

■ 재료 ■

깻잎 30g, 양파 65g, 빨강·노랑 파프리카 20g씩, **양념** 매실청 3큰술, 레몬즙 1큰술, 가루간장·꿀·통깨 1작은술씩

■ 만드는 법 ■

1. 깻잎은 너무 크지 않은 것으로 골라 가위로 꼭지를 반 자른 뒤 물에 씻어 물기를 뺀다.
2. 파프리카와 양파는 씻어 3cm 폭으로 가늘게 채 썬다.
3. 분량의 재료를 섞어 양념을 만든다.
4. 깻잎 두 장을 겹쳐놓고 채 썬 채소를 조금 올린 뒤 양념을 끼얹는다. 그 위에 다시 깻잎과 채소, 소스를 뿌려 차곡차곡 쌓아 완성한다.

🌿 *cooking tip* 🌿

깻잎은 너무 크면 억세어 간이 잘 배지 않으므로 여린 잎을 고른다. 파프리카가 없다면 곱게 채 썬 당근이나 오이, 고추를 곁들여 컬러와 향을 살린다.

오이잣소스샐러드

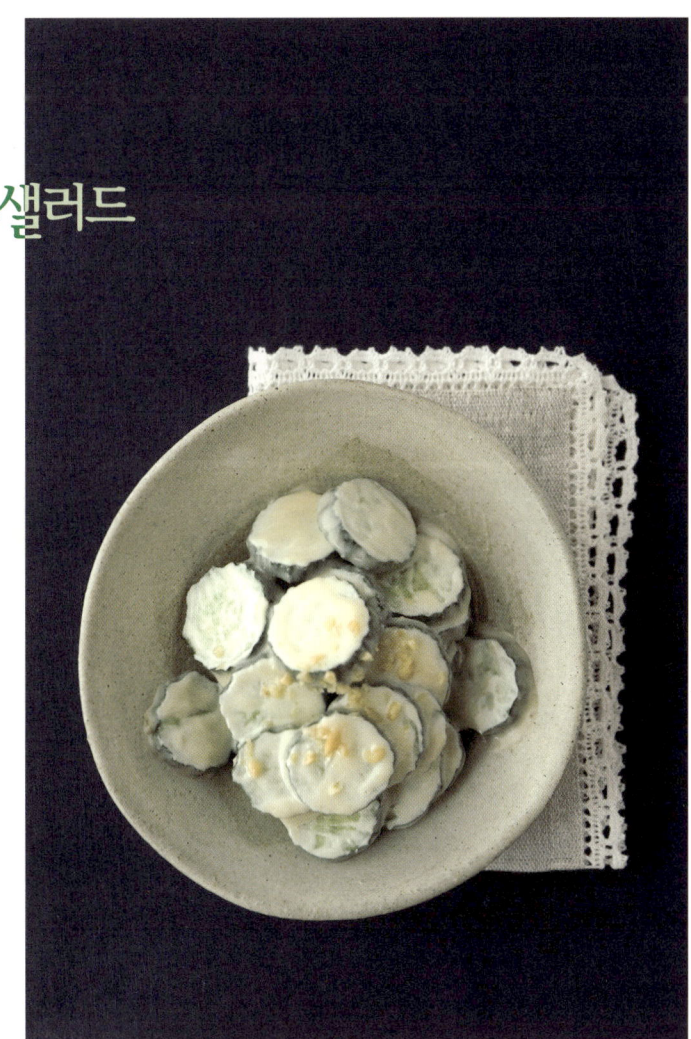

■ 재료 ■
오이 140g, **드레싱** 잣 50g, 레몬즙·꿀 2큰술씩, 올리브유 1큰술, 다진 마늘·구운소금 1작은술씩, 다진 양파 5g

■ 만드는 법 ■

1. 오이는 굵은 소금으로 껍질을 문질러 씻어 오톨도톨한 부분을 제거한다.
2. 씻은 오이는 동그랗게 모양대로 썬다.
3. 잣을 분쇄기에 곱게 간 뒤 분량의 재료를 넣고 함께 갈아 드레싱을 만든다.
4. 오이와 잣소스드레싱을 가볍게 버무려낸다.

cooking tip

4인 이하의 요리를 할 때 견과류와 분량의 재료를 함께 믹서에 갈면 기계에 견과류가 들러붙어 불편하다. 먼저 잣을 갈고 수분감이 있는 재료를 부어 함께 다시 가는 것이 좋다.

애호박편수

여름 밥상 메뉴

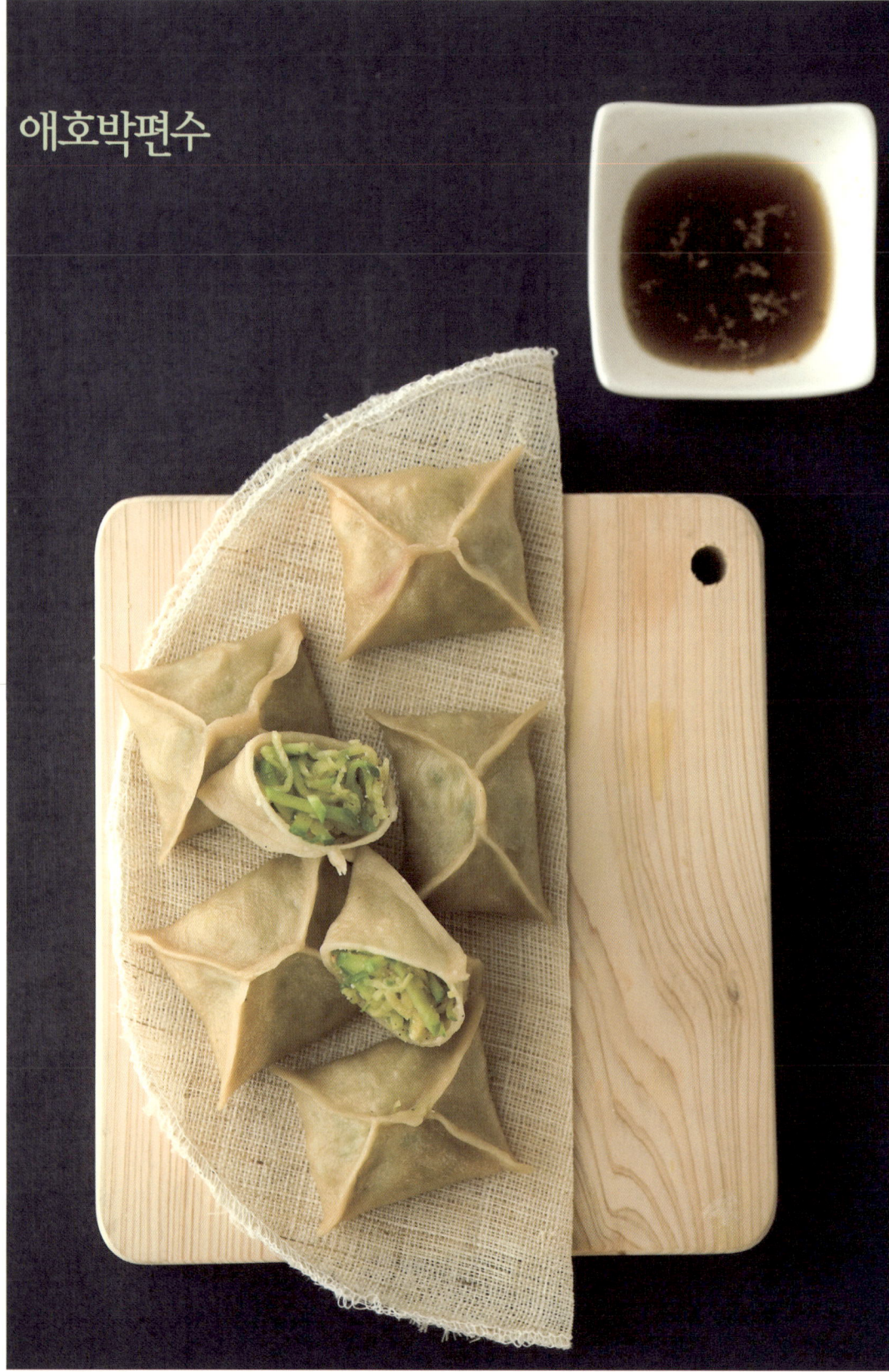

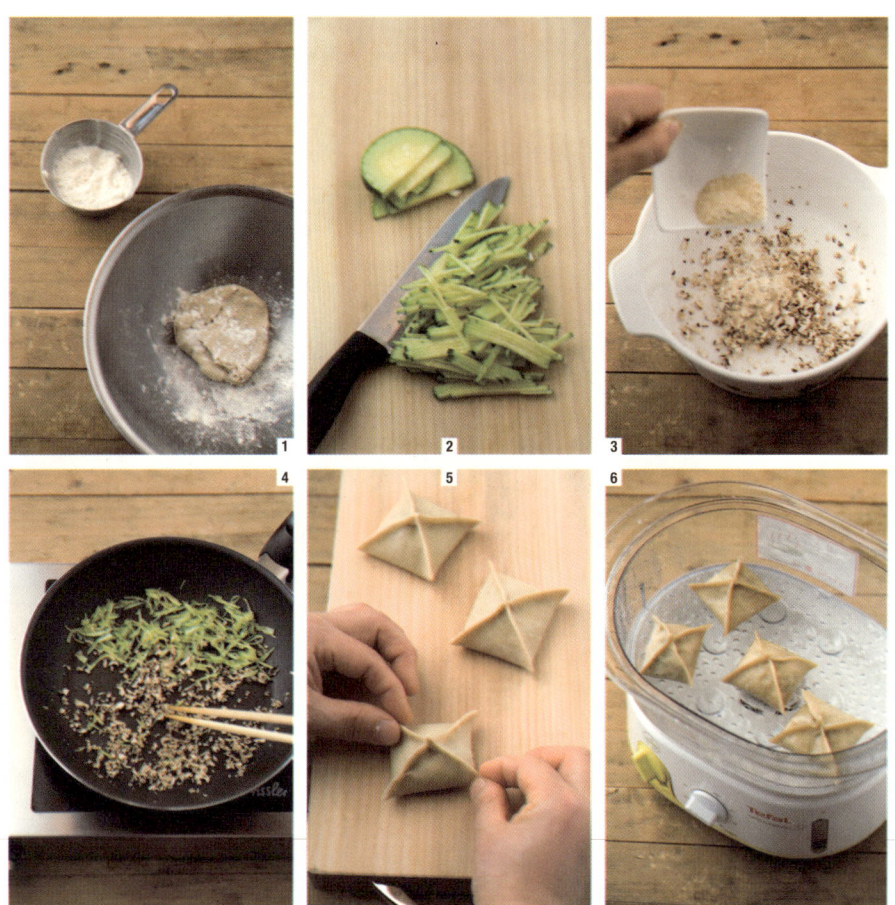

■ 재료 ■
애호박 200g, 표고버섯 80g, 표고버섯가루 1큰술, 마늘가루·양파가루 4작은술, 깨소금·올리브유 약간씩.
반죽 통밀가루 10큰술, 생수·구운소금 1큰술씩, 올리브유 약간씩.
초간장 채소국물 5큰술, 가루간장 1큰술, 레몬즙 1작은술

■ 만드는 법 ■

1. 생수, 소금, 올리브유를 섞은 뒤 통밀가루를 넣고 반죽해 비닐에 담아 자연 숙성시킨다.
2. 애호박은 씻어 1mm 두께로 곱게 채 썬다. 분량의 재료를 섞어 초간장을 만든다.
3. 표고버섯은 곱게 다져 표고버섯가루, 마늘가루, 양파가루, 깨소금을 넣고 섞는다.
4. 올리브유를 두른 팬에 애호박과 표고버섯을 볶은 뒤 넓은 그릇에 펴 한 김 식힌다.
5. 숙성된 반죽을 얇게 밀어 사방 7cm 정사각형으로 자른다. ④의 소를 한 스푼 넣고 네 귀퉁이를 모아 맞닿는 부분을 손끝으로 누른다.
6. 김오른 찜통에 애호박 편수를 올려 20분간 쪄낸 뒤 초간장을 곁들인다.

cooking tip

편수 속을 만들 때 다시마, 양파가루 등 천연조미료를 첨가하면 고소하고 애호박의 물기를 없애주어 꼬들꼬들한 맛을 낼 수 있다.

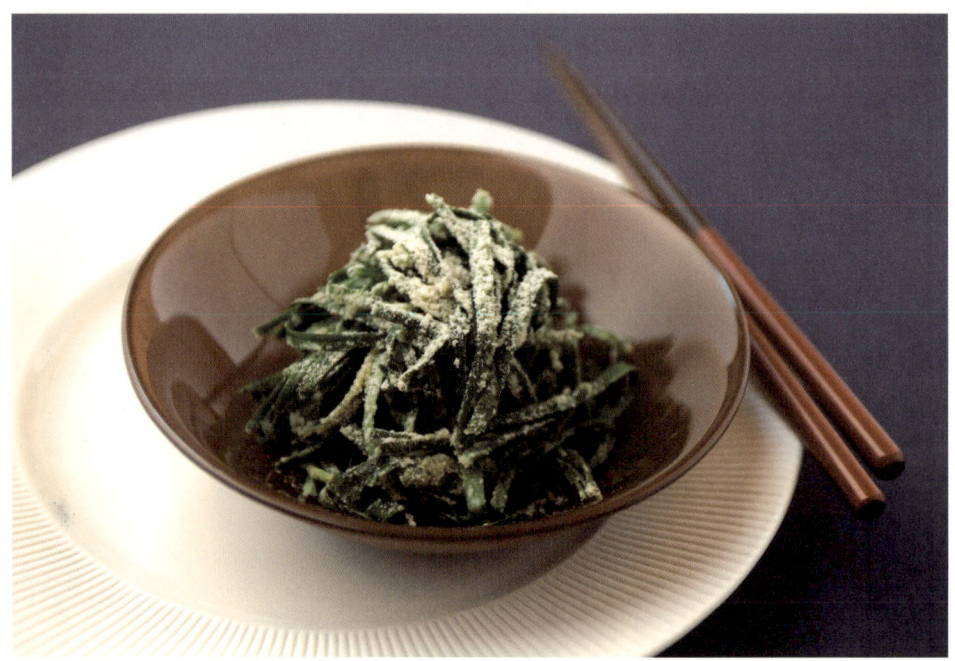

부추버무리

여름 밥상 메뉴

■ 재료 ■
부추 160g, 콩가루 80g

■ 만드는 법 ■

1. 부추는 뿌리의 티를 제거하고 길이대로 물에 씻는다.
2. 찜통에 부추를 올려 살짝 김이 오르면 건진다.
3. 부추와 콩가루를 가볍게 버무려낸다.

cooking tip

여름 부추는 향이 진해 살짝 김을 올려 콩가루를 뿌리면 특별한 간을 하지 않아도 향긋함이 일품이다. 너무 억세지 않고 자잘하지 않은 중간 굵기의 부추가 적당하다.

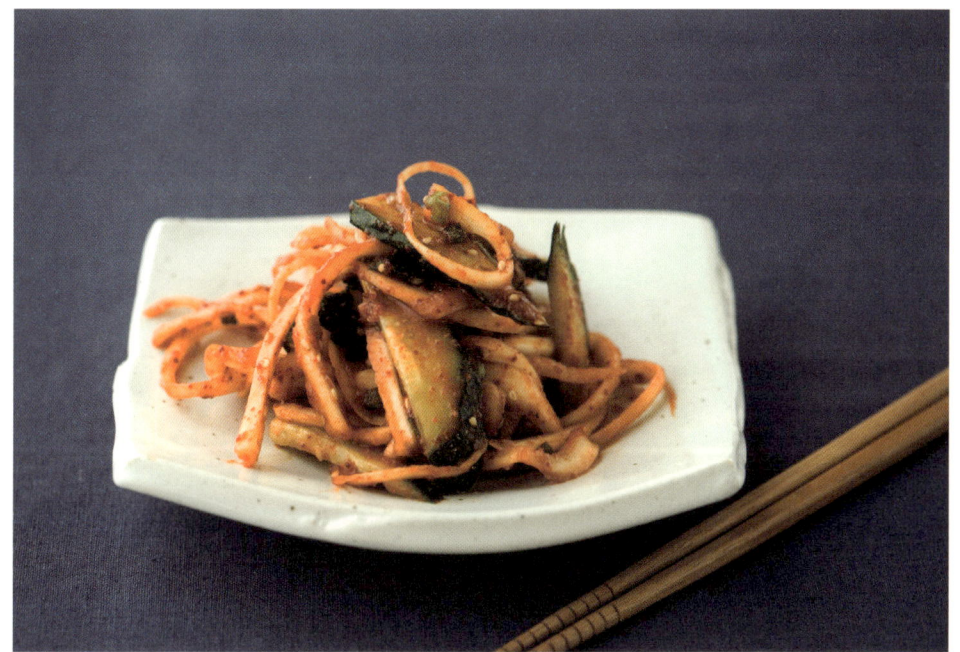

도라지오이생무침

■ 재료 ■
도라지 80g, 오이 60g, **양념** 매실청·레몬즙·고춧가루 1큰술씩, 꿀·가루간장·통깨 1작은술씩

■ 만드는 법 ■

1. 도라지는 껍질을 벗기고 길이대로 4등분해 소금물에 20분간 담가둔다.
2. 오이는 굵은 소금으로 껍질째 씻어 세로로 반 자른 뒤 어슷썬다.
3. 분량의 재료를 섞어 빡빡하게 양념장을 만든다. 이때 고춧가루를 함께 넣어야 채소와 버무려도 물이 나지 않는다.
4. 양념을 넣고 도라지와 오이를 가볍게 버무려낸다.

cooking tip

도라지를 물에 씻을 때 오래 치대면 특유의 향이 사라지므로 주의한다. 볶을 때와 달리 무침 도라지는 향을 즐기는 메뉴. 살짝 씻어 소금물에 담갔다 건지면 된다.

캐슈넛감자옹심이

여름 밥상 메뉴

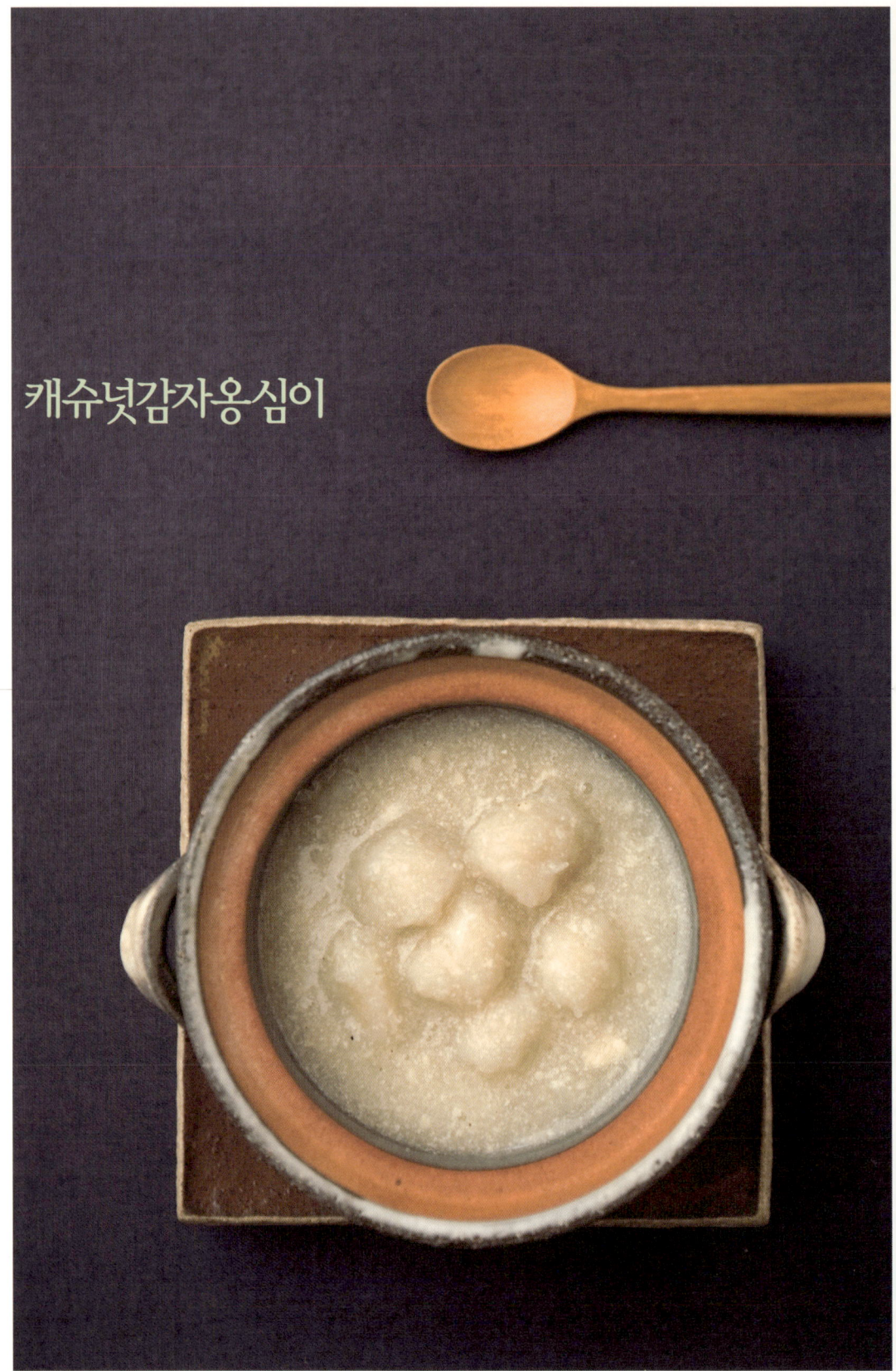

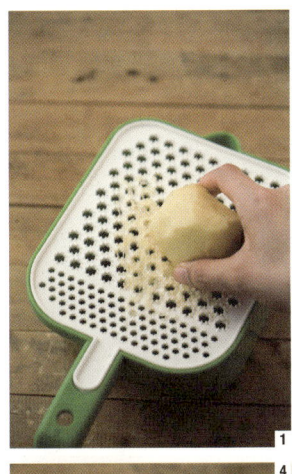
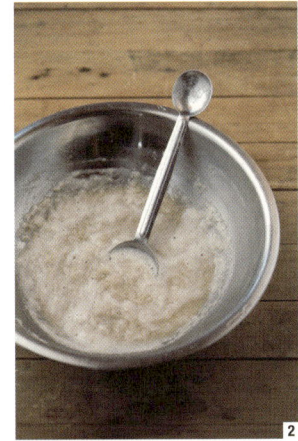
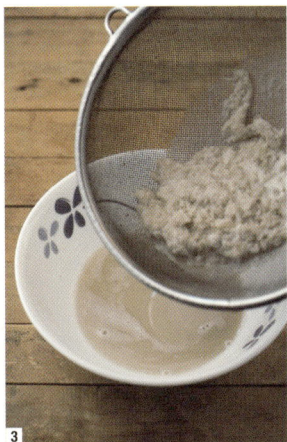
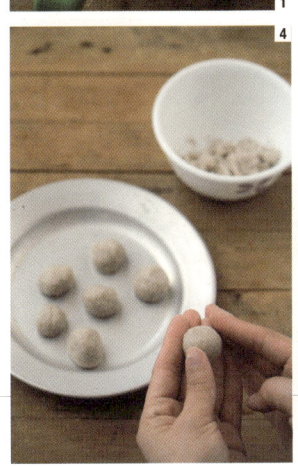
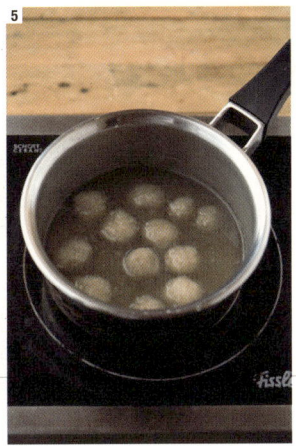
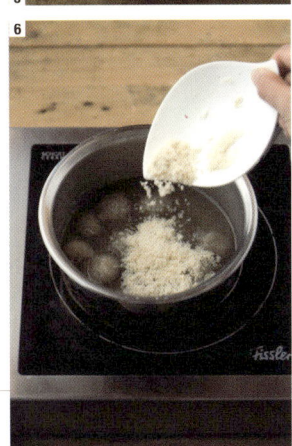

■ 재료 ■
감자 560g, 채소국물 8컵, 캐슈넛 20g, 구운소금 1작은술, 마늘가루·양파가루 약간씩

■ 만드는 법 ■

1. 감자는 물에 씻고 껍질을 벗긴 뒤 강판에 간다.

2. 간 감자에 물을 붓고 6시간 정도 냉장고에 넣어둔다.

3. ②의 윗물은 따라내고 건더기만 건져낸다.

4. 건더기는 동글동글하게 새알을 빚어 준비한다.

5. 냄비에 채소국물(187쪽 참고)을 넣고 팔팔 끓으면 옹심이를 넣어 파르르 끓인다.

6. ⑤에 곱게 간 캐슈넛, 소금, 마늘가루, 양파가루를 넣고 한소끔 더 끓여낸다.

 cooking tip

강판에 간 감자는 베보에 짜면 전분이 많아져 딱딱해진다. 반죽할 때 손에 물이 질퍽해도 그대로 새알을 만들어야 익히면 부드러워 먹기 좋다.

파프리카블랙올리브샐러드

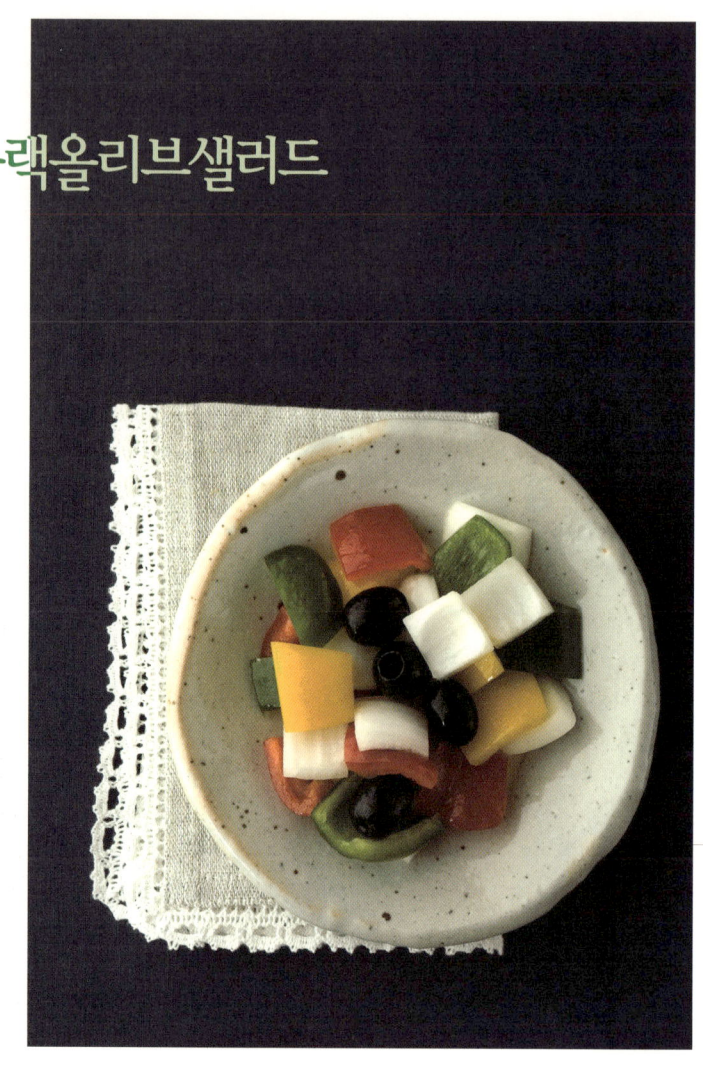

■ 재료 ■
빨간 파프리카·노란파프리카·피망 1개씩, 양파 100g, 흑올리브(통조림) 80g, 올리브유 2큰술

■ 만드는 법 ■

1. 파프리카와 피망은 깨끗이 씻어 씨와 속을 제거한 뒤 네모 모양으로 썬다.
2. 양파는 껍질을 벗기고 파프리카와 같은 크기로 썬다.
3. 블랙올리브는 체에 밭쳐 물기를 뺀다.
4. 그릇에 파프리카, 피망, 양파, 블랙올리브를 담고 올리브유로 버무린다.

cooking tip

블랙 올리브 자체가 짭조름하기 때문에 별도로 소금을 넣지 않아도 된다. 채소와 올리브를 함께 먹기 때문에 간을 하지 않는 것이 좋다.

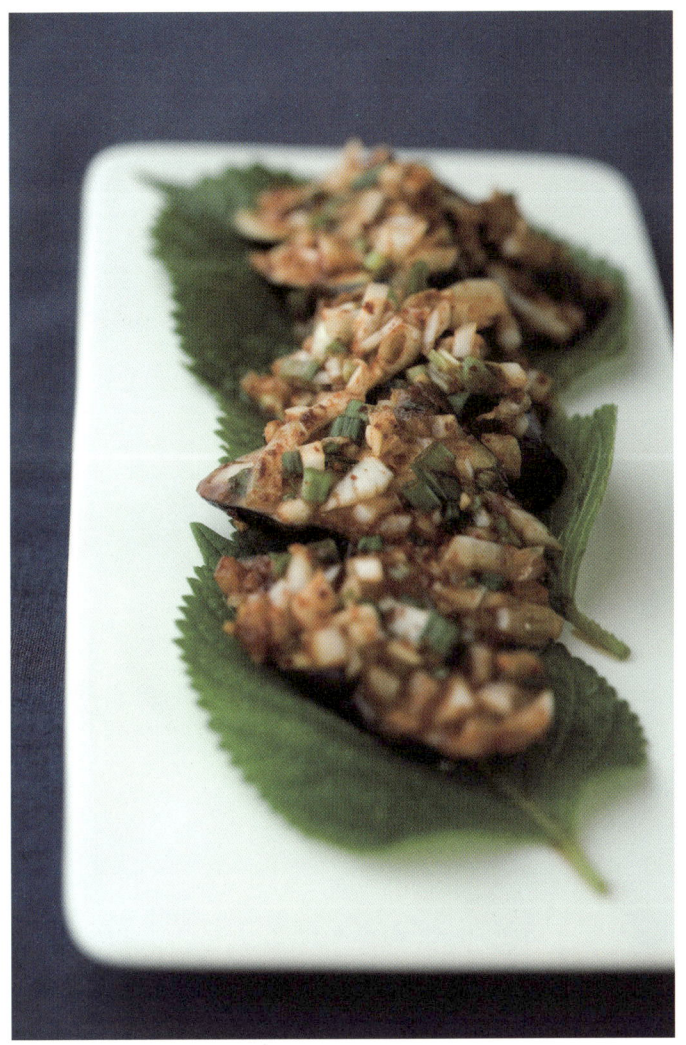

가지조림

■ 재료 ■
가지 235g, 양파 70g, 실파 25g, 채소국물 약 1컵(150cc), **양념** 고춧가루 2큰술, 가루간장·조청 1큰술씩, 다진 마늘 1작은술

■ 만드는 법 ■

1. 가지는 씻어 길이대로 반 자른 뒤 어슷 썬다.
2. 양파는 곱게 다지고 실파는 송송 썬다.
3. 냄비에 채소국물(187쪽 참고)을 붓고 분량의 양념을 넣어 고루 섞는다.
4. ③에 가지런하게 가지를 담고 다진 양파와 파를 얹어 약한 불에서 10분간 조린다. 중간 중간 양념장을 가지 위로 끼얹어준다.

⊙ *cooking tip* ⊙

가지조림은 약한 불에서 서서히 조려야 간이 잘 밴다. 뭉근하게 조리다 국물이 적다 싶으면 채소국물을 첨가해 조절한다.

들깨메밀수제비

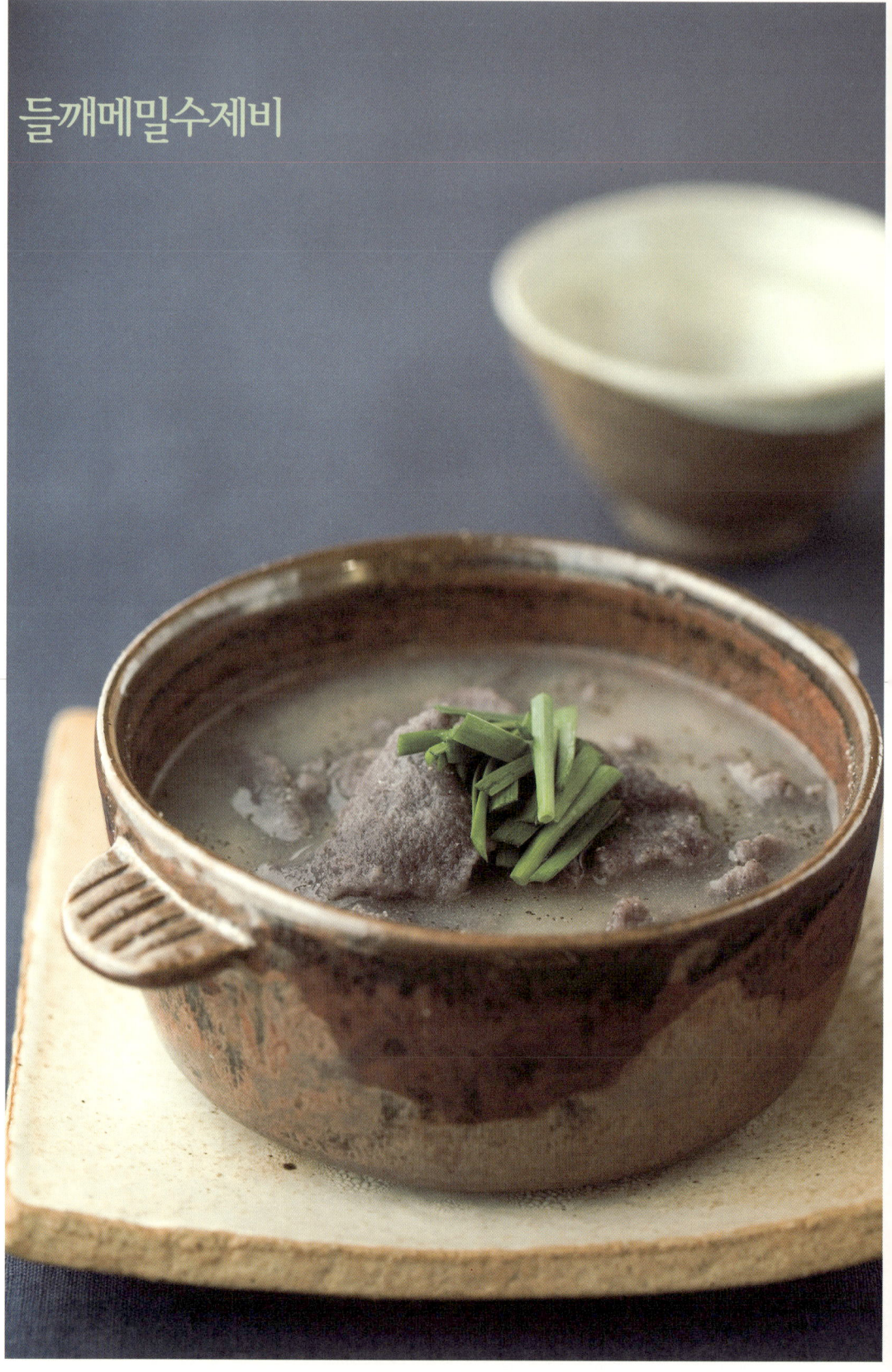

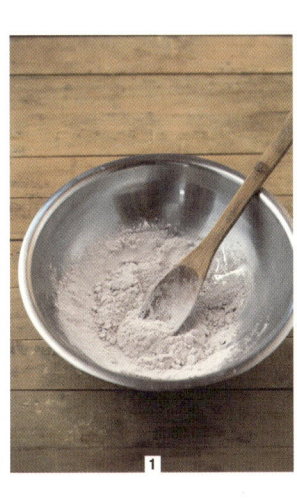
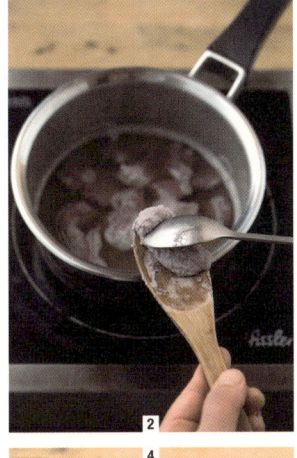
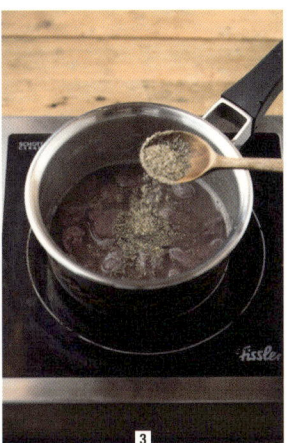
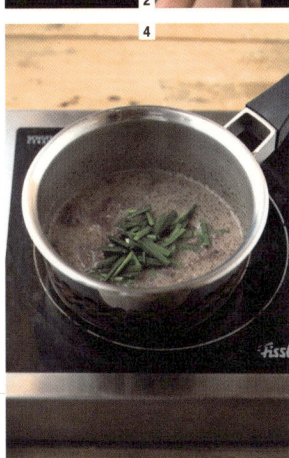

■ 재료 ■
들깨가루 60g, 부추 20g, 채소국물 8컵, **반죽** 메밀가루·검정콩가루 150g씩, 물 150g, 구운소금·올리브유 약간씩,
천연조미료 표고버섯가루·양파가루·마늘가루 약간씩

■ 만드는 법 ■

1. 메밀가루와 검정콩가루는 뜨거운 물을 부어가며 섞은 뒤 소금, 올리브유를 넣고 말랑말랑하게 반죽한다. 1시간 정도 냉장고에서 숙성시킨다.

2. 채소국물(187쪽 참고)이 끓으면 숙성시킨 메밀반죽을 숟가락으로 떠 넣거나 손으로 떼어 넣는다.

3. 수제비가 익으면 소금, 천연조미료를 넣어 간하고 곱게 간 들깨가루를 넣는다.

4. 한소끔 끓으면 불을 끄고 송송 썬 부추를 고명으로 얹어낸다.

◎ *cooking tip* ◎

메밀 반죽은 비닐에 넣어 냉장고에서 서너 시간 숙성시키면 쫄깃쫄깃하다. 메밀가루 반죽은 말랑할 때는 숟가락으로 떠 넣고 반죽이 되면 손에 물을 묻혀가면서 얇게 떠 넣는다. 취향에 따라 애호박이나 감자를 넣어도 좋다.

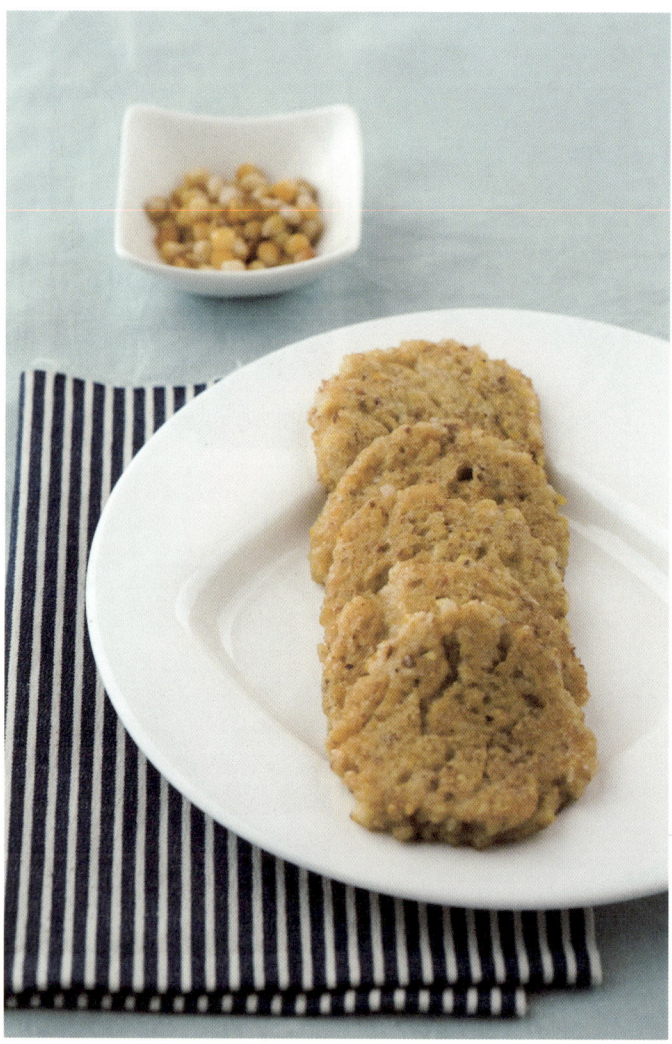

옥수수전

■ 재료 ■
옥수수 1개(235g), 올리브유 약간, **반죽** 통밀가루 3큰술, 생수 1/2컵, 소금 1/2작은술

■ 만드는 법 ■

1. 옥수수는 칼로 위에서 아래로 훑듯이 알갱이를 긁어 믹서에 곱게 간다.
2. 통밀가루, 물, 소금, ①의 옥수수를 섞어 반죽한다.
3. 올리브유를 두른 팬에 옥수수 반죽을 동그랗게 떠 앞뒤로 노릇하게 굽는다.

cooking tip

옥수수는 통조림 대신 제철 옥수수를 이용하면 보다 담백하게 먹을 수 있다. 아이들 간식으로 만들 때는 양파를 갈아 넣으면 달콤하고 부드럽다.

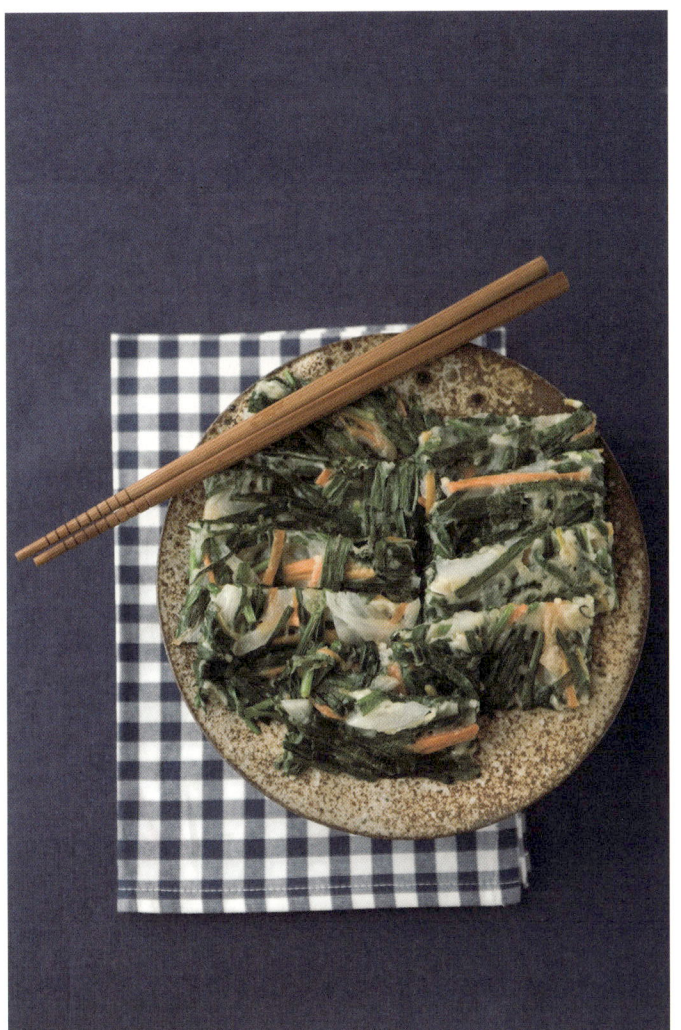

부추전

■ 재료 ■
부추 100g, 양파·당근 25g씩, 고추 20g, 올리브유 약간, **반죽** 통밀가루 150g, 생수 1컵 반, 소금 1/2작은술

■ 만드는 법 ■

1. 부추는 흐르는 물에 씻어 뿌리의 티를 제거한 뒤 3등분한다.
2. 양파와 당근은 씻어 곱게 채 썬다. 고추는 송송 썬다.
3. 통밀가루와 생수, 소금을 넣고 반죽한 뒤 부추와 양파, 당근을 살짝 섞는다.
4. 올리브유를 두른 팬에 ③을 한 국자 떠 넓게 펼친 뒤 고추를 올려 앞뒤로 노릇하게 구워낸다.

cooking tip

양파와 당근은 최대한 곱게 썰어야 부추와 잘 섞여 얇게 부칠 수 있다. 부추는 조금 억센 것을 고르는 것이 포인트. 너무 여리고 자잘하면 숨이 죽고 모양이 잘 잡히지 않는다.

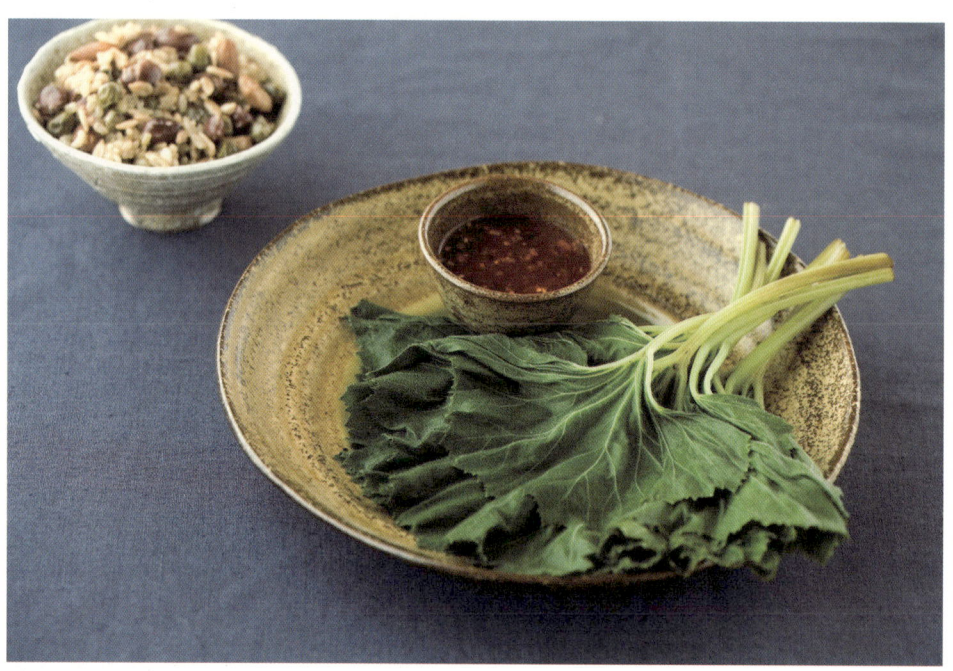

머윗잎쌈

■ 재료 ■
머윗잎 10장, 구운소금 약간, 초고추장 3큰술

■ 만드는 법 ■

1. 머윗잎은 연한 것으로 골라 깨끗이 씻는다.
2. 끓는 물에 소금을 넣고 머윗잎을 데쳐낸다.
3. 데친 머윗잎은 흐르는 물에 재빨리 헹궈낸 뒤 줄기의 껍질을 쭉쭉 잡아 당겨 억센 부분을 제거한다.
4. 초고추장(184쪽 참고)이나 강된장을 곁들여 머윗잎과 밥을 싸 먹는다.

cooking tip

머윗잎은 너무 찌면 먹을 때 입에 붙어 퍼석거린다. 약간 덜 익었다 싶을 정도로 살짝 데쳐야 씹는 맛이 좋다.

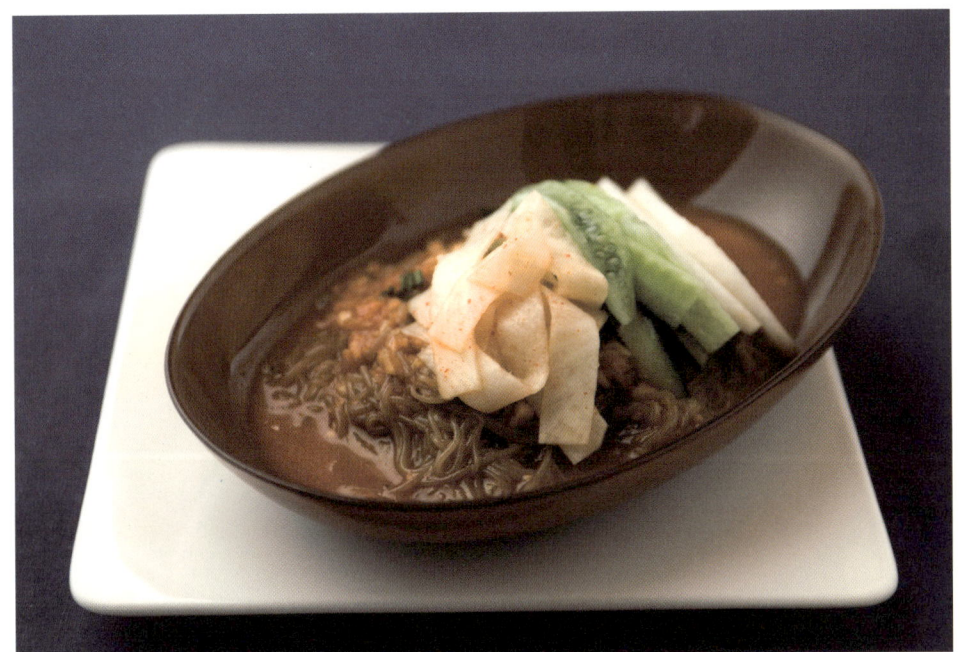

자연식냉면

여름

■ **재료** ■
냉면 320g, 무·오이 120g씩, 배 2쪽, 냉면소스 2큰술,
밑간 양념 꿀·레몬즙 1큰술씩, 고운 고춧가루·소금·올리브유 약간씩

■ **만드는 법** ■

1. 무는 3㎜ 두께로 얇게 썬 뒤 3등분 해 고운 고춧가루, 꿀, 레몬즙, 소금을 넣고 조물조물 무친다.
2. 오이는 굵은 소금으로 껍질째 씻어 무와 같은 길이로 얇게 썬다. 꿀, 레몬즙, 소금으로 밑간한다.
3. 배는 껍질을 벗겨 씨를 빼고 먹기 좋게 썬다.
4. 냄비에 물이 팔팔 끓으면 불을 끄고 올리브유를 한 방울 떨어뜨린 다음 냉면을 넣는다. 젓가락으로 저어 1~2분 둔 뒤 찬물에 헹궈 물기를 뺀다.
5. 그릇에 냉면을 담고 무, 오이, 배를 올려 냉면소스(185쪽 참고)를 넣고 비벼 먹는다.

🌿 *cooking tip* 🌿

냉면은 끓는 물에 계속 삶으면 물이 넘치거나 바닥에 면이 눌어붙기 일쑤다. 물이 끓으면 불을 끄고 올리브유 약간과 냉면을 넣고 젓가락으로 몇 번 뒤집어줘야 꼬들꼬들하게 잘 삶아진다.

매실소스양상추샐러드

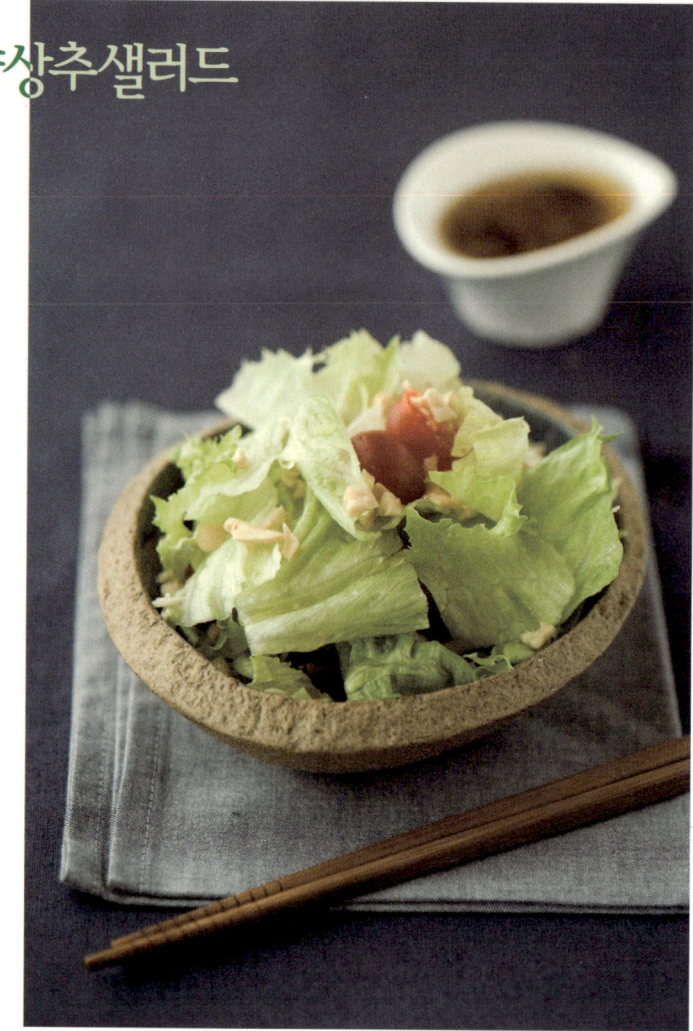

■ 재료 ■
양상추 100g, 방울토마토 5개, 볶은 땅콩 20g, **드레싱** 매실청 3큰술, 꿀·레몬즙 1작은술씩

■ 만드는 법 ■

1. 양상추는 손으로 먹기 좋게 뜯어 찬물에 담갔다 물기를 뺀다.
2. 방울토마토는 씻어 꼭지를 떼고 4등분한다.
3. 볶은 땅콩은 칼등으로 곱게 다진다.
4. 분량의 재료를 섞어 소스를 만든다.
5. 양상추와 토마토를 그릇에 담고 드레싱을 끼얹은 다음 다진 땅콩을 뿌려낸다.

cooking tip

여름철 새콤달콤하게 즐기는 샐러드 메뉴이다. 레몬즙보다 덜 시큼하면서도 깊은 맛을 내는 매실청을 활용하면 좋다. 매실청을 기본으로 레몬즙과 꿀을 취향에 따라 조절하도록 한다.

허브통밀빵샌드위치

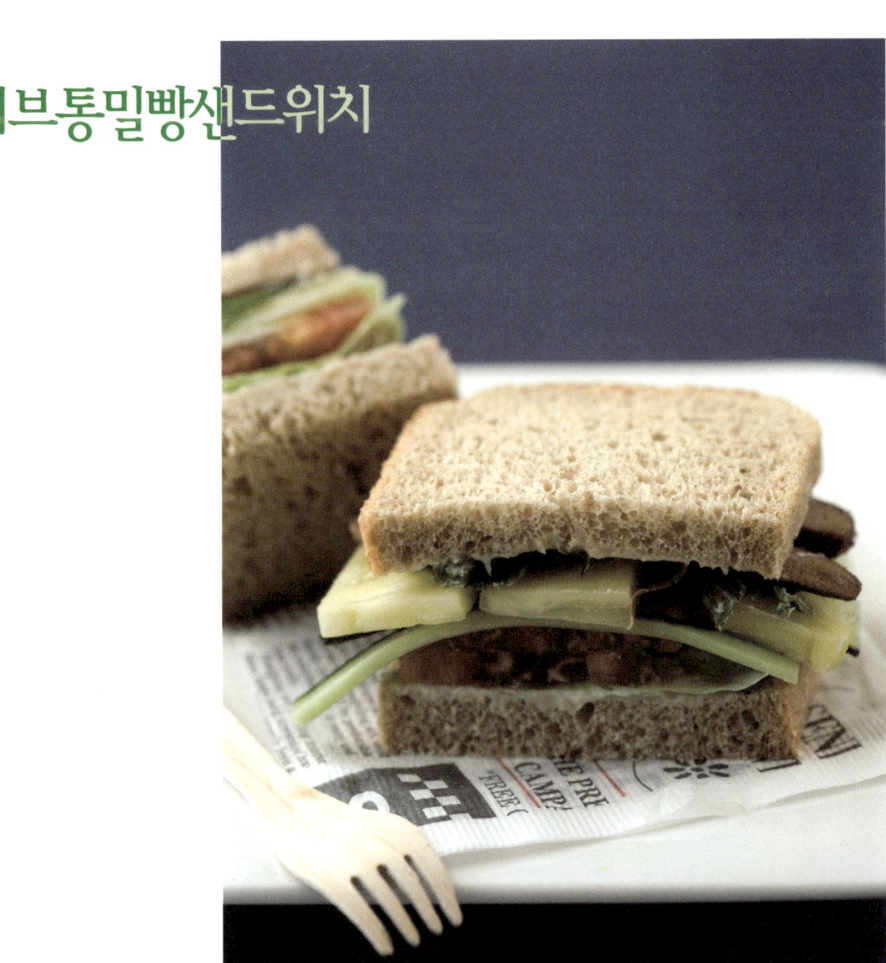

■ 재료 ■
통밀식빵 8쪽, 토마토 360g, 파인애플 200g, 콩소시지 160g, 오이 140g, 양상추 40g, 허브(스피아민트) 20g, 올리브유 약간, 마요네즈소스 2큰술

■ 만드는 법 ■

1. 토마토는 꼭지와 심을 제거하고 얇게 반달 썬다.

2. 파인애플은 심을 제거하고 모양을 살려 얇게 썬다.

3. 양상추는 씻어 먹기 좋게 손으로 뜯고 오이는 굵은 소금으로 씻어 3등분 해 세로로 얇게 저민다.

4. 콩소시지는 길이대로 얇게 썰어 팬에 올리브유를 두르고 앞뒤로 굽는다.

5. 팬에 식빵을 구워 한쪽 면에 마요네즈소스(190쪽 참고)를 바르고 양상추, 토마토, 오이, 파인애플, 콩소시지를 얹고 식빵 한 1장을 덮어 완성한다.

◎ *cooking tip* ◎

샌드위치를 만들 때는 치자소스나 마요네즈소스 등 직접 만든 소스를 첨가하면 신선한 채소와 잘 어우러져 상큼하다.

닭고기맛밀고기

여름 보양 메뉴

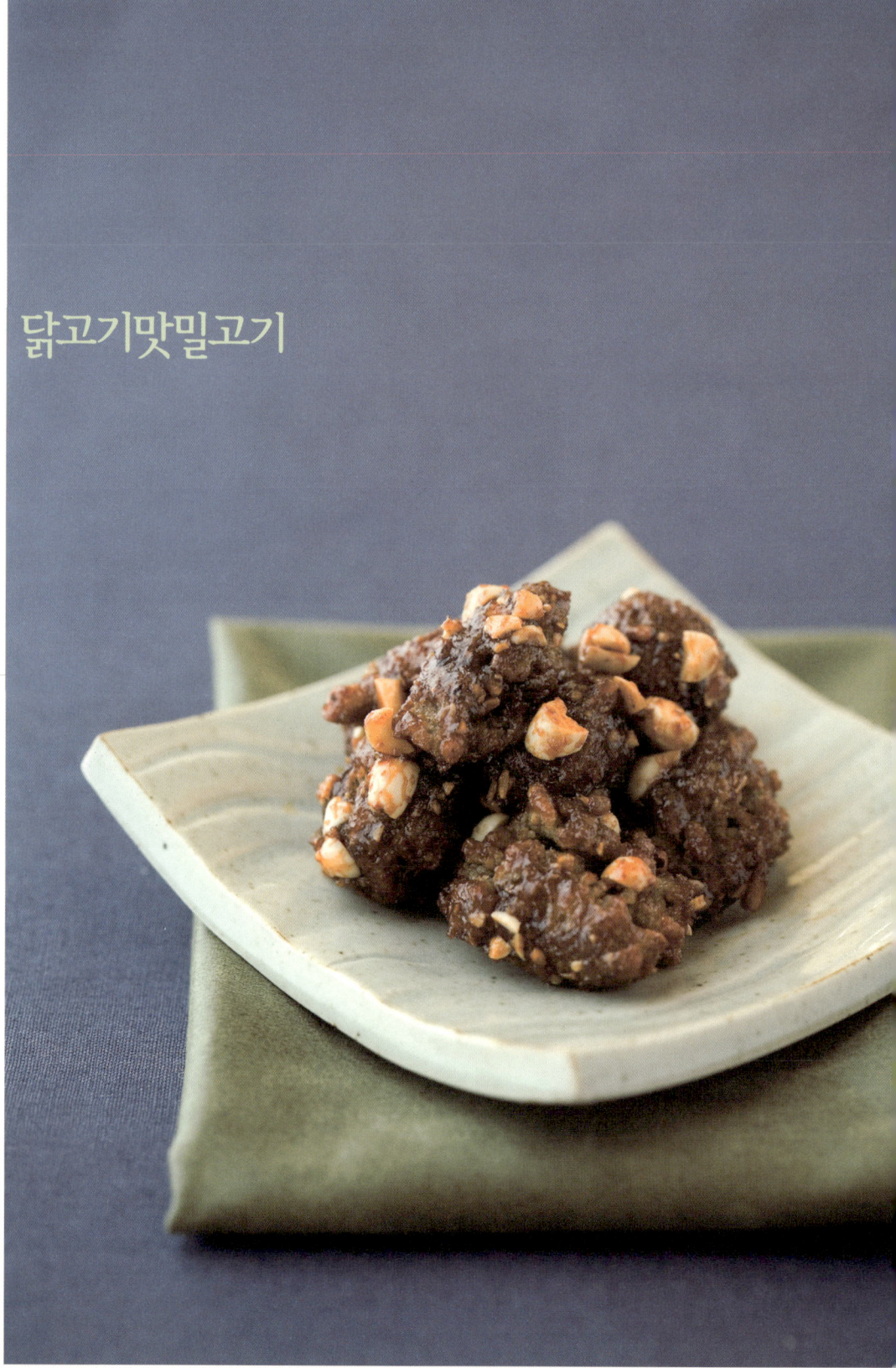

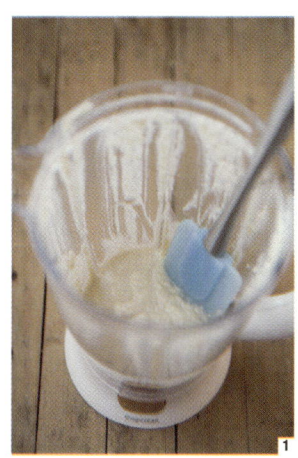
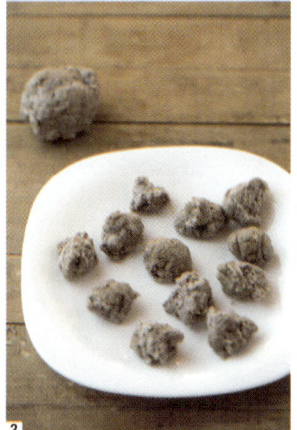
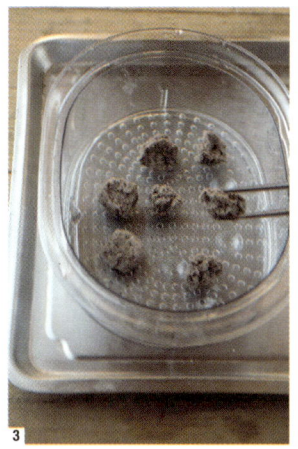
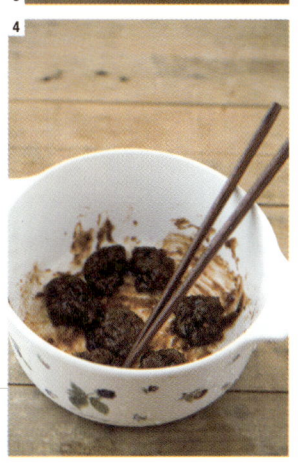

■ 재료 ■

밀고기 반죽 글루텐 70g, 생수 45cc, 불린 대두 25g, 땅콩 15g, 잣 10g, 양파 15g, 양송이 버섯 40g
양념 토마토페이스트 1큰술·고추장 1큰술, 다진 마늘·꿀·가루간장 1/2큰술씩, 월계수잎 1장, 채소국물 50cc, 매실즙 1큰술, 다진 배·다진 사과·다진 양파 25g씩
고명 다진 땅콩 5g, 잣 5g, 올리브유·통깨 1/2큰술씩

■ 만드는 법 ■

1. 하룻밤 불린 대두와 땅콩, 잣은 물을 약간 넣고 믹서에 간다.
2. ①에 글루텐을 넣고 수제비 만들 때 농도로 섞어 새알심처럼 동그랗게 반죽한다.
3. 김오른 찜통에 동글게 빚은 밀고기를 넣고 10분간 찐다.
4. 분량의 재료를 섞어 살짝 끓여 만든 양념장을 쪄낸 밀고기와 버무리고 고명을 뿌려낸다.

◎ *cooking tip* ◎

동그랗게 반죽한 밀고기는 찜통에 찌거나 구워 양념에 버무린다. 소화력이 약한 환자들은 기름에 굽는 것보다는 쪄내는 것이 위에 부담을 덜 준다.

풋콩감자송편

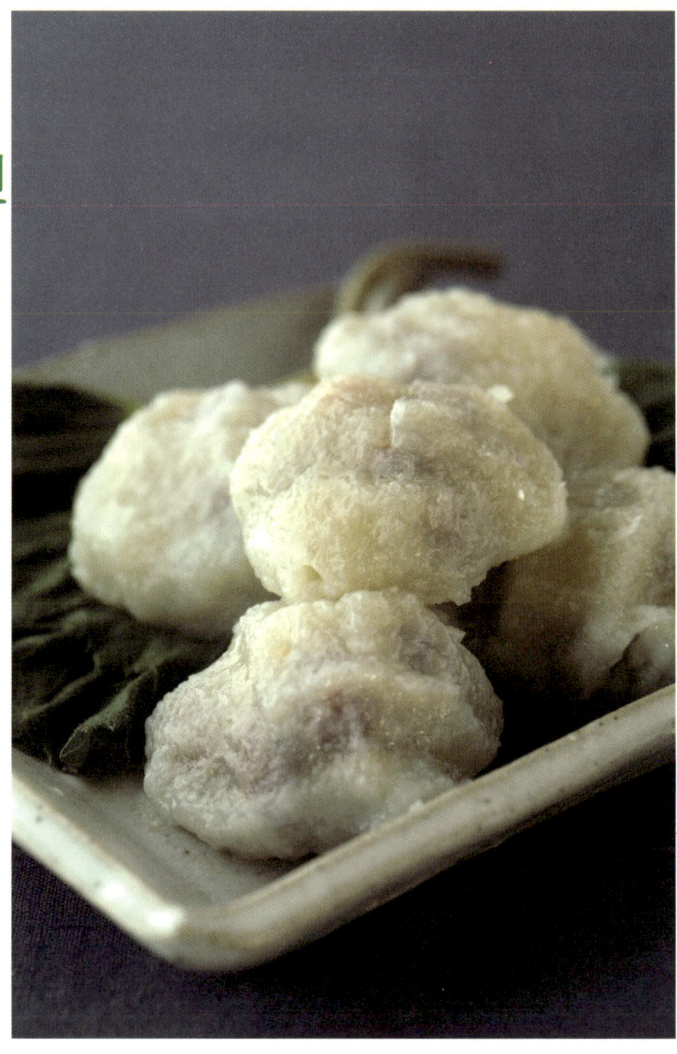

■ 재료 ■
풋콩 240g, 감자 간 것 140g, 전분 1큰술, 구운소금 약간

■ 만드는 법 ■

1. 감자는 물에 씻어 껍질을 깐 뒤 강판에 간다.
2. 간 감자에 물을 부어 하룻밤 두었다 윗물만 따라낸다.
3. 풋콩은 물에 씻어 30분간 불린다.
4. ②의 건더기를 건져 소금 간 한 뒤 한 움큼씩 떠낸다.
5. ④에 풋콩을 5~6개 정도 넣고 손으로 꾹꾹 눌러 모양을 잡는다.
5. 김오른 찜통에 감자송편을 넣고 20분간 쪄낸다.

◎ *cooking tip* ◎

감자를 간 뒤 물을 부어 놓으면 갈변이 되지 않아 투명한 송편을 만들 수 있다. 전날 밤에 감자를 갈아놓으면 좋은데, 이때 냉장보관하면 전분이 응고돼 반죽이 쫄깃하다.

가을
자연스럽게 익은 맛

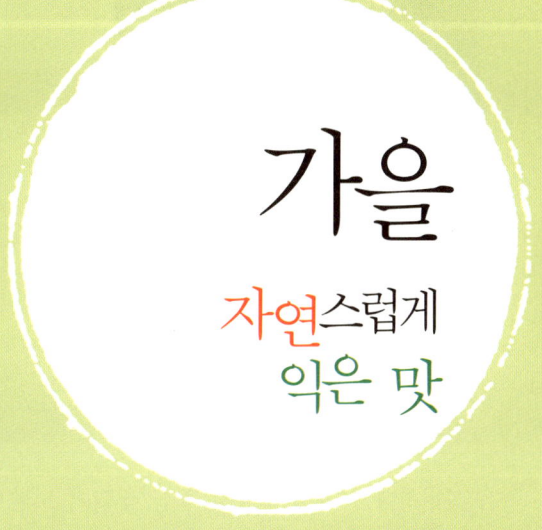

누렇게 익어가는 벼처럼 세상 모든 것들이 완숙해져가는 가을. 여름내 땀 흘렸던 농부의 땀에 보답이라고 하듯 곡식과 과일을 거두어들이는 수확의 계절이다. 고기보다 맛있다는 버섯, 늦가을 땅의 정기를 담고 있는 연근, 우엉…. 담백한 계절의 맛을 살리는 소박한 조리법은 당연한 이치다.

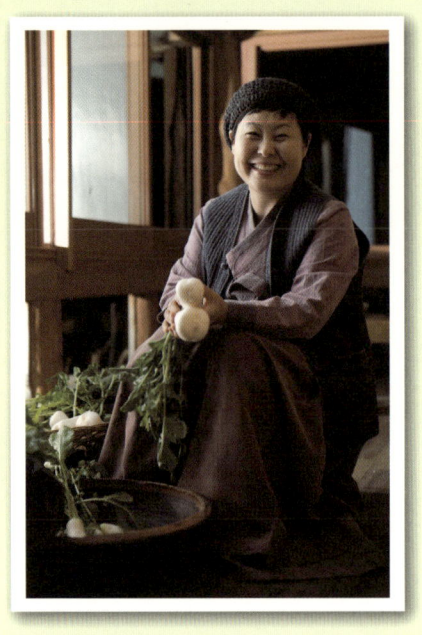

　가을은 드라마틱하다. 눈 돌리는 데마다 산봉우리인 이곳의 풍광은 더욱 그러하다. 어제까지 푸르던 산 빛깔이 노랗게 빨갛게 변해가는 걸 보면 자연의 신비에 새삼 감탄한다. 이러한 자연에 깃들어 사는 사람의 몸도 마찬가지다. 자연의 일부이기에 자연과 가장 가깝게, 가장 '자연스럽게' 먹고 사는 것이 가장 좋다. 자연이 자연스럽게 키운 음식물을 자연스러운 조리법으로 만들어 먹는 '자연식'이 가장 좋다.
　'자연식은 몸에 좋은 음식'이라고들 알고 있다. 병에 걸렸거나 허약해졌을 때 먹는 '약'처럼 생각한다. 음식의 기본인 '맛'은 그다지 신경 쓰지 않는다. 그래서 자연식이라 하면 조미료를 쓰지 않아 슴슴하고 별 맛이 없는 음식이란 생각이 대세다. 이로 인해 자연식에 아예 관심을 갖지 않거나 쉽게 포기해버리는 사람도 많다. 뭐니 뭐니 해도 음식은 맛이다. 자연식도 맛있어야 한다. 지난 17년간 나의 과제는 바로 이것이었다. 맛있는 자연식을 만들어내는 것. 자연 재료에는 화학조미료는 따라올 수도 없는 깊고 좋은 맛을 내는 재료들이 많다. 또 화려하고 고운 자연의 색깔들은 얼마나 예쁜지. 이것들을 활용해 천연조미료를 만들고 음식에 색을 입혔다. 보는 기쁨, 먹는 즐거움이 가득한 자연식 메뉴들은 그렇게 탄생했다.

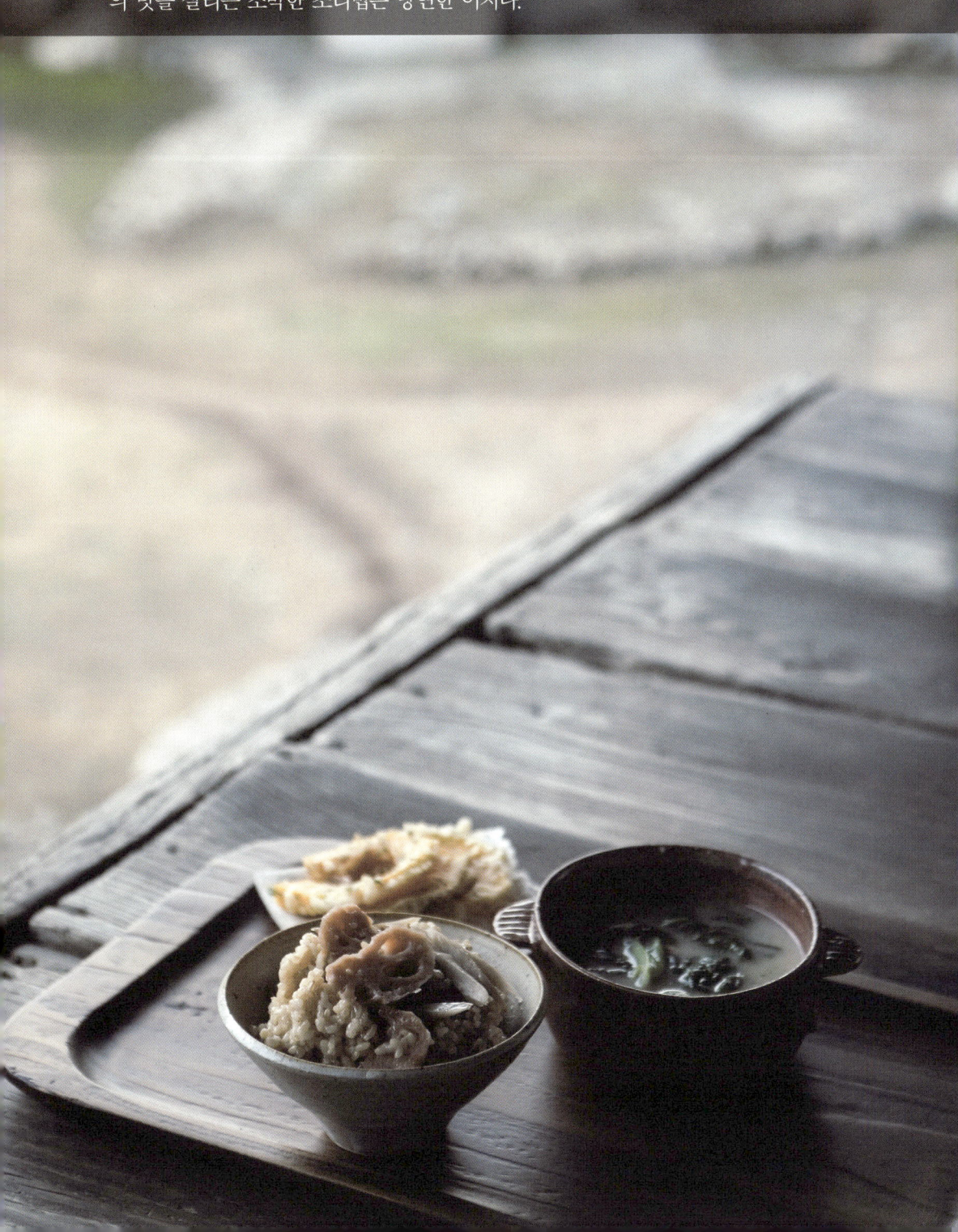

누렇게 익어가는 벼처럼 세상 모든 것들이 완숙해져가는 가을. 여름내 땀 흘렸던 농부의 땀에 보답이라고 하듯 곡식과 과일을 거두어들이는 수확의 계절이다. 고기보다 맛있다는 버섯, 늦가을 땅의 정기를 담고 있는 연근, 우엉…. 담백한 계절의 맛을 살리는 소박한 조리법은 당연한 이치다.

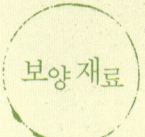

연근

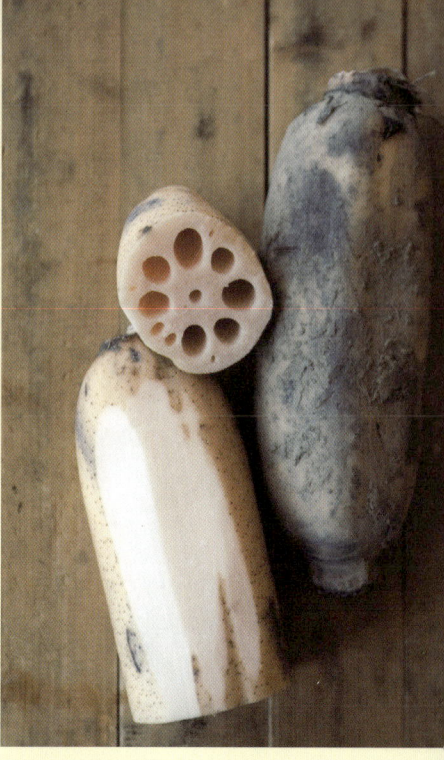

연근은 11월부터 이듬해 1월까지가 가장 맛있는 시기이다. 반찬으로 또 약재로 두루두루 쓰임새가 많다. 좋은 연근은 너무 굵지 않고 적당히 흙이 묻어있는 것. 들었을 때 무거운 것은 수확한지 얼마 되지 않아 전분이 풍부하다는 증거다. 또, 껍질이 얇으면서도 흠집이 없고 잘랐을 때 구멍에 검은 이물질이 없어야 좋은 연근이다. 오래 보관하고 싶다면 신문지에 싸서 냉장고에 보관하면 된다.

맛 살리고 영양 살리는 조리법

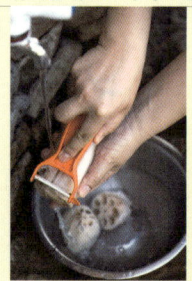

1. 수세미로 깨끗이 씻는다
손질된 연근은 색이 변하지 않도록 약품 처리가 되어있는 경우가 많다. 번거롭더라도 적당히 흙이 묻어있는 연근을 구입하도록 한다. 물로 흙이 잘 씻기지 않으면 아크릴 수세미로 부드럽게 닦아 필러로 껍질을 벗기면 된다.

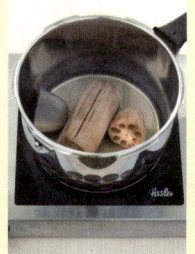

2. 통째로 삶아 아삭하게 즐긴다
단시간에 조리해야 영양 손실이 적은 연근. 껍질만 벗겨 통째로 압력밥솥에 넣고 채소국물로 삶으면 담백하게 먹을 수 있다.

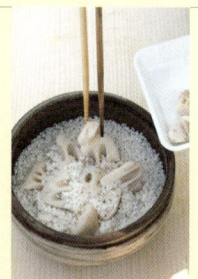

3. 어슷 썰어 밥 짓는다
영양이 풍부한 제철 연근은 밥을 할 때 함께 넣어 영양식으로 즐겨도 그만이다. 아삭거리는 질감이 입맛을 돋울 뿐 아니라 담백함이 우러나와 밥맛도 좋아진다.

연근의 아린 맛 없애기

연근 특유의 아린 맛 때문에 요리하기를 주저한다면 식초를 활용해보자. 식초를 두세 방울 떨어뜨린 물에 연근을 담가 두면 아린 맛도 없어지고 색도 선명해진다. 열을 가하는 요리를 할 때는 끓인 식초물에 데치고 샐러드로 활용할 때는 최대한 얇게 저며 식초물에 담갔다 헹구면 된다.

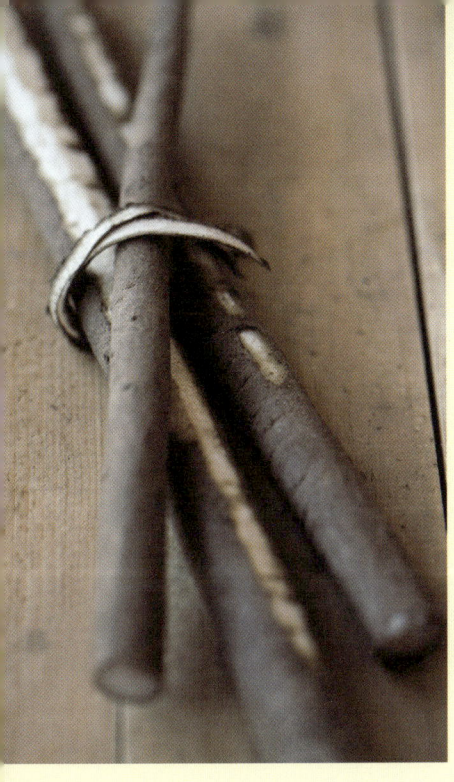

우엉

　한국과 일본사람들이 즐겨먹는 우엉. 채소 중에서 식이섬유가 가장 많이 함유되어 있는 뿌리채소다. 대표적인 가을 뿌리채소로 보통 간장에 조리는 경우가 많지만 초무침이나 겉절이로 만들면 아삭거리는 질감과 담백한 맛이 일품이다. 흔히 필러로 껍질을 벗기는데 칼날을 사용하면 향이 날아가 버리므로 칼등으로 살살 긁어내듯 껍질을 벗기는 것이 좋다. 오래 두고 먹을 때는 껍질을 벗기지 말고 흙이 묻어있는 채로 신문지에 싸서 냉장고에 보관한다. 실온에 두면 수분이 마르기 때문.

맛 살리고 영양 살리는 조리법

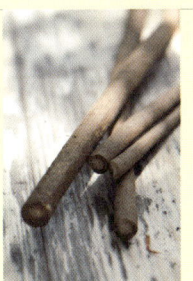
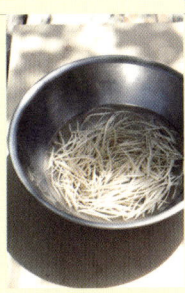
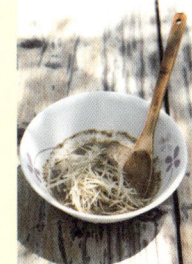

1. 빳빳하고 가는 것을 고른다
우엉은 흙이 묻어있고 빳빳하고 크기가 균일한 것이 싱싱하고 맛있다. 만졌을 때 물컹한 것은 맛이 없고 질길 가능성이 높다.

2. 가늘게 채 썰어 볶는다
우엉은 곱게 채 썰어도 그대로 볶으면 간이 잘 배지 않고 시간도 오래 걸려 영양이 손실되기 쉽다. 기름에 살짝 볶은 뒤 찬물에 헹궈 다시 볶으면 훨씬 깊은 맛이 난다.

3. 들깨 소스와 잘 어울린다
우엉은 간장으로 조리는 경우가 대부분이다. 하지만 샐러드나 겉절이로 먹어도 좋다. 특히 들깨소스에 가볍게 버무리면 풍미가 살아나 더욱 맛있다.

❧ 우엉의 질긴 맛 없애기 ❧

섬유질은 열을 가하면 질겨지는 성질이 있으므로 조리시간을 최대한 단축하는 것이 좋다. 우엉 양념구이를 할 때는 우엉을 방망이로 두드려 부드럽게 만든 다음 조리하면 질기지 않아 제 맛을 살릴 수 있다.

무

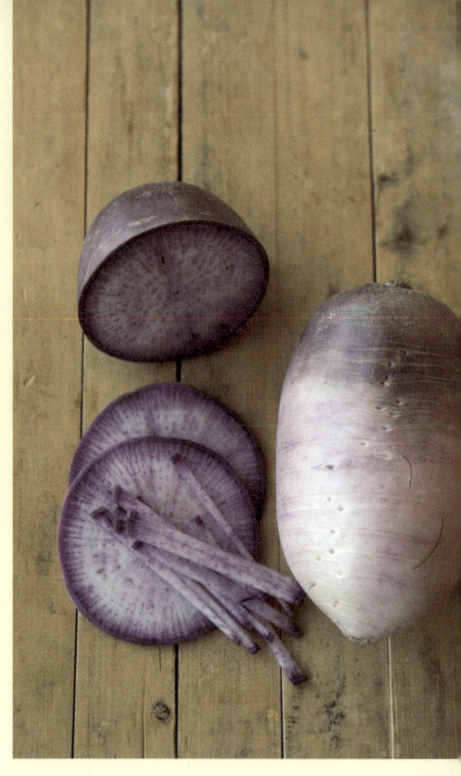

가을무는 인삼이라고 불릴 정도로 다량의 비타민과 섬유질을 함유하고 있다. 제때 수확한 무는 단맛과 매운맛, 수분이 어우러져 상쾌하면서도 감칠맛을 내는 것이 특징이다. 특히 늦가을 서리 맞은 무는 당도가 높고 단단하면서도 아삭아삭해 사계절 중 맛이 가장 뛰어나다. 조선무, 알타리 무, 순무 등 종류가 다양한 무는 요리법이 다양하다. 제철 무는 아린 맛이 적어 샐러드로 먹어도 좋다. 얇게 채를 쳐 들깨소스나 레몬소스에 곁들여 먹으면 색다르다.

맛 살리고 영양 살리는 조리법

가을 보양채소

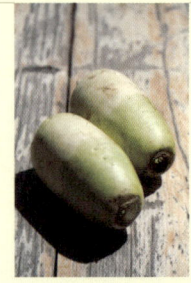

1. 잘 생긴 것을 고른다

무는 겉모양이 고르고 빛깔이 흰 것을 고른다. 울퉁불퉁하거나 검은 빛이 나는 것은 피한다. 또 무청이 달려있는 것이 신선하고 푸른 부분이 많을수록 단맛이 강하다.

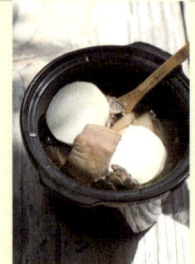

2. 국물 낼 때 이용한다

손맛의 기본은 바로 맛있는 국물에서 나온다. 국 끓일 때는 물론 기본 소스 만들 때도 채소국물을 활용하면 좋은데 이때 무를 넣으면 깊은 단맛이 우러나와 풍미가 깊어진다.

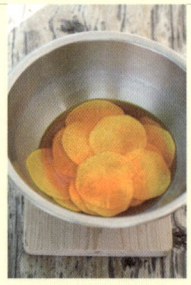

3. 쌈, 피클로 활용한다

모양을 살려 얇게 저민 뒤 치자물에 절여둔다. 냉구절판이나 월남 쌈을 먹을 때 활용해도 좋고 김밥 쌀 때 새콤달콤한 단무지로 먹을 수 있어 일석이조이다.

무의 매운 맛 없애기

황순원의 소설 '소나기'에서 소녀가 무를 먹고 '맵고 지려!'하며 내뱉는 장면이 있다. 무 특유의 매운맛은 특히 연한 녹색 빛을 띠는 끝부분이 강한 편이다. 매운 만큼 다른 부위에 비해 비타민이 풍부해 제철 무일수록 푸른 부분을 더 챙겨먹는 것이 좋다. 가열하면 매운 맛이 부드러워지지만 생으로 먹을 땐 식초를 한 방울 정도 떨어뜨리면 된다.

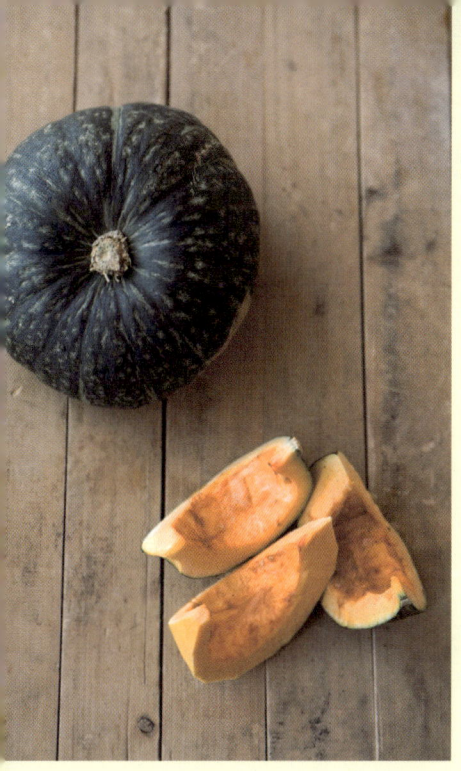

단호박

　달콤한 맛으로 요모조모 활용되는 단호박. 감자, 고구마와 더불어 탄수화물이 가장 많은 구황작물이다. 항암 효과가 뛰어나고 섬유소가 풍부해 다이어트식으로 인기를 끌고 있다. 단호박은 단단해 손질하기가 쉽지 않다. 껍질을 벗길 때는 호박의 골을 따라 자른 다음 두껍게 저미듯 칼로 잘라가며 벗긴다. 너무 단단할 때는 껍질째 삶아 벗기는 편이 더 쉽다. 달콤한 맛이 일품인 제철 단호박은 으깨서 부드럽게 수프를 만들어 빵을 찍어 먹어도 맛있다.

맛 살리고 영양 살리는 조리법

가을

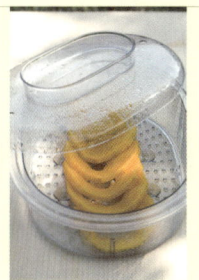

1. 찜기에 쪄서 먹는다
단호박의 영양성분이 살아있도록 조리하는 방법은 바로 김 오른 찜기에 껍질 째 쪄서 속만 긁어 먹는 것. 적당하게 썰어 얇게 썬 뒤 올리브오일을 두르고 노릇하게 지져 먹어도 달콤하다.

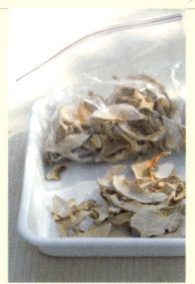

2. 말려 가루를 낸다
제철 단호박을 얇게 반달 썰어 말린다. 말린 호박은 아이들 천연 간식으로 그대로 먹어도 좋다. 또는 곱게 가루 내어 떡이나 빵을 만들 때 활용하면 단맛과 고운 색을 고스란히 낼 수 있다.

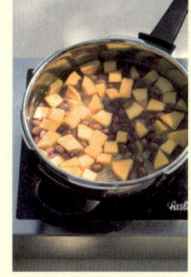

3. 견과류와 잘 어울린다
단호박은 그 자체로 맛도 좋고 영양도 풍부하지만 더 영양섭취율을 높이고 싶다면 견과류나 잡곡 등과 함께 조리하면 좋다. 단호박잡곡밥이나 견과류를 넣은 단호박 샐러드 등이 적당하다.

단호박 삶는 법

단호박은 볶거나 조릴 때보다 찜기에 푹 쪘을 때 당도가 가장 높다. 단호박은 껍질을 벗기지 말고 씨만 긁어낸 뒤 쪄야 나중에 숟가락으로 속살을 긁어내기가 편하다. 너무 오래 찌면 물러지므로 젓가락으로 찔러보아 속까지 쑥 들어가면 불을 끄고 꺼낸다.

버섯

표고버섯, 느타리버섯, 양송이버섯, 팽이버섯 등 영양 풍부한 버섯을 요리에 따라 다양하게 활용할 수 있다. 칼로리가 거의 없는 편이라 고영양 저칼로리 다이어트 식품으로 제격이다. 제철 버섯은 볕 좋은 날 말렸다 불려 먹으면 저장성을 높일 수 있다. 표고버섯은 달고 맛이 좋아 가장 많이 활용하는데 햇볕에 말리면 케톤 성분이 많아져 생것보다 영양가가 더 풍부하다. 말린 표고버섯을 고를 때는 살이 하얀 것을 고르고 팽이버섯은 갓이 크게 퍼진 것보다 기둥이 통통한 것이 낫다. 또한 느타리는 갓 뒷면의 빗살무늬가 선명한 것을 고른다.

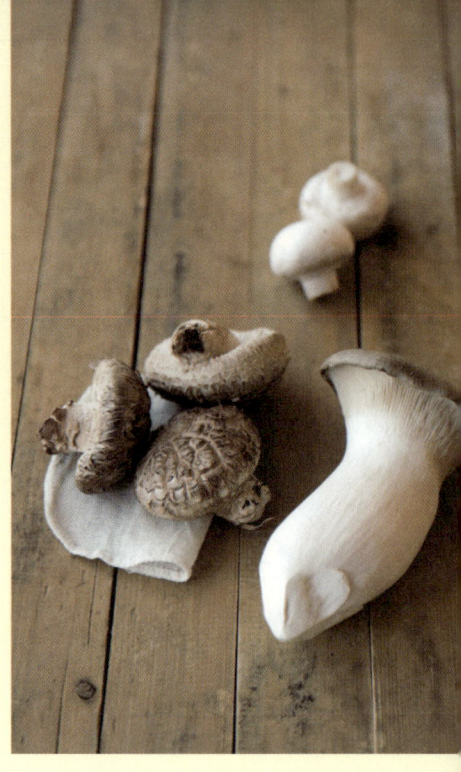

맛 살리고 영양 살리는 조리법

가을 보양재료

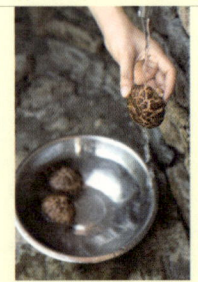

1. 물에 오래 씻지 않는다

버섯은 물에 씻으면 영양 손실이 생길 수 있으므로 젖은 수건을 이용해 먼지나 흙만 닦아 조리하는 것이 효과적이다. 보관할 때는 신문지나 키친타월에 싸 냉장 보관한다.

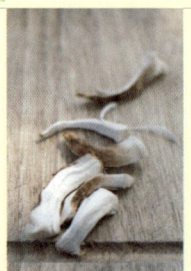

2. 기둥도 먹는다

보통 버섯의 갓만 먹는 경우가 많다. 표고버섯의 기둥, 양송이 기둥 등은 따로 떼어두었다 간장소스에 졸여 장조림을 만들면 쫄깃쫄깃해 맛있다.

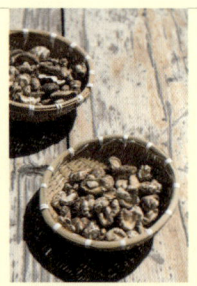

3. 천연조미료로 활용한다

표고버섯은 향이 진하고 구수한 맛이나 채식하는 사람들에게 고기 대용으로 인기를 끈다. 말린 표고버섯은 곱게 갈아 국이나 무침에 넣으면 감칠맛이 더해진다.

☙ 표고버섯과 꿀 ☙

표고버섯과 꿀은 찰떡궁합이다. 표고버섯을 꿀과 함께 졸여 조림을 만들거나 꿀물에 담갔다 말린 후 볶아 가루를 내면 면역력을 증진시키는 보양식으로도 좋다. 림프관이 부어있거나 갱년기 여성에게 그만이다.

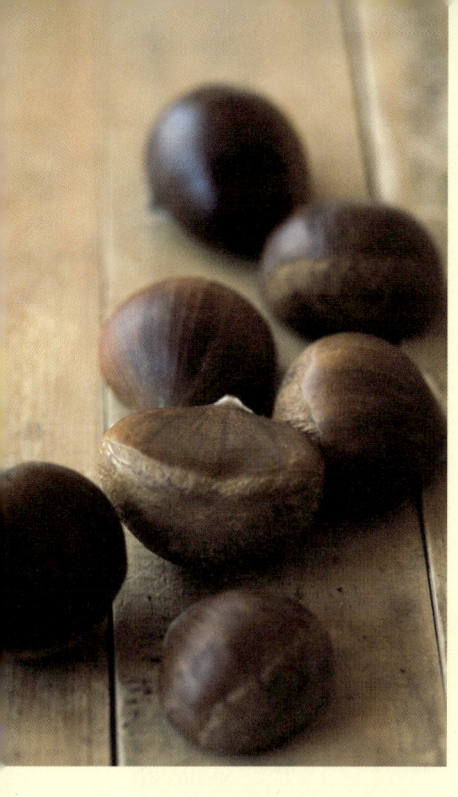

밤

위장을 튼튼하게 하고 신장의 기운을 다스려주는 견과류. 공주, 산청, 광양 등에서 초가을에 생산되는 국산 밤은 육질이 좋고 단맛이 강하다. 제철 밤은 맛이 달고 성질이 따뜻해 그냥 삶아서 먹으면 훌륭한 자연 간식이 된다. 윤기가 흐르고 고유의 붉은빛을 띠는 것을 고른다. 검은 점이 보이거나 껍질이 쭈글쭈글한 것은 장기 보관한 밤일 확률이 높다. 생밤은 조리는 등 밥반찬으로 활용해도 그만이다. 밤 자체만 먹는 것보다는 은행, 더덕 등과 함께 요리하면 영양 효율을 높일 수 있다. 단, 설탕을 넣으면 체내 칼륨 섭취를 막으므로 조청 등을 적당히 활용한다.

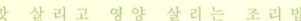

맛 살리고 영양 살리는 조리법

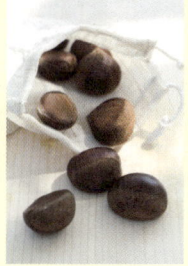
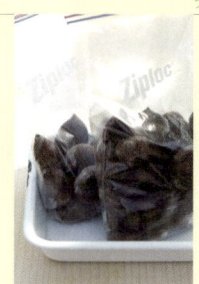
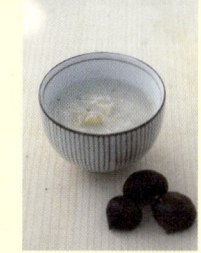

1. 알이 굵고 껍질이 깨끗한 것이 좋다

시중에는 국산밤 뿐 아니라 중국산, 미국산 등이 판매된다. 국산 밤은 알이 굵고 껍질이 깨끗하고 윤택이 난다. 육질이 좋고 단단해 알토란처럼 예쁘다. 반면 중국산은 크기가 작고 과실 표면에 광택이 없다. 껍질에 먼지와 흙이 많이 묻어있어 구분하기 쉽다.

2. 저온숙성해 당도를 높인다

햇밤은 처음에 따서 바로 먹으면 당도가 높지 않은 경우가 종종 있다. 김치냉장고 등에 저온 숙성하면 전분이 당으로 변해 당도가 올라가기 때문에 처음보타 훨씬 더 달고 맛있다. 보통 수확 후 1~2주 정도 저온숙성하면 된다.

3. 아픈 후에는 밤암죽을 끓여먹는다

불린 쌀과 속껍질을 깐 밤을 각각 믹서에 곱게 갈아 체에 거른 뒤 뭉근히 끓인 밤암죽도 제철 별미. 밤에 든 당분은 소화가 잘 되기 때문에 병을 앓고 난 후에 밤암죽을 끓여먹으면 영양식으로 훌륭하다.

벌레 먹은 밤 고르기

겉껍질에 구멍이 뚫리지 않으면 눈으로 벌레 먹은 밤을 확인하기 쉽지 않다. 껍질을 까지 않은 생밤을 소금물에 반나절 정도 담가두면 벌레 먹은 밤은 물 위로 떠오른다. 담갔던 밤은 채반에 펼쳐놓고 그늘에서 말려 물기를 제거하면 오래두고 먹을 수 있다.

밥상 메뉴

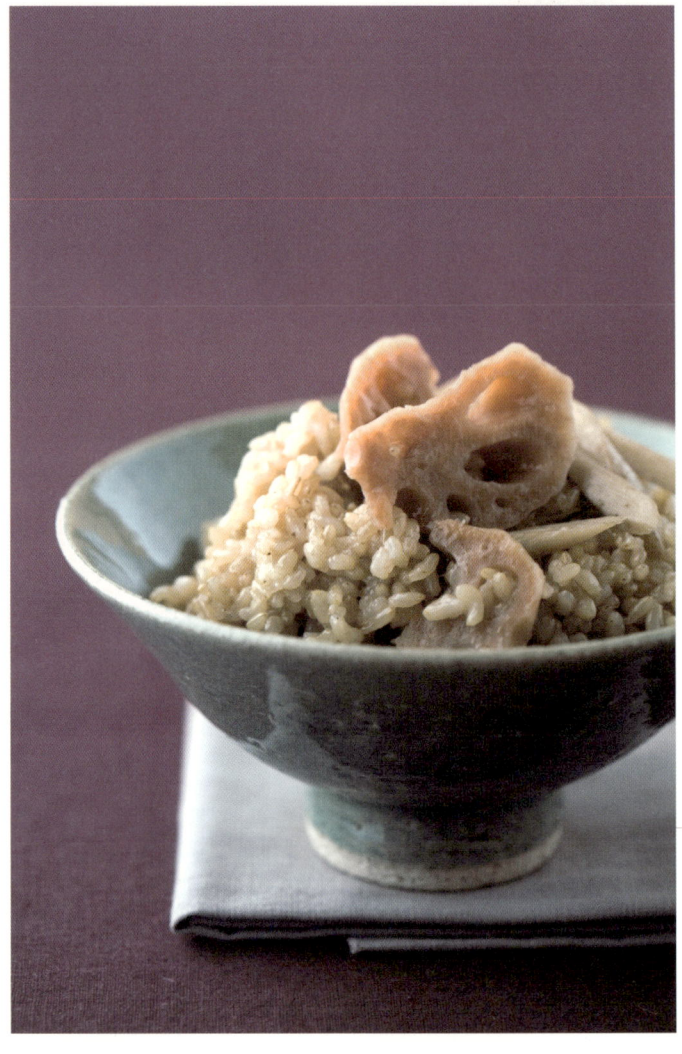

연근우엉밥

가을 밥상 메뉴

■ 재료 ■
연근 130g, 우엉 100g, 현미·현미찹쌀 1컵씩

■ 만드는 법 ■

1. 현미와 현미찹쌀은 물에 씻어 충분히 불린다.
2. 연근과 우엉은 깨끗이 씻어 필러로 껍질을 벗긴 뒤 돌려가며 썬다.
3. 밥솥에 현미, 현미찹쌀을 담고 연근과 우엉을 얹어 1.2배의 물을 붓고 밥을 짓는다.

cooking tip

연근은 금방 익지만 우엉은 잘 익지 않으므로 얇게 어슷 써는 것이 노하우.

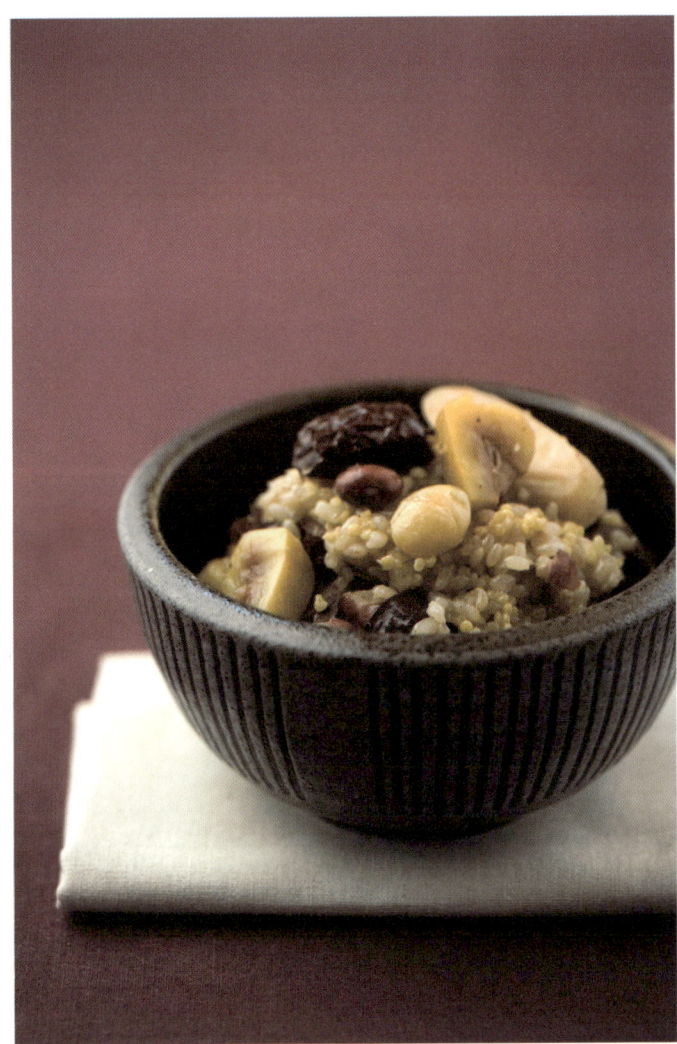

대추영양밥

■ 재료 ■
인삼 2뿌리, 밤 100g, 양대콩 50g, 대추 40g, 은행 20g, 소금 1작은술, 현미·현미찹쌀 1컵씩, 기장 1/2컵

■ 만드는 법 ■
1. 현미, 현미찹쌀, 기장은 깨끗이 씻어 물에 충분히 불린다.
2. 인삼은 어슷썰고 밤은 속껍질을 벗겨 2등분한다.
3. 양대콩은 물에 불리고 대추는 먹기 좋게 썰고 은행은 껍질을 깐다.
4. 밥솥에 ①을 담고 인삼, 밤, 양대콩, 대추, 은행을 섞어 소금 간 한 뒤 물을 붓고 밥을 한다.

cooking tip

밤과 콩에서 수분이 생기기 때문에 영양밥을 할 때는 평소보다 물 양을 조금 넣어도 된다. 식성에 따라 양념간장을 넣어 비벼먹으면 맛있다.

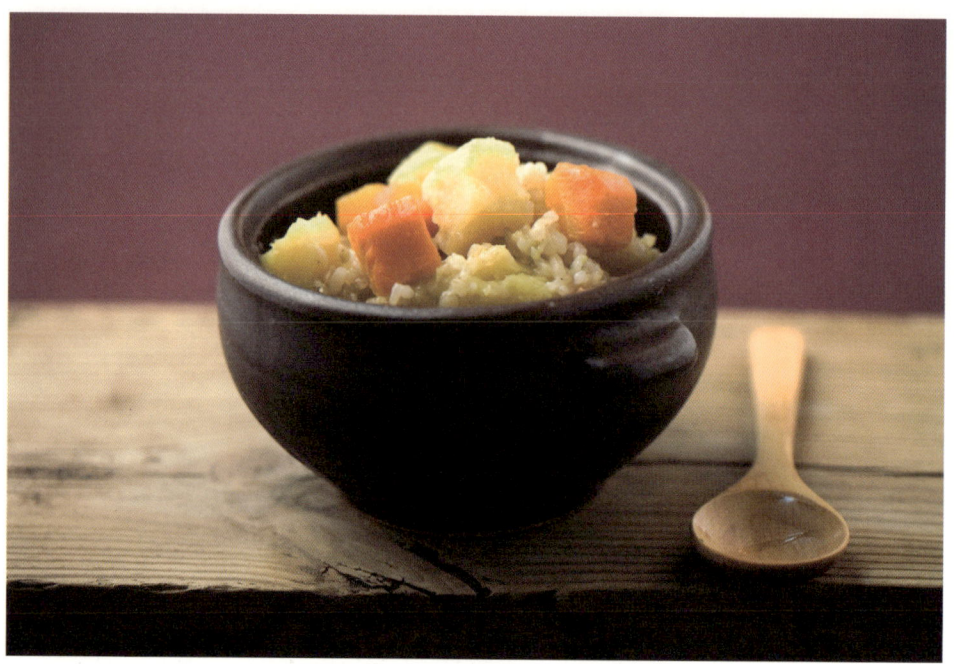

당근밥

■ 재료 ■
고구마 200g, 당근 100g, 현미·현미찹쌀 1컵씩.

■ 만드는 법 ■

1. 현미와 현미찹쌀은 두어 번 씻어 충분히 불린다.
2. 고구마와 당근은 물에 씻어 껍질을 벗기고 깍둑 썬다.
3. 밥솥에 현미, 현미찹쌀을 담고 고구마와 당근을 얹어 1.2배의 물을 붓고 밥을 짓는다.

◎ cooking tip ◎

밥을 안칠 때 채소국물을 활용하면 깊은 맛이 나 훨씬 고소하다. 고구마당근밥은 뜨거울 때 먹고 다시 데워 먹지 않는 것이 좋다.

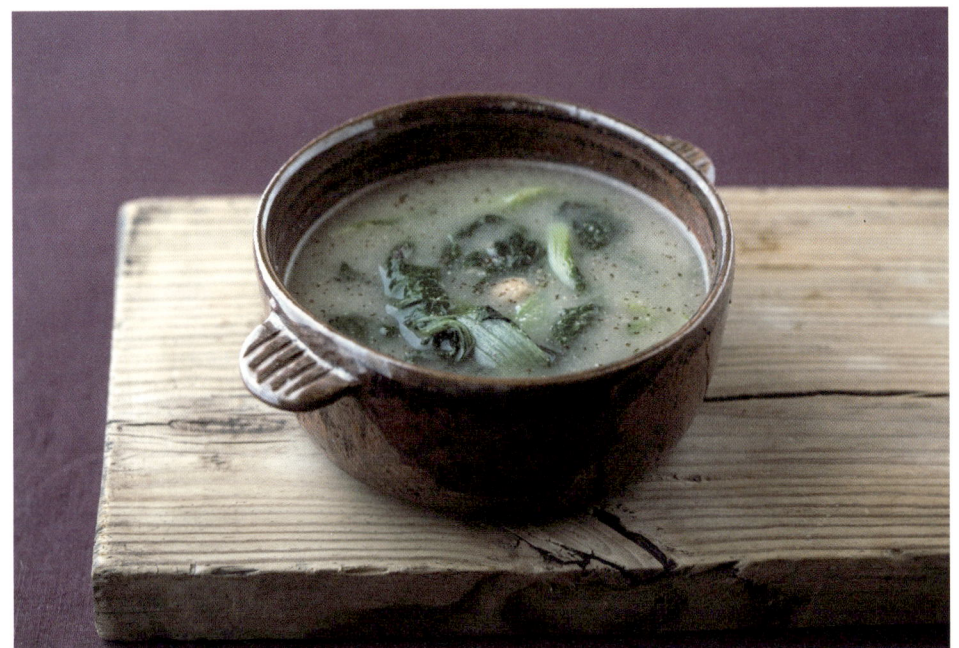

얼갈이배추들깨국

■ 재료 ■
얼갈이배추 300g, 채소국물 3컵, 들깨가루 5큰술, 재래식쌈장 3큰술, 다진 마늘 1/2작은술, 구운소금 약간

■ 만드는 법 ■
1. 얼갈이배추는 씻어 뿌리를 손질한 뒤 끓는 물에 소금을 넣고 삶는다.
2. 삶은 배추는 찬물에 헹궈 물기를 짠 뒤 재래식쌈장(186쪽 참고)과 다진 마늘을 넣고 조물조물 무친다.
3. 채소국물(187쪽 참고)이 끓으면 배추와 들깨가루를 넣고 한소끔 더 끓여 소금 간한다.

cooking tip
재래식쌈장과 들깨가루가 어우러져 담백한 맛을 내는 배춧국. 소금 간은 최대한 줄이고 재래식쌈장으로 풍미를 살리는 것이 좋다.

무국

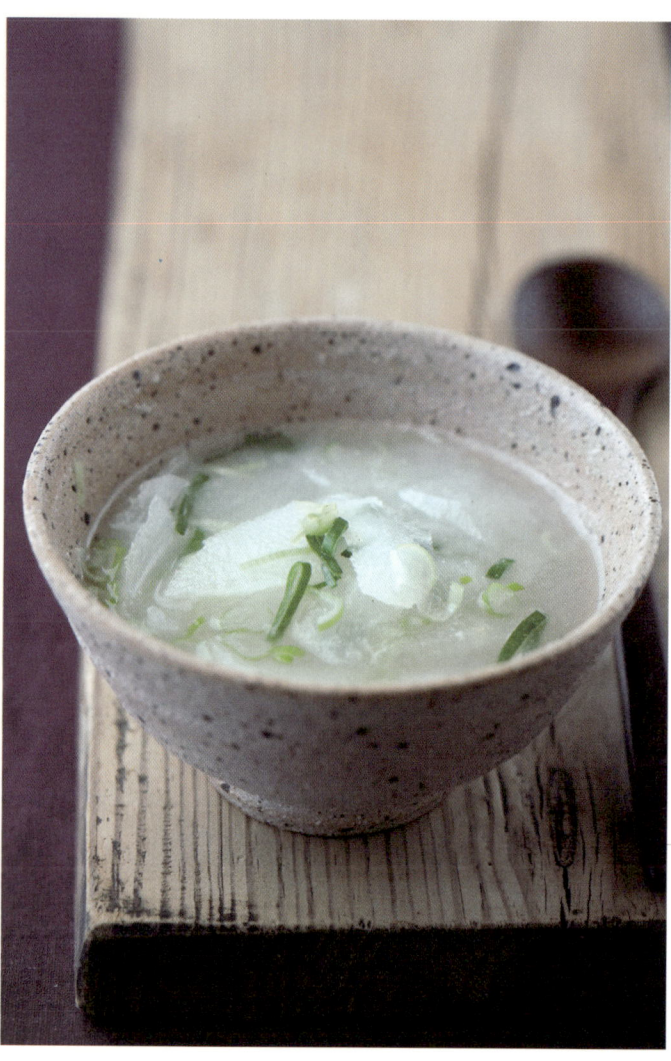

■ 재료 ■
무 220g, 채소국물 4컵 반, 캐슈넛 30g, 대파 20g, 구운소금 1/2작은술

■ 만드는 법 ■

1. 무는 껍질을 벗기고 나박썰고 대파는 송송 썬다.
2. 캐슈넛은 분쇄기에 곱게 간다.
3. 채소국물(187쪽 참고)에 무를 넣고 끓이다 무가 푹 익으면 소금 간한다.
4. ③에 캐슈넛과 송송 썬 대파를 넣고 파르르 끓여 낸다.

cooking tip

단 맛이 나는 가을무와 곱게 간 캐슈넛으로 맑고 깨끗한 국을 끓일 수 있다. 고춧가루 등 강한 향신료 대신 깔끔하게 조리하는 게 포인트.

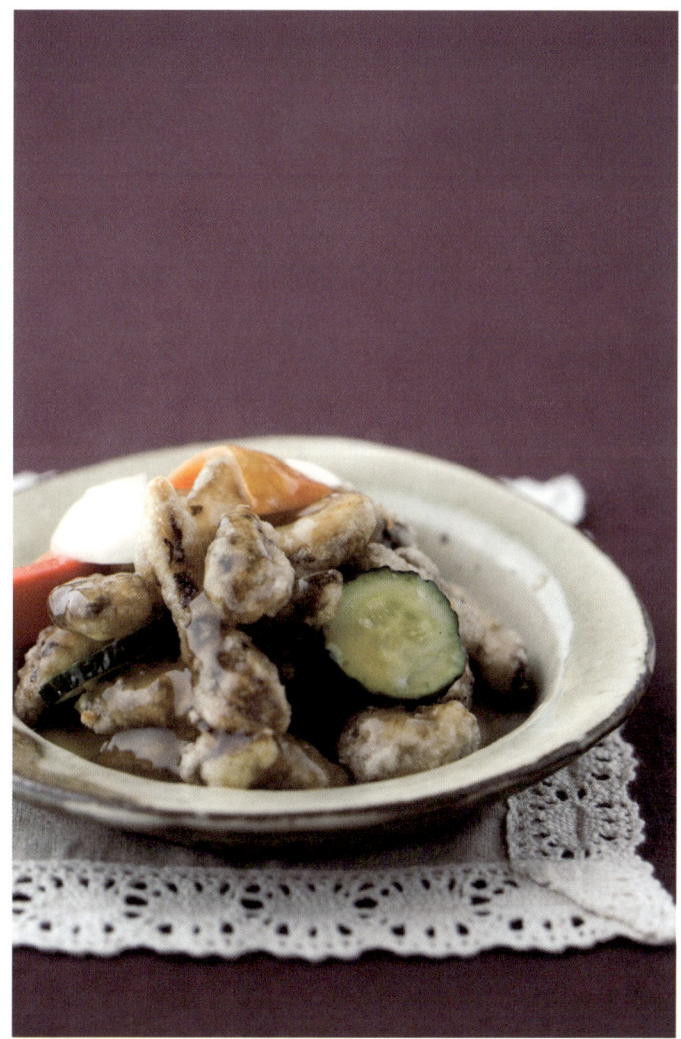

버섯탕수

■ 재료 ■

말린 표고버섯·전분 60g씩, 당근·오이·피망·양파 30g씩, 대파 12g, 가루간장·다진 마늘·포도씨유 약간씩,
탕수소스 채소국물 2컵, 꿀 3큰술, 레몬즙 2큰술, 가루간장 1큰술, **녹말물** 전분·채소국물 2큰술씩

■ 만드는 법 ■

1. 말린 표고버섯은 찬물에 30분 정도 불린 뒤 물기를 빼고 굵게 채 썬 후 가루간장으로 밑간한다.
2. 당근과 오이는 둥글게 썰고 피망과 양파는 먹기 좋게 손질한다.
3. 비닐 팩에 전분을 담고 밑간한 표고버섯을 넣어 아래위로 흔들어 고루 섞는다.
4. 180℃로 예열한 포도씨유에 표고버섯을 튀겨낸다.
5. 채소국물(187쪽 참고)에 분량의 소스를 넣고 끓이다 녹말물을 풀어 탕수소스를 완성한다.
6. 그릇에 튀긴 표고버섯을 담고 준비한 채소를 올린 뒤 탕수소스를 끼얹는다.

◎ *cooking tip* ◎

표고버섯은 고기 대용으로도 손색이 없는 재료이다. 튀기는 것도 좋지만 팬에 가볍게 지져내면 맛도 담백하고 소화도 잘 된다.

버섯초밥

가을 밥상 메뉴

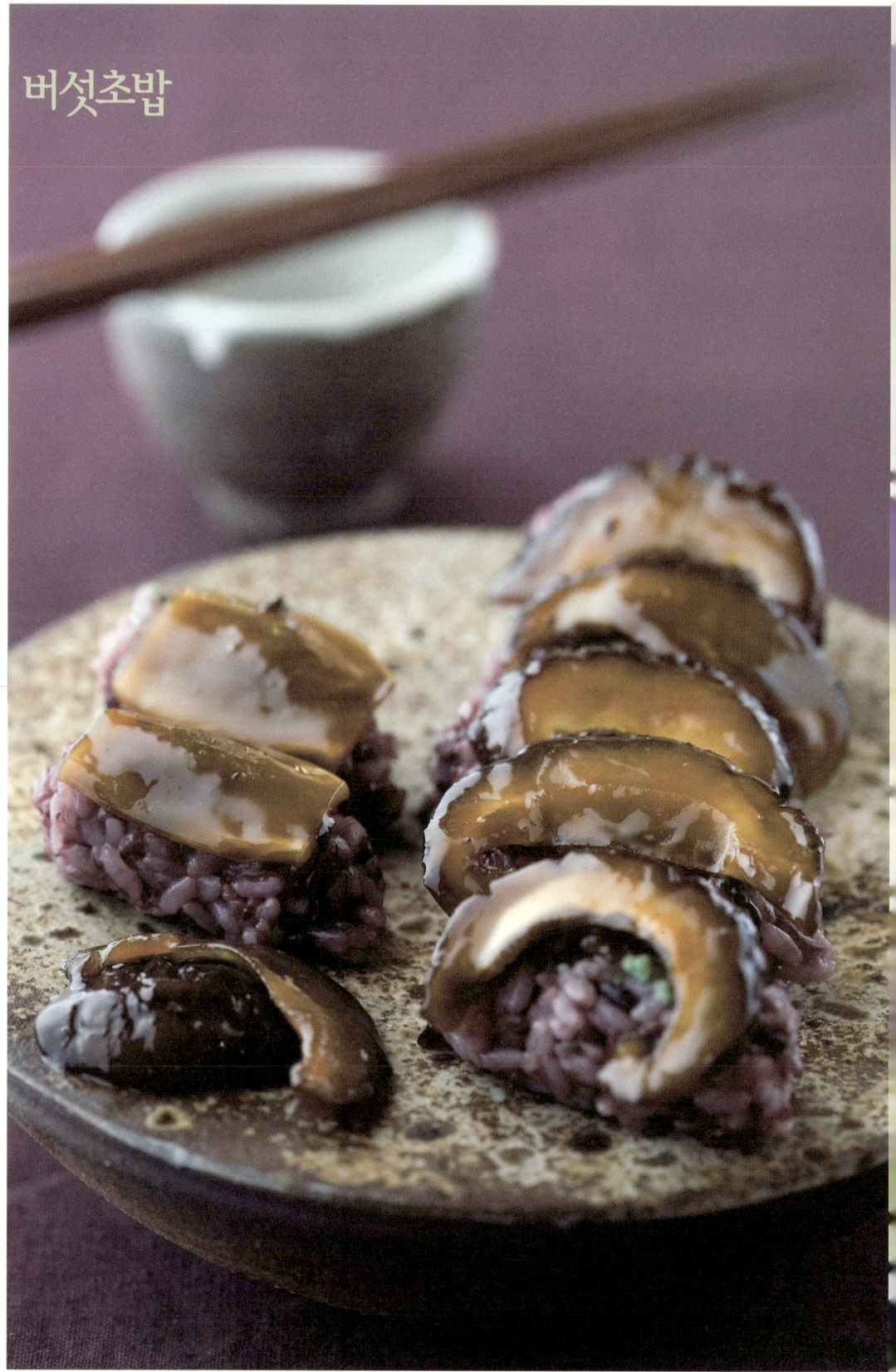

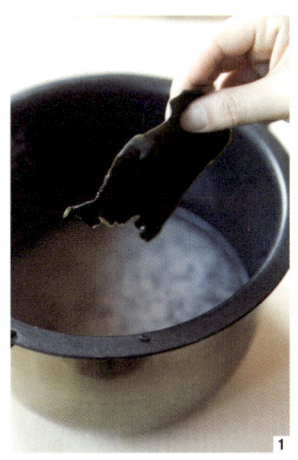 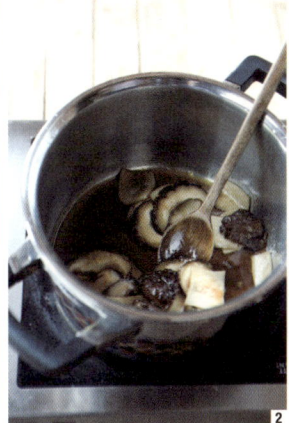 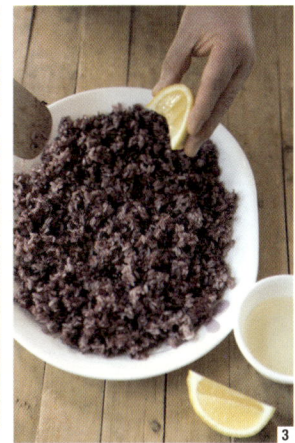

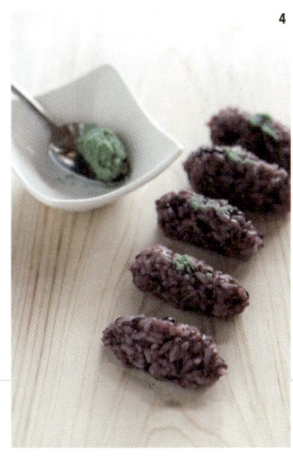 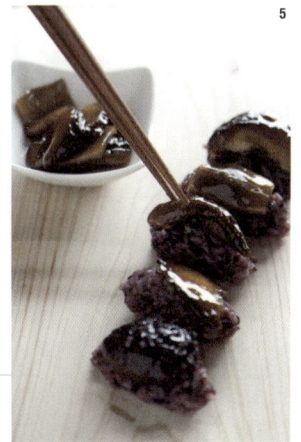

■ 재료 ■
생표고버섯 80g, 새송이버섯 60g, 고추냉이가루 1작은술, 쌀 1컵 반, 흑미 1/2컵, 다시마 1쪽,
조림 양념 조청 4큰술, 채소국물 3큰술, 가루간장 1+1/2큰술, **초밥 배합초** 꿀 2큰술, 레몬 3/4쪽

■ 만드는 법 ■

1. 쌀과 흑미는 씻어 솥에 안친 후 다시마 한쪽을 넣고 밥을 짓는다.
2. 표고버섯은 기둥은 떼고 0.5cm 두께로 채 썰고 새송이버섯은 나박 썬다. 냄비에 분량의 양념과 버섯을 넣고 윤기나게 조린다.
3. 밥은 뜨거울 때 꿀과 레몬즙을 뿌려 살짝 섞어준 다음 그릇에 넓게 펴 식힌다.
4. 고추냉이가루에 물을 약간 넣고 걸쭉하게 만든다. 식힌 밥은 한입 크기로 동글게 빚은 뒤 고추냉이장을 젓가락으로 살짝 찍어 올린다.
5. ④의 초밥 위에 조린 버섯을 하나씩 올려 그릇에 담는다.

◎ cooking tip ◎

초밥용 밥을 할 때는 다시마 한 쪽을 넣으면 좋다. 다시마가 밥에 스며들어 구수하고 담백할 뿐 아니라 윤기가 돌아 먹음직스럽다. 특히 다시마에 다량 함유된 아미노산은 고혈압 환자에게 효과적이다.

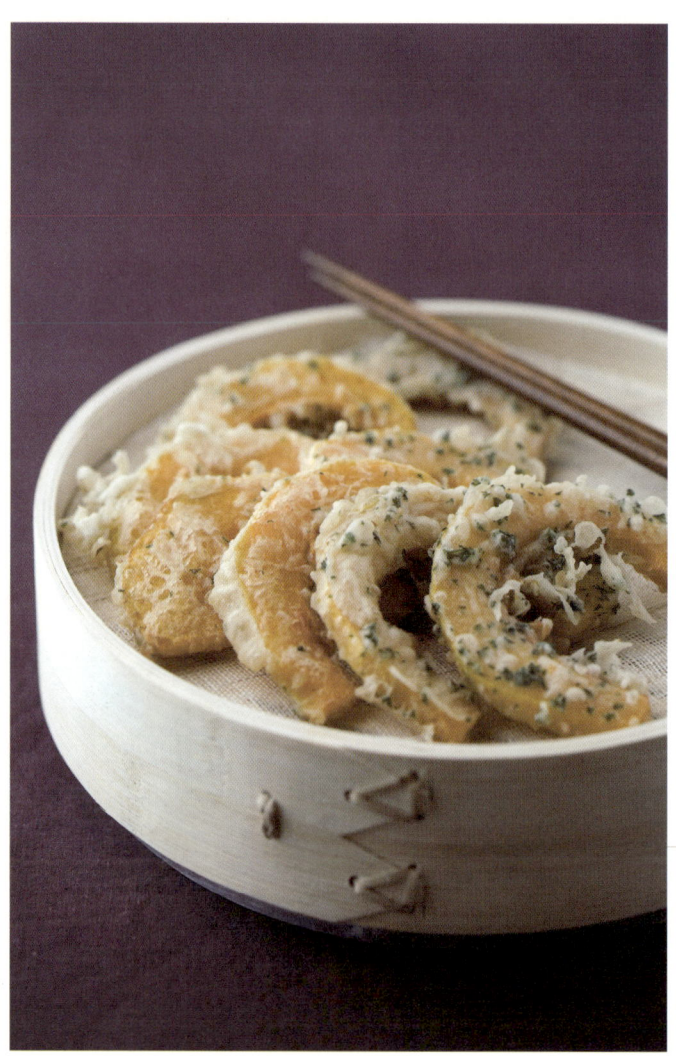

단호박튀김

가을 보양 메뉴

■ 재료 ■
단호박 200g, 생수 1/2컵, 통밀가루 5큰술, 전분·파슬리 1큰술씩, 구운소금·포도씨유 약간씩

■ 만드는 법 ■

1. 단호박은 껍질을 벗기고 반 잘라 씨를 긁어내고 1cm 두께로 반달 썬다.
2. 통밀가루와 전분, 파슬리, 생수를 섞어 튀김반죽을 만든다.
3. 튀김반죽에 단호박을 살짝 적셔 180℃로 예열한 기름에 튀긴다.

cooking tip

단호박은 얇게 썰면 튀길 때 쉽게 부서지므로 주의한다. 통밀가루로만 반죽을 만들면 튀김옷이 딱딱해지므로 전분을 넣어 부드러우면서도 바삭하게 반죽한다.

단호박샐러드

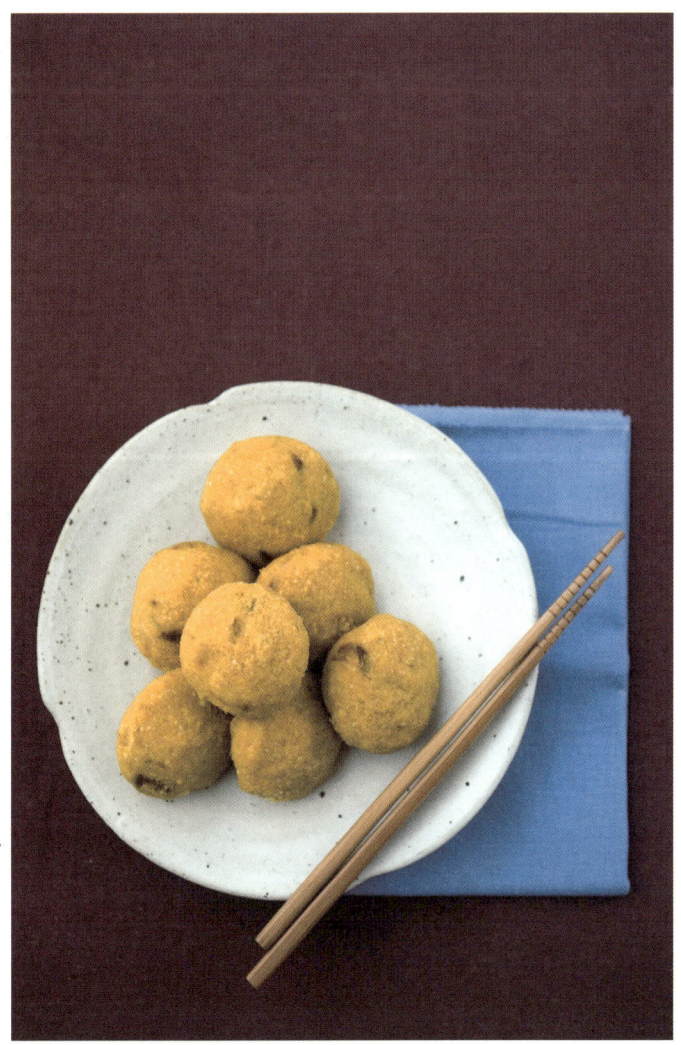

■ 재료 ■
단호박 350g, 현미건빵 50g, 캐슈넛 20g, 건포도·이란대추 3알(15g)씩, 꿀 2큰술

■ 만드는 법 ■

1. 단호박은 껍질째 깨끗이 씻어 반을 자르고 씨를 파낸 다음 도톰하게 썬다.
2. 김오른 찜통에 단호박을 15분 정도 쪄 뜨거울 때 으깬다.
3. 현미건빵과 캐슈넛은 칼등으로 곱게 으깬다. 대추는 씨를 빼고 채썬다.
4. 으깬 단호박과 현미건빵, 캐슈넛, 건포도, 대추, 꿀을 넣고 고루 섞는다.
5. 한 김 식으면 동그랗게 빚어낸다.

cooking tip

단호박은 자체에 당분이 있기 때문에 맛을 본 다음 꿀을 넣어 양을 조절해주는 것이 좋다. 제철 단호박은 꿀을 넣지 않고 그냥 먹어도 달콤하다.

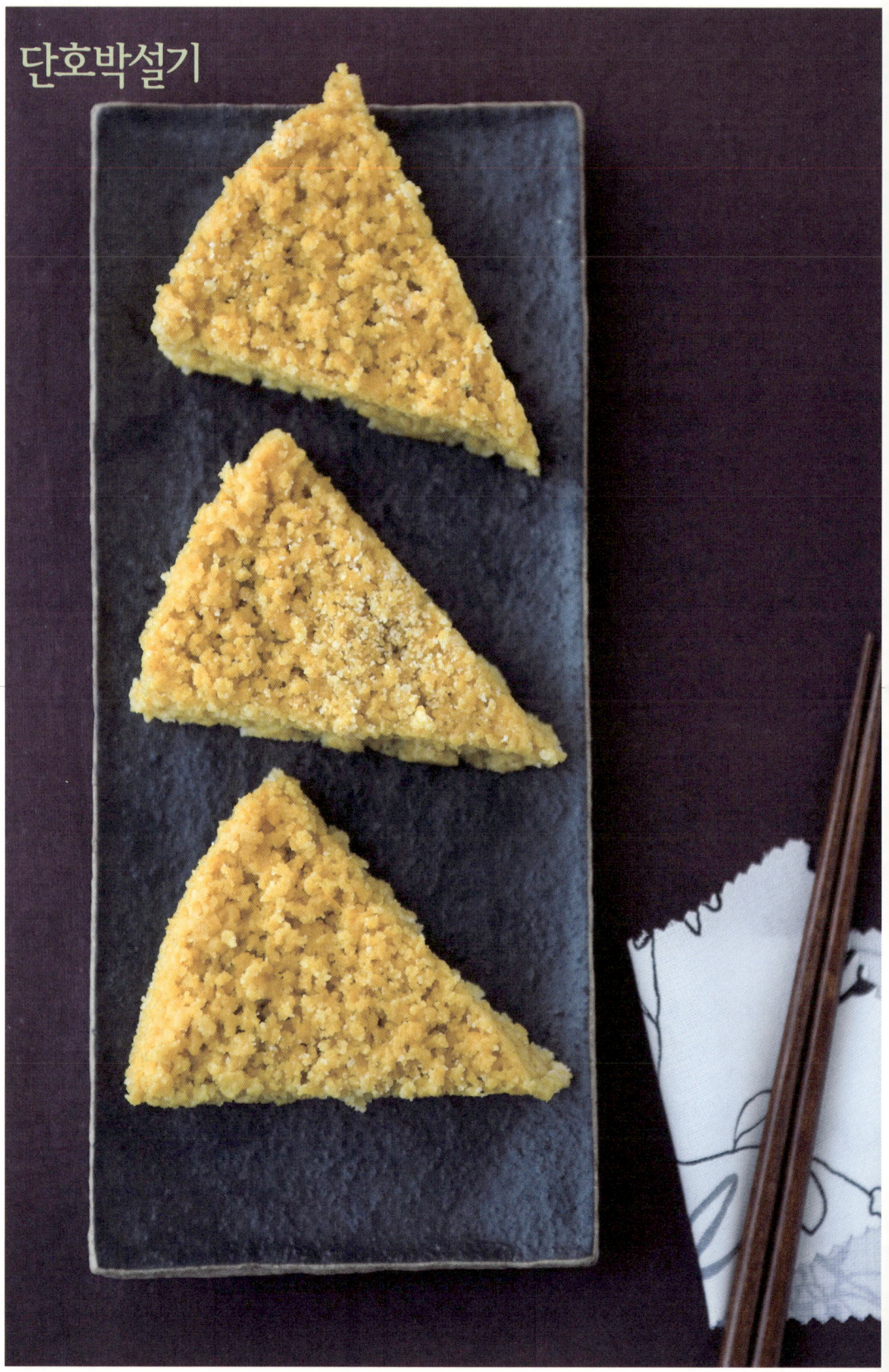

단호박설기

가을 밥상 메뉴

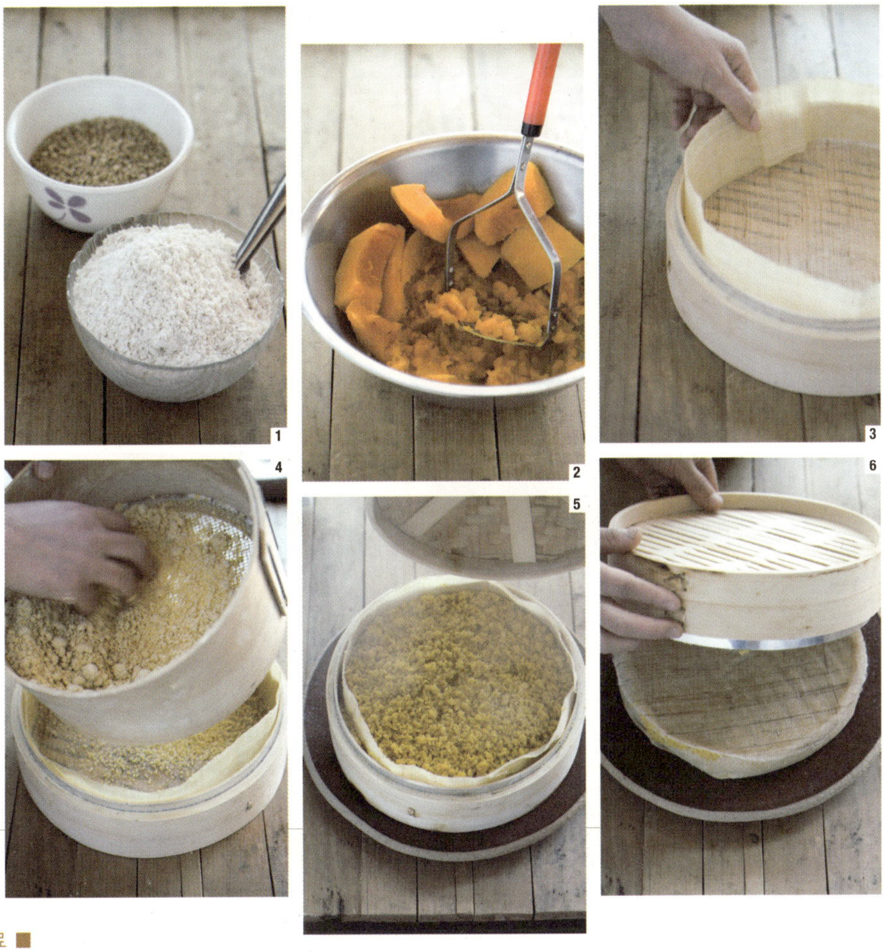

■ 재료 ■
단호박 400g, 현미 쌀가루 570g

■ 만드는 법 ■

1. 현미는 씻어 물을 붓고 10시간 정도 불린다. 불린 현미는 체에 밭쳐 물기를 뺀 후 방앗간에서 빻아 가루를 낸다.
2. 단호박은 껍질을 벗기고 속을 긁어낸 다음 적당히 썰어 김 오른 찜통에 15분간 쪄낸 뒤 뜨거울 때 으깨어 현미쌀가루와 서로 버무려준다.
3. 대나무 찜기에 삼베를 깔고 종이를 길게 잘라 테두리를 두른다. 물을 뿌려 찜기와 종이가 떨어지지 않게 한다.
4. ②의 단호박현미쌀가루를 굵은 체에 내려 포실포실한 가루만 찜통에 담는다. 칼이나 빳빳한 종이로 밀어 평평하게 만든다.
5. 김오른 찜통에 ④를 넣고 20분간 쪄낸다. 김이 확 오르고 난 뒤 젓가락으로 찔러보아 묻어 나오지 않으면 잘 익은 것이다.
6. 찜통보다 크기가 큰 접시에 찜통을 거꾸로 부어 삼베와 테두리 종이를 떼어낸 뒤 한김 식으면 먹기 좋게 썬다.

◎ *cooking tip* ◎

단호박은 너무 푹 찌면 물이 많이 생겨 완성 후에 떡이 끈적거린다. 속이 익을 정도로만 단호박을 삶는 것이 노하우. 포슬포슬하게 삶아 설기를 만들어야 떡이 처지지 않고 맛있다.

단호박밀고기

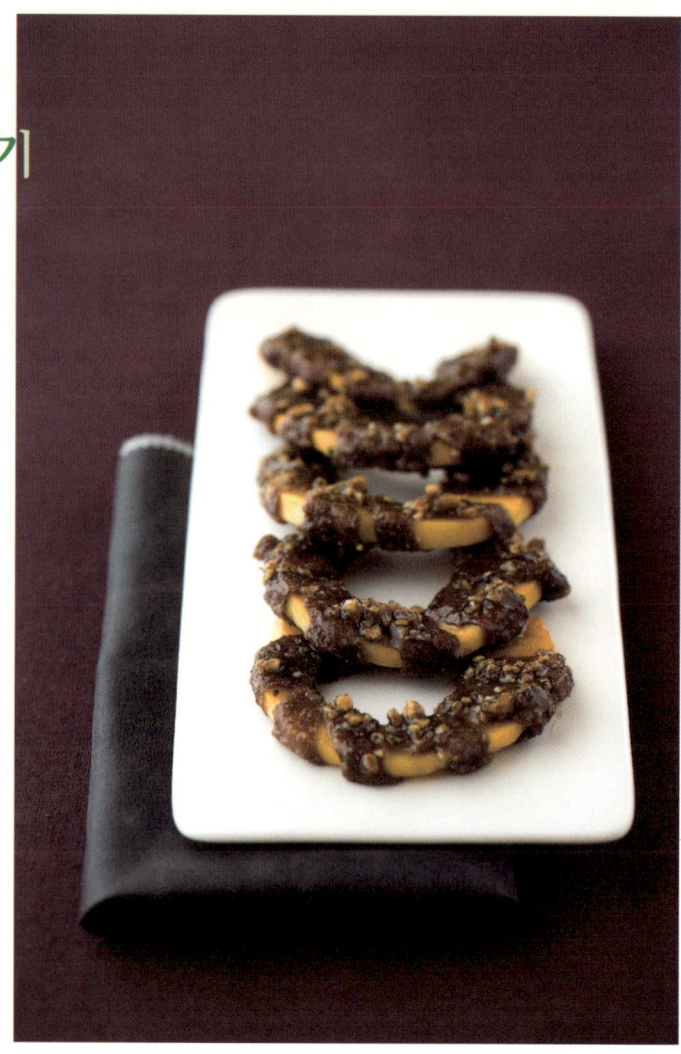

■ 재료 ■

단호박 300g, 양파 100g, **밀고기 반죽** 글루텐 60g, 생수 40㏄, 비트 20g, 불린 대두 30g·호두·양파 10g씩, 잣·아몬드 5g씩, **양념** 채소국물 2컵, 조청 3큰술, 가루간장 2큰술, 다진 마늘·다진 파·깨소금 1큰술씩

■ 만드는 법 ■

1. 하룻밤 물에 불린 대두와 비트, 양파, 견과류를 넣고 믹서에 간다.
2. ①에 글루텐을 넣고 물을 부어가며 섞어 말랑하게 반죽한다.
3. 단호박은 껍질을 벗기고 숟가락으로 속을 긁어내고 0.5㎝ 두께로 반달 썬다.
4. 밀고기 반죽은 얇고 길게 썰어 단호박에 돌돌 감는다. 분량의 재료를 섞어 조림장을 만든다.
5. 팬에 채썬 양파를 깔고 단호박밀고기를 얹어 양념조림장을 끼얹어 뚜껑을 덮고 끓이다가, 양파와 단호박에서 물이 나면 뚜껑을 열고 윤기나게 조린다.

cooking tip

양념장은 평소보다 물을 여유 있게 잡는 것이 조리 포인트. 냄비 바닥에 썬 양파를 깔고 단호박밀고기를 얹어 양념장을 끼얹어가며 구우면 부드럽게 익는다.

메밀도토리묵국수

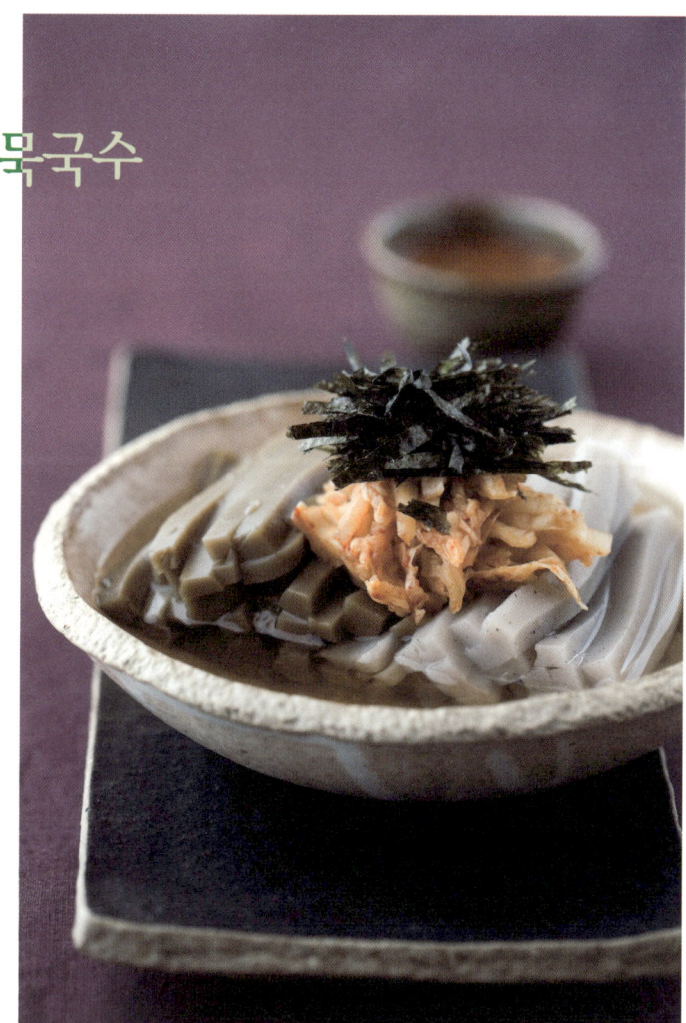

■ 재료 ■
메밀묵·도토리묵 300g씩, 김치 200g, 채소국물 3컵, 김 가루 약간,
양념 다진 파·고춧가루 1큰술, 가루간장·깨소금 1작은술씩, 다진 마늘·구운소금 약간씩

■ 만드는 법 ■

1. 메밀묵과 도토리묵은 곱게 채썬다.
2. 김치는 양념을 덜어내고 송송 썬다.
3. 분량의 재료를 섞어 양념장을 만든다.
4. 그릇에 묵과 김치를 얹은 후 차게 식힌 채소국물(187쪽 참고)을 붓는다.
5. 양념장과 김가루를 얹어 먹는다.

 cooking tip

묵국수는 채소국물을 차게 식혀 육수로 사용해야 깊은 맛이 난다. 김치와 김에 양념이 되어있으므로 양념장은 조금만 얹어 먹어도 무방하다.

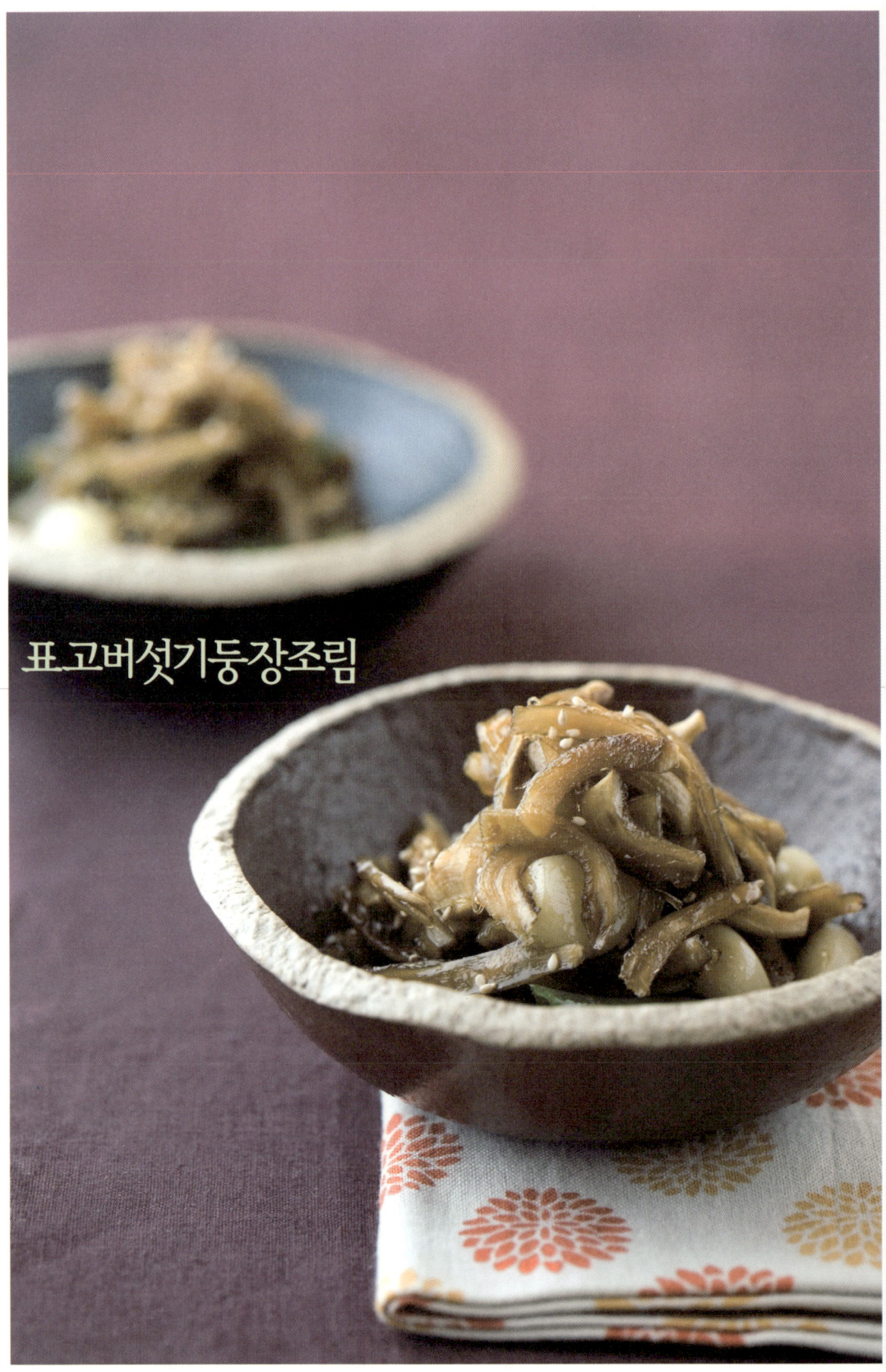

표고버섯기둥장조림

가을 밥상 메뉴

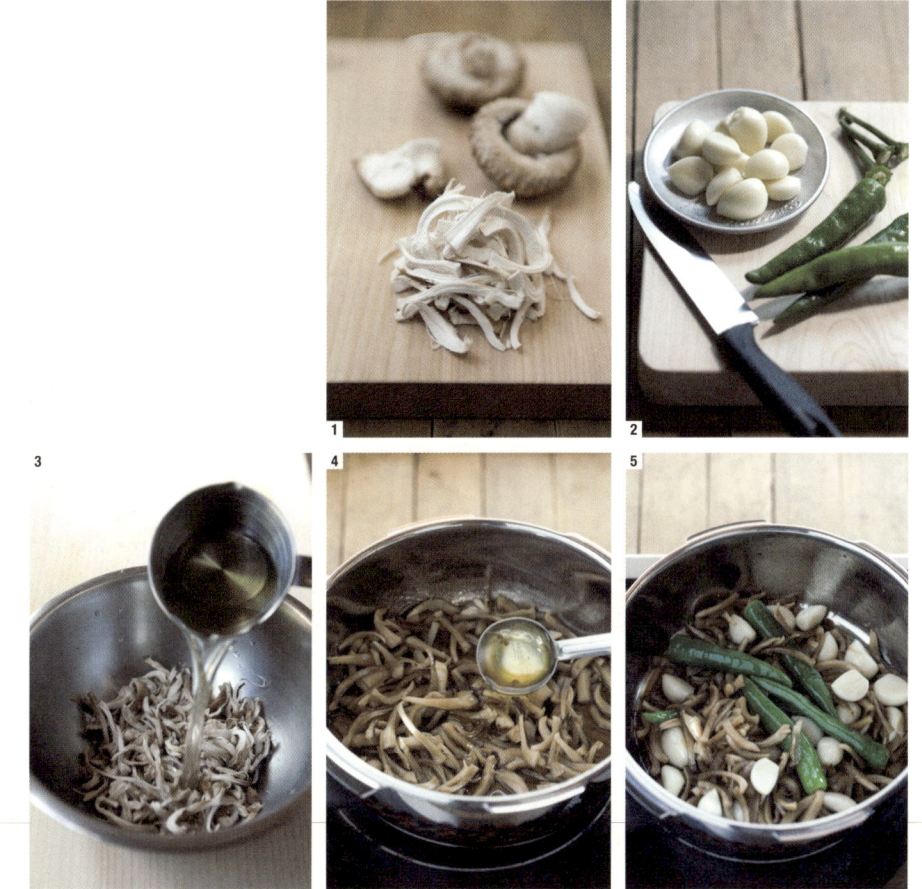

■ 재료 ■
표고버섯 기둥·통마늘 30g씩, 풋고추 20g, 채소국물 2컵, 조청 2큰술, 가루간장 1큰술

■ 만드는 법 ■

1. 생표고버섯은 기둥만 떼어 내 길이대로 얇게 쭉쭉 찢어 채반에 널어 하루 정도 말린다.
2. 통마늘과 풋고추는 깨끗한 것으로 골라 물에 씻는다.
3. 말린 표고버섯기둥은 채소국물을 붓고 삶는다.
4. ③에 가루간장, 조청을 넣고 자작자작 조린다.
5. 조린 표고버섯에 통마늘, 풋고추를 넣고 윤기 나게 졸여 낸다.

  cooking tip

버섯 기둥은 너무 삶으면 물러져 쫄깃한 맛이 줄어든다. 특히 채소국물을 너무 많이 넣으면 계속 물이 생겨 말랑해지므로 양 조절에 신경 쓰도록. 풋고추 대신 피망이나 꽈리고추를 넣어도 맛있다.

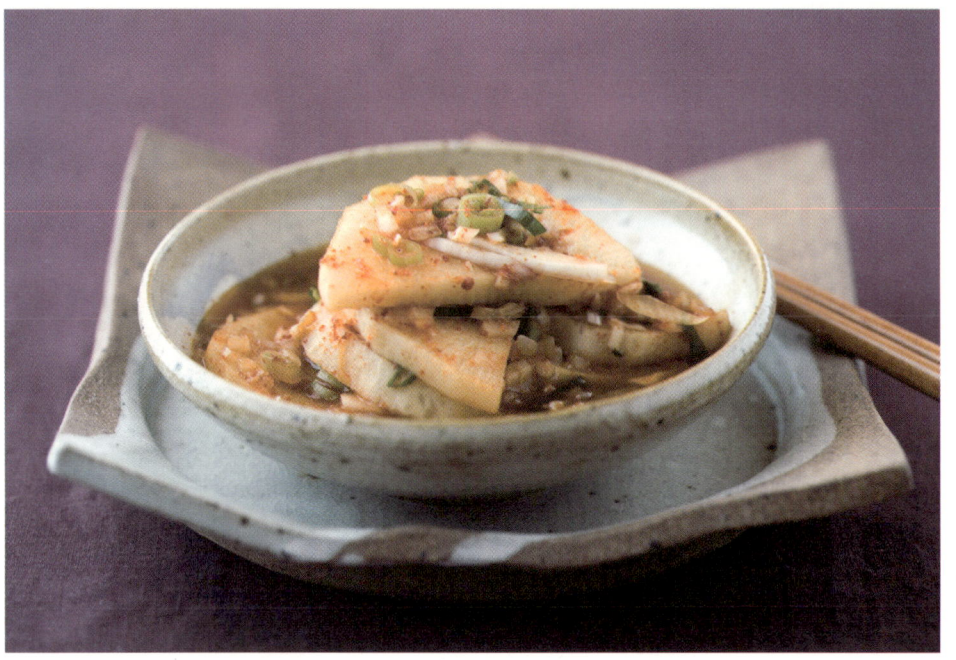

무조림

가을 밥상 메뉴

■ 재료 ■
무 300g, 채소국물 1컵 반, 통깨 1작은술,
양념 고춧가루·가루간장 1+1/2큰술씩, 다진 파 1큰술, 다진 양파 100g, 조청 1큰술, 다진 마늘 1작은술

■ 만드는 법 ■

1. 무는 씻어 껍질을 벗기고 1cm 두께로 썰어 2등분한다.
2. 분량의 재료를 섞어 양념장을 만든다.
3. 냄비에 무를 담고 채소국물(187쪽 참고)을 부어 무가 익을 때까지 끓여준다.
4. ③에 양념장을 끼얹어 뚜껑을 덮고 무가 뭉근해질 때까지 익혀 불을 끄고 통깨로 마무리한다.

cooking tip
무는 채소국물을 넣고 익힌 다음 양념장을 넣고 조려야 간이 잘 든다. 이때 물보다는 채소국물을 넣고 끓여야 풍성한 맛을 낼 수 있다.

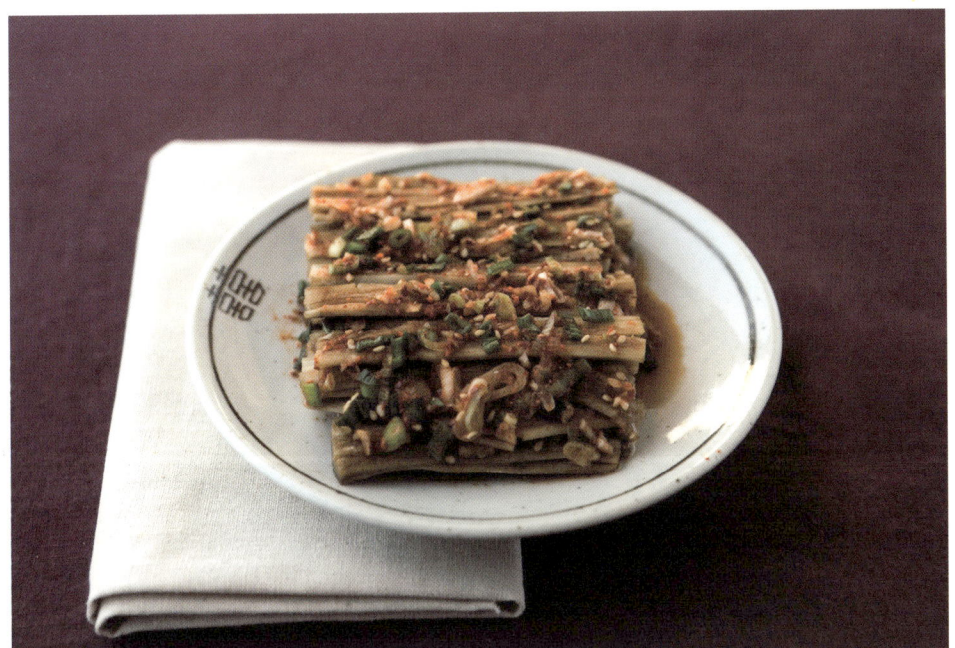

우엉찜

■ 재료 ■
우엉 195g, 실파 2뿌리, **양념** 채소국물 5큰술, 가루간장·고춧가루·통깨 1작은술씩, 다진 마늘 약간

■ 만드는 법 ■

1. 우엉은 씻어 껍질을 벗기고 방망이로 두드린 다음 가늘게 채썬다.
2. 분량의 재료를 섞어 양념장을 만든다.
3. 김오른 찜통에 채 썬 우엉을 담고 양념을 끼얹어 15분간 찐다.

cooking tip

우엉을 찜요리로 활용하면 삶아 다시 조리는 번거로움이 없어 조리 시간도 단축할 수 있고 담백한 맛도 즐길 수 있다.

수수부꾸미

가을 밥상 메뉴

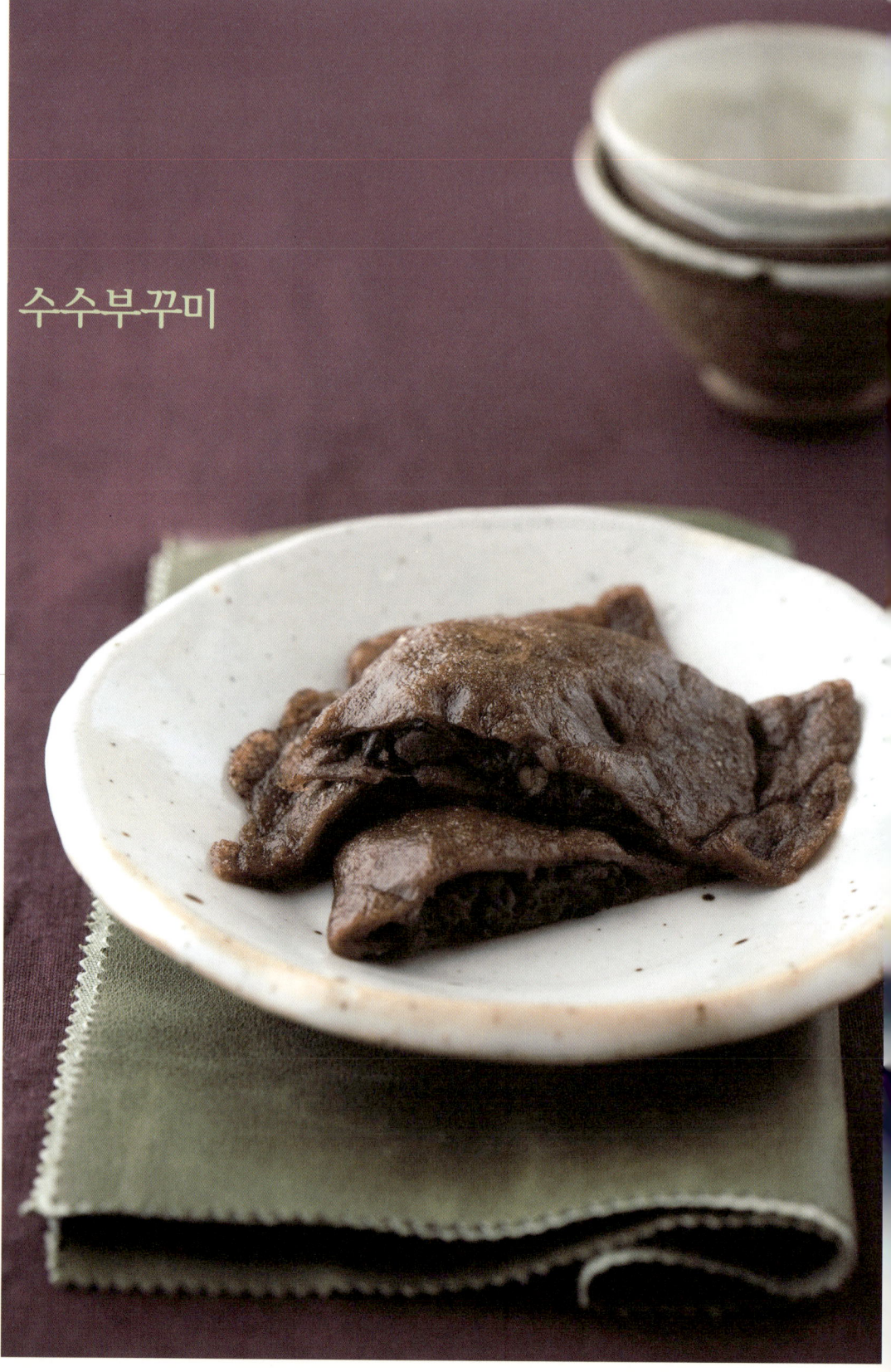

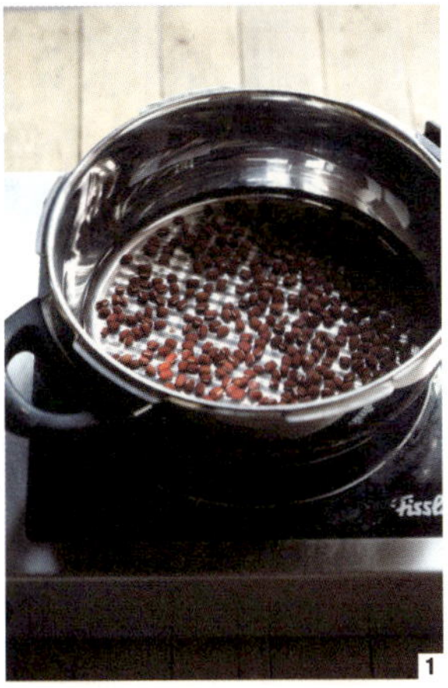

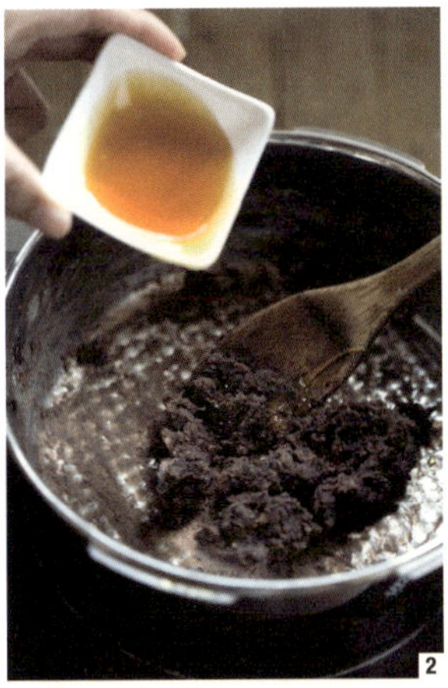

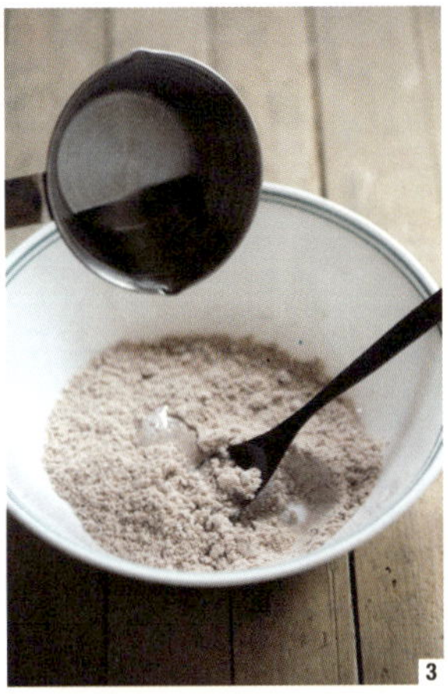

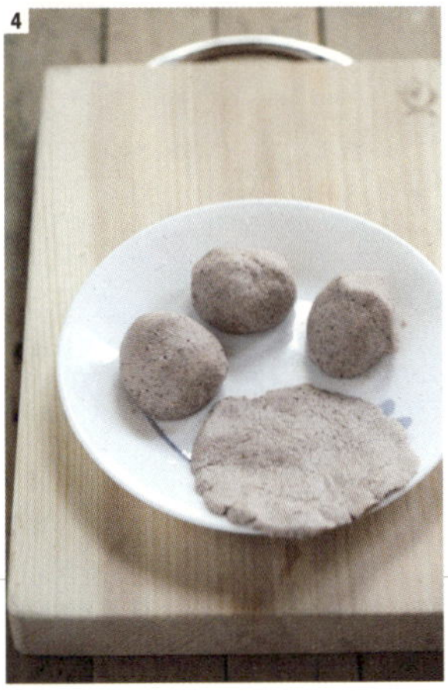

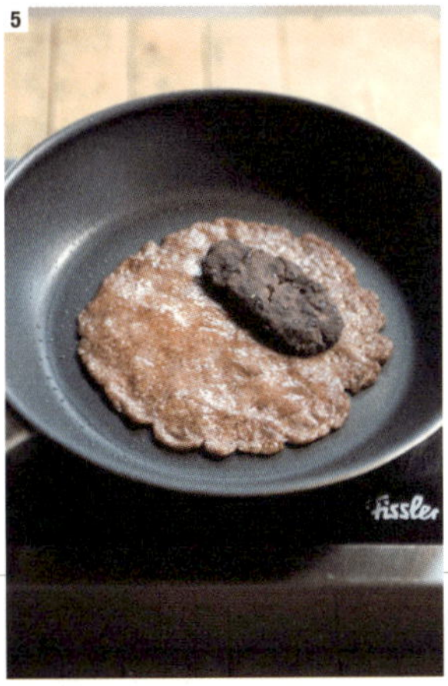

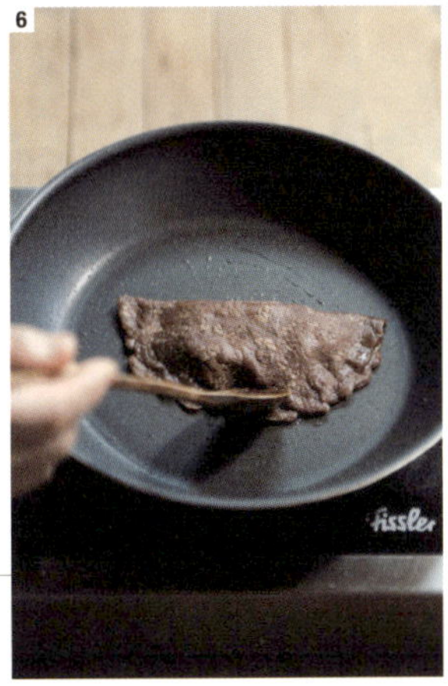

■ 재료 ■
팥 60g, 생수 약 1컵(150cc), 조청 4큰술, 구운소금·포도씨유 약간, **반죽** 수수가루 240g, 뜨거운물 1/2컵

■ 만드는 법 ■

1. 팥은 씻어 물을 붓고 압력밥솥에 푹 삶는다.
2. 냄비에 삶은 팥과 조청, 소금을 넣고 조려 팥앙금을 만든다.
3. 수수가루는 뜨거운 물을 붓고 익반죽한다.
4. 수수반죽을 새알심처럼 조금씩 떼어낸 뒤 밀대로 민다.
5. 팬에 포도씨유를 두르고 수수반죽을 올려 굽는다.
6. 앞뒤로 익힌 다음 팥앙금을 한 스푼 올려 반으로 접어 그릇에 담는다.

◎ cooking tip ◎

수수는 금새 타기 때문에 속을 넣고 구우면 겉은 타고 속은 잘 익지 않는다. 수수반죽을 앞뒤로 다 익히고 난 후에 앙금을 넣는 것이 좋다.

미삼밤꿀샐러드

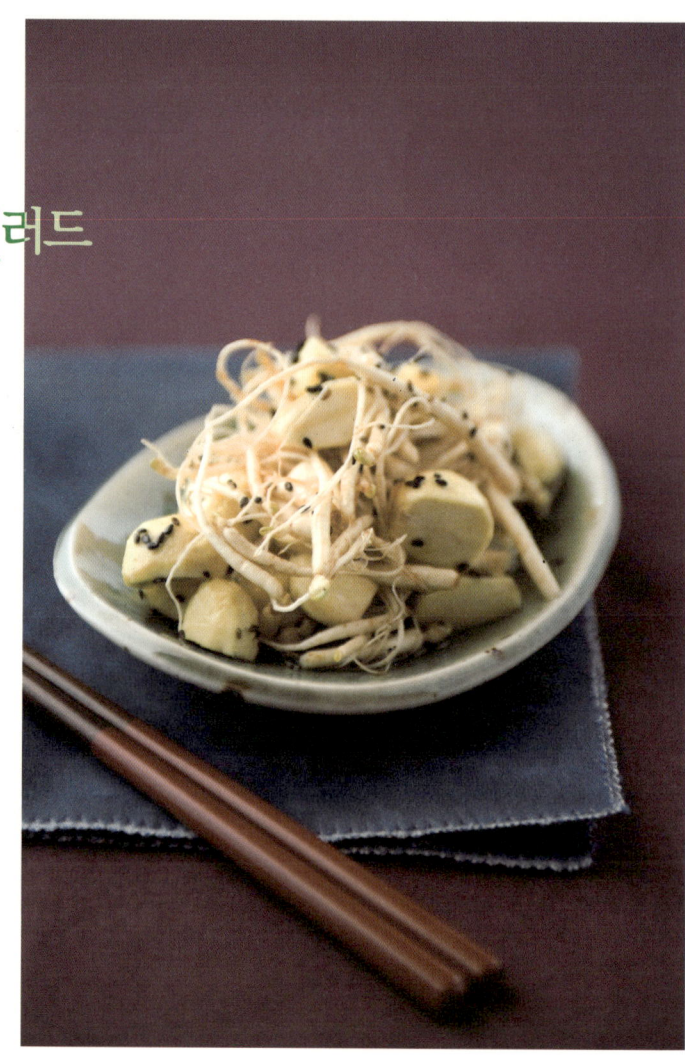

■ **재료** ■
밤 100g, 미삼 50g, 꿀 3큰술, 검정깨 1/2작은술

■ **만드는 법** ■

1. 미삼은 깨끗이 씻고 크기가 큰 것은 반 잘라 물기를 제거한다.
2. 밤은 속껍질을 벗기고 반으로 자른다.
3. 미삼과 밤을 꿀에 버무린 후 검정깨를 뿌려 마무리한다.

cooking tip

삼은 꿀하고도 잘 어울려 달콤하게 무쳐 검은깨만 뿌려도 맛깔스럽다. 흰색 일색의 요리에 검정깨는 포인트가 된다.

대추밤조림

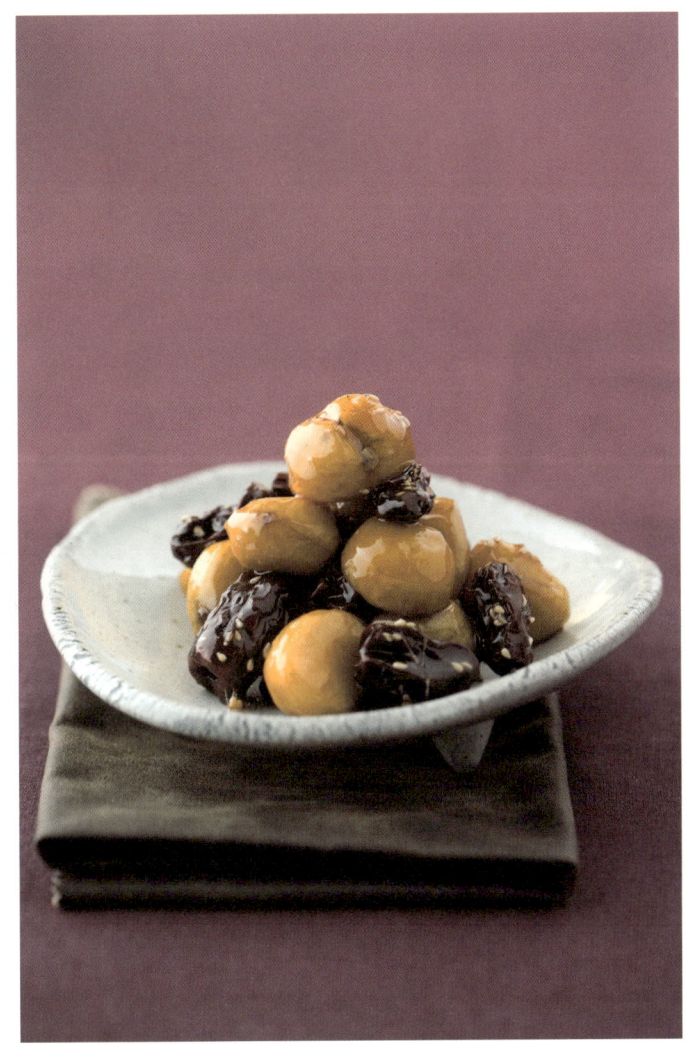

■ 재료 ■
밤 100g, 대추 30g, 생수 약 1컵(150cc), **양념** 조청 2큰술, 가루간장 1작은술

■ 만드는 법 ■

1. 대추는 물에 씻어 반 잘라 씨를 제거한다.
2. 밤은 속껍질을 벗기고 먹기 좋게 2등분한다.
3. 냄비에 대추와 밤을 담고 물을 부어 조청, 가루간장을 넣고 20분간 조린다.

cooking tip

대추 자체에서 단맛이 우러나오기 때문에 살짝 조려도 간이 잘 밴다. 오랜 시간 졸이면 대추의 수분이 다 빠져나가 딱딱해지므로 주의한다.

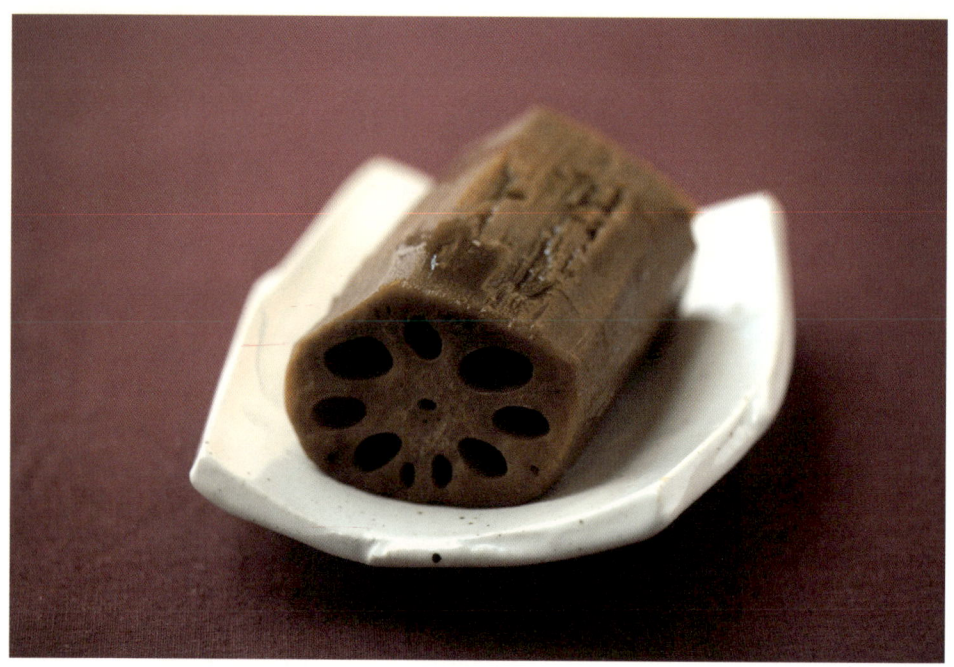

연근찜

가을 밥상 메뉴

■ 재료 ■
연근 270g(1개), 채소국물 1컵

■ 만드는 법 ■
1. 연근은 물에 씻어 양쪽 꼬투리를 자른 뒤 필러로 껍질을 벗긴다.
2. 압력밥솥에 연근을 담고 채소국물(187쪽 참고)을 부어 삶는다.

cooking tip

채소국물에 통연근을 쪄내면 담백하고 아삭아삭하다. 먹기 좋게 썬 다음 양념 대신 본연의 맛을 즐기도록 한다.

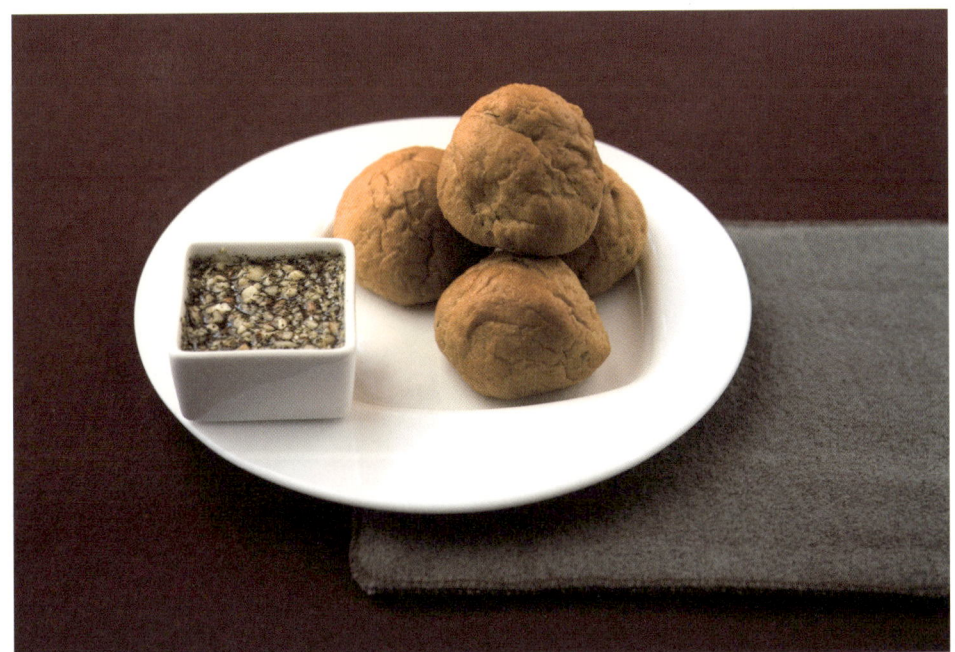

견과류잼 곁들인 모닝빵

■ 재료 ■
통밀모닝빵 3개, **견과류 잼** 흑임자 52g, 캐슈넛 15g, 볶은 땅콩·아몬드 10g씩, 조청 4큰술, 볶은 검정깨·뜨거운 물 약간

■ 만드는 법 ■

1. 캐슈넛과 볶은 땅콩, 아몬드는 칼로 자근자근 다진다.
2. 뜨거운 물에 ①의 견과류와 흑임자, 조청, 볶은 검정깨를 넣고 고루 섞어 잼을 만든다.
3. 김 오른 찜통에 통밀빵을 올려 쪄낸다.
4. 통밀모닝빵에 견과류 잼을 발라 먹는다.

◎ *cooking tip* ◎

즉석에서 만든 견과류 잼은 어떤 빵과도 잘 어울린다. 조청이 찬물에 잘 녹지 않으므로 뜨거운 물에 각 재료를 넣고 섞어 잼을 만든다.

떡갈비맛밀고기

가을 밥상 메뉴

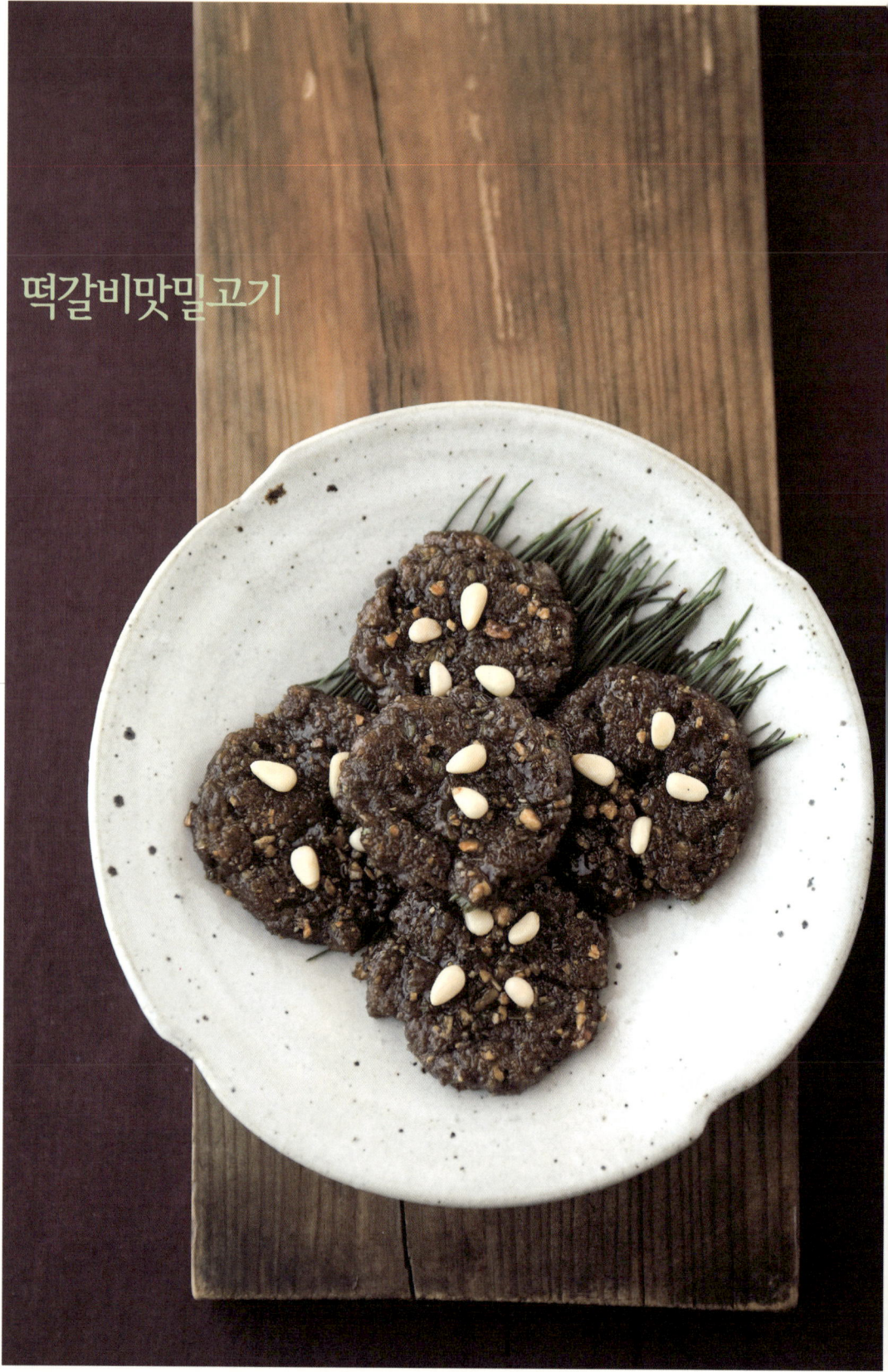

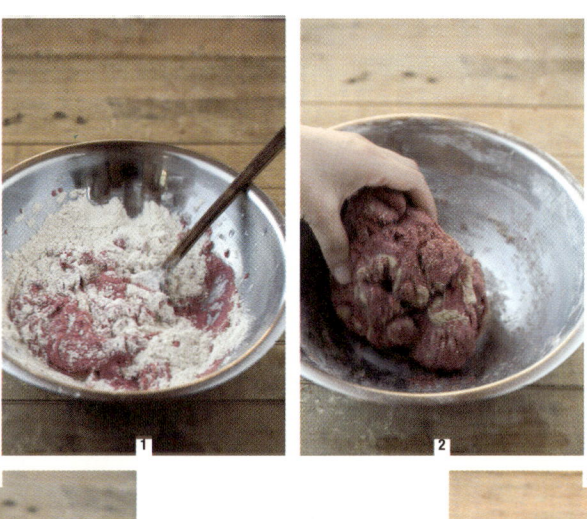
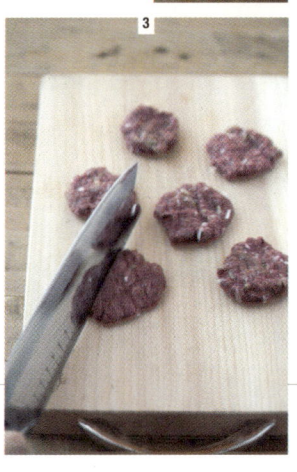
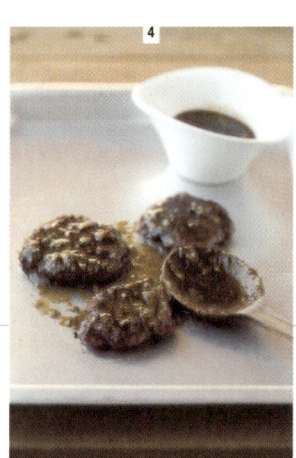
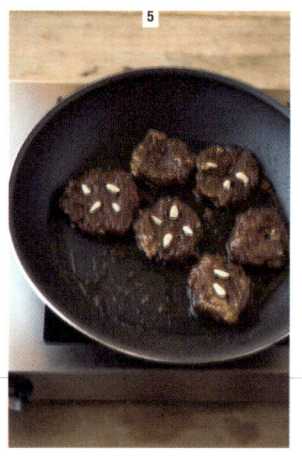

■ 재료 ■

밀고기 반죽 글루텐 110g, 비트 50g, 생수 110cc, 불린 대두·호두·잣 20g씩, 아몬드·캐슈넛·통깨 10g씩, **밑간** 다진 양파 50g, 다진 마늘·다진 파 1/2 작은술씩, 가루간장 1작은술, 아마씨유 1작은술, **양념** 조청 2큰술, 가루간장 1큰술, 다진 마늘 1큰술, 올리브유·다진 잣 약간씩, 다진 사과·다진 배·다진 양파 50g씩, 매실즙 1큰술

■ 만드는 법 ■

1. 불린 대두와 분량의 견과류, 깨를 믹서에 간 뒤 글루텐과 물을 넣고 반죽한다.
2. 밀고기 반죽은 분량의 밑간 양념으로 조물조물 무쳐 10분간 재어놓은 뒤 동그랑땡 모양으로 반죽한다.
3. 동그랗게 만든 반죽은 칼등으로 십자모양으로 자근자근 두드린다.
4. 분량의 양념장을 끓여서 3의 밀고기를 넣고 앞뒤로 뒤적이면서 국물이 없어질때까지 조려준다.
5. 잣을 올려 장식한다.

✿ cooking tip ✿

떡갈비는 기름 없이 자작자작 구워야 부드럽다. 처음에는 강한 불에서 뚜껑을 닫고 익히다가 김이 나면 뚜껑을 열고 약한 불에서 윤기 나게 졸여준다. 국물이 많으면 시간을 두고 조금 더 졸여준다.

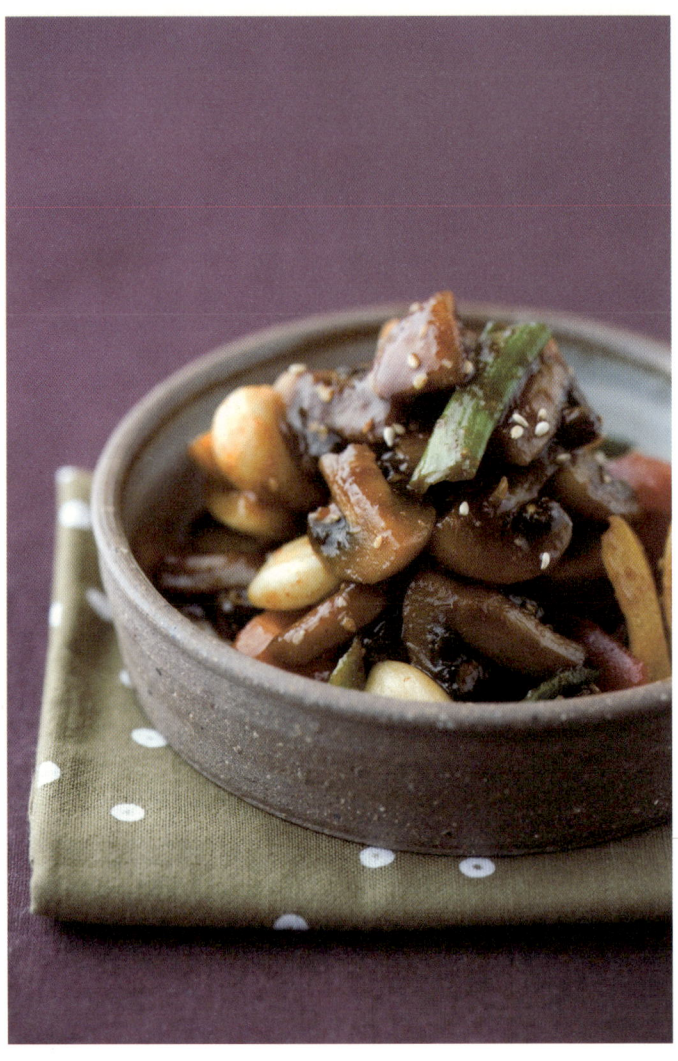

버섯조림

■ 재료 ■

양송이버섯 160g, 양파 45g·노랑 파프리카 30g, 피망·대파 20g씩, 마늘 5알, 채소국물 1/2컵, 통깨 1/2작은술,
양념 고추장 3큰술, 조청 1큰술, 가루간장 1작은술

■ 만드는 법 ■

1. 양송이버섯은 껍질을 벗기고 2등분한다.
2. 양파와, 파프리카, 피망은 먹기 좋게 사각 썬다. 대파는 어슷 썬다.
3. 냄비에 채소국물(187쪽 참고)과 양송이버섯, 분량의 양념 재료를 넣고 자작자작하게 조린다.
4. 양송이가 익으면 통마늘을 넣고 약한 불에서 5분간 조린다.
5. 국물이 거의 없어지면 불을 끄고 양파, 파프리카, 피망을 넣고 버무린 뒤 통깨를 뿌린다.

cooking tip

버섯과 채소를 함께 조리면 채소가 으스러져버린다. 불을 끈 후에 채소를 넣으면 아삭거리는 생채소의 신선함을 더할 수 있어 좋다.

겨울

마음으로 먹는 보약

건강을 지키기 위해서는 '먹어야 할 음식'을 아는 것보다 '먹지 말아야 할 음식'을 아는 것이 중요하다. 먹지 말아야 할 것들을 너무 많이 먹어서 병이 생기고 필요한 음식들을 골고루 안 먹어서 병이 커지는 것이다. 먹지 말아야 할 음식이란 모든 화학조미료와 육류, 생선, 유제품이다. 이것들은 모두 암을 만들고 키우는 식품들이다. .

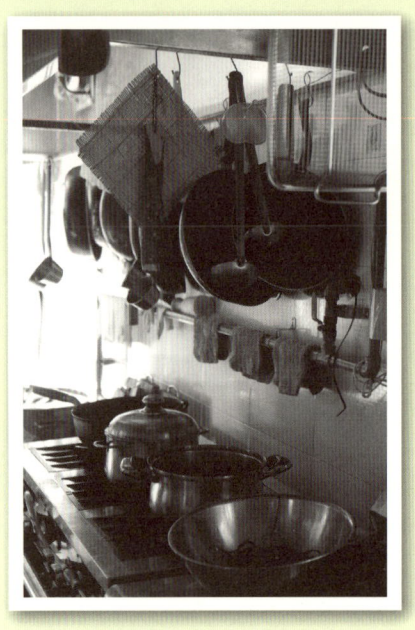

　싱싱한 채소가 나지 않는 겨울은 자연식을 하는 사람들에게 쉽지 않은 계절이다. 마트에만 가면 계절을 잊은 푸른 채소와 갖가지 과일들이 넘치지만, 그것들은 자연스럽지 않은 것들이어선지 흔쾌히 손이 가지는 않는다. 이런 계절을 나는 지혜는 선조들에게 배운다. 그동안 갈무리해 두었던 말린 나물들이며 뿌리채소, 과일, 견과류 등이 밥상의 주인이 된다. 그림처럼 하얗게 눈 덮인 산에 둘러싸인 산골집에서 호호 군고구마를 까먹는 맛이란!

　건강을 지키기 위해서는 '먹어야 할 음식'을 아는 것보다 '먹지 말아야 할 음식'을 아는 것이 중요하다. 먹지 말아야 할 것들을 너무 많이 먹어서 병이 생기고 필요한 음식들을 골고루 안 먹어서 병이 커지는 것이다. 먹지 말아야 할 음식이란 모든 화학조미료와 육류, 생선, 유제품이다. 이것들은 모두 암을 만들고 키우는 식품들이다. 어디 암뿐이랴. 고혈압, 당뇨병, 심장질환 등 각종 성인병도 알고 보면 우리가 무심코 혹은 자극적인 입맛 따라 먹었던 이 식품들의 폐해이다. 그리고 중요한 한 가지. 바로 식사를 대하는 마음이다. 아무리 좋은 음식이라도 불편한 마음으로 먹거나 억지로 먹는다면 독약과 같다. 기쁘고 행복한 마음으로, 내 몸을 살리는 천하 최고의 보약을 먹는다는 마음으로 먹어야 진짜 보약이 된다.

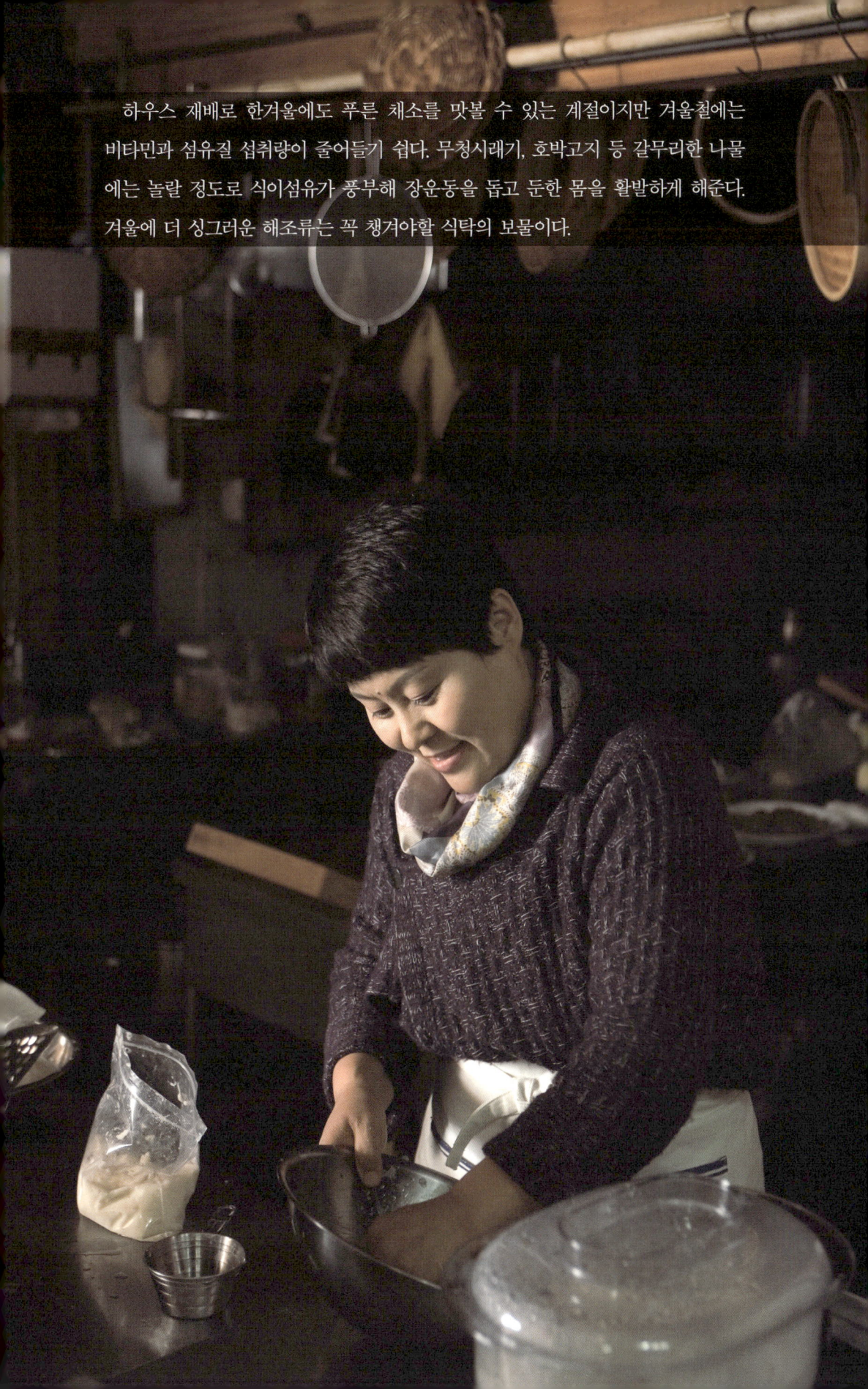

하우스 재배로 한겨울에도 푸른 채소를 맛볼 수 있는 계절이지만 겨울철에는 비타민과 섬유질 섭취량이 줄어들기 쉽다. 무청시래기, 호박고지 등 갈무리한 나물에는 놀랄 정도로 식이섬유가 풍부해 장운동을 돕고 둔한 몸을 활발하게 해준다. 겨울에 더 싱그러운 해조류는 꼭 챙겨야할 식탁의 보물이다.

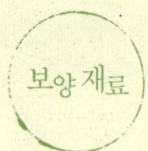

보양 재료

브로콜리

타임지가 선정한 10대 건강식품 중 하나이다. 브로콜리는 이제 우리 식탁에 없어서는 안 될 필수 식품으로 자리 잡았다. 비타민 C가 풍부하고 항암효과가 뛰어나다고 알려지면서 사랑받는 웰빙 채소가 되었다. 살짝 데쳐낸 브로콜리와 초고추장은 음식점과 일반 가정 식사에 단골 메뉴다. 연중 재배되지만 우리나라에서는 겨울이 제철이다. 서늘한 기후에 꽃눈이 분화되고 따뜻한 온도에서 꽃봉오리가 성장하기 때문에 가을엔 고랭지에서 겨울에는 제주에서 주로 생산된다.

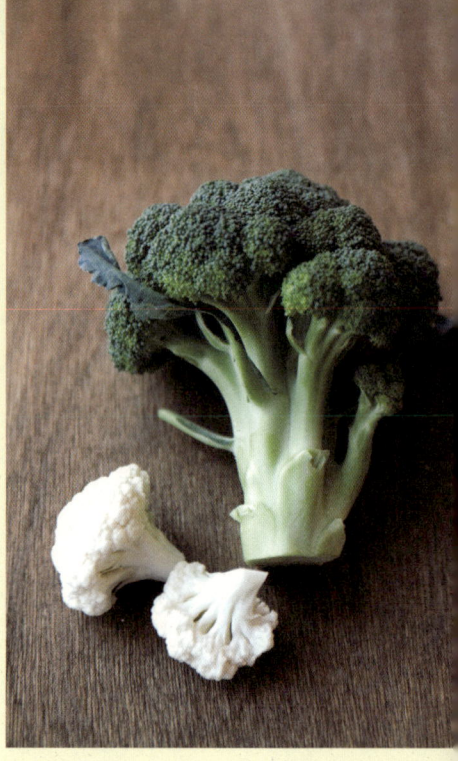

맛 살리고 영양 살리는 조리법

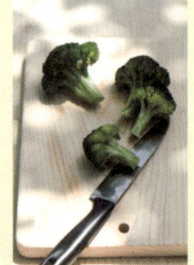

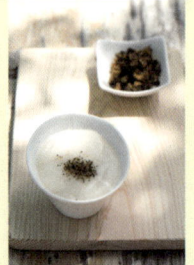

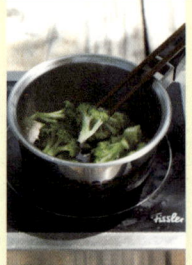

1. 줄기까지 데쳐 먹는다

실제 브로콜리는 30㎝가 넘는 줄기 사이에 10㎝ 안팎의 작은 꽃이 피어오른 것. 요리할 때 버리기 일쑤인 줄기까지 함께 먹도록 한다. 향이 없고 맛이 상큼해 스틱모양으로 잘라 생으로 먹어도 개운하다. 줄기만 모아 피클 또는 장아찌로 활용해도 좋다.

2. 분말로 활용한다

비타민과 섬유질이 풍부한 브로콜리 잎은 냉풍 건조해 분말로 판매한다. 죽이나 수프 끓일 때 파슬리 대용으로 뿌리거나 선식으로 먹어도 좋다. 칼국수나 케이크 등을 반죽할 때 고운 색을 내는데도 활용한다.

3. 볶아서 영양효율을 높인다

흔히 살짝 데쳐서 샐러드로 많이 먹게 되는 브로콜리. 하지만 기름에 볶으면 비타민 A가 카로틴으로 전환되어 영양 면에서 효과적이다. 다른 채소와 함께 볶거나 수프를 끓여 고소한 맛을 살려도 맛있다.

🌿 브로콜리 보관법 🌿

브로콜리는 공기와 닿으면 쉽게 변색되거나 시든다. 되도록 소포장 되어있는 제품을 사고, 구입 후에는 바로 먹는 것이 좋다. 며칠 두고 먹어야할 때는 씻지 말고 랩에 싸서 냉장고에 세워 보관한다. 살짝 데쳐 송이를 잘라 냉동실에 보관하면 그때그때 활용하기 편리하다.

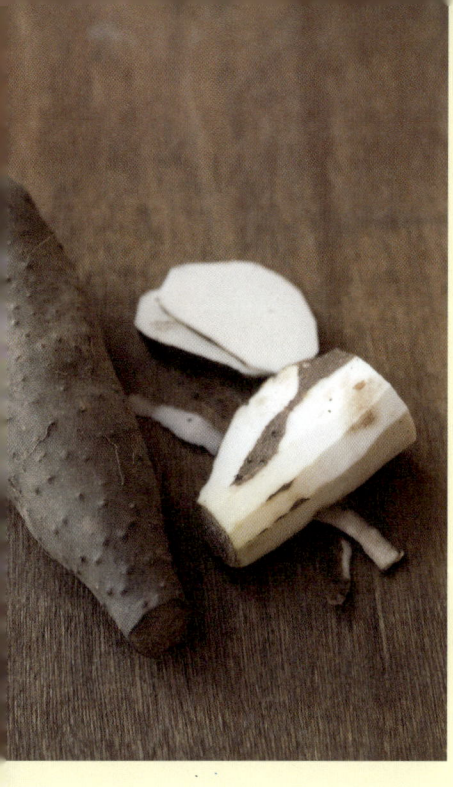

참마

아삭하면서도 점액질이 쩍쩍 끈적이는 독특한 채소. 동의보감에는 '오장을 튼튼하게 해주고 기력을 북돋으며, 근육과 뼈를 강인하게 한다. 또한 위장을 잘 다스릴 뿐 아니라 설사를 멎게 하고, 신경계통을 편안하게 한다'고 되어 있다.

전체적인 뿌리 모양이 울퉁불퉁하지 않고 껍질에 흠집이 없는 것을 고른다. 마는 특유의 끈적거림 때문에 손질하기가 쉽지 않다. 마의 점액질 성분은 가려움증을 유발시킬 수 있으므로 되도록 일회용 장갑을 끼고 손질한다. 물에 씻어 껍질을 벗기면 더 미끈미끈하므로 씻지 않은 상태에서 필러로 껍질을 벗긴다.

맛 살리고 영양 살리는 조리법

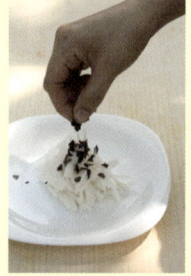

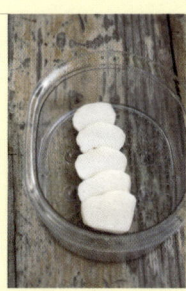

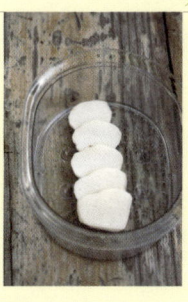

1. 김과 궁합이 잘 맞는다
마는 곱게 채 썰어 소금과 김가루를 뿌려 먹으면 아삭아삭한 맛이 일품이다. 가볍게 샐러드로 먹으면 생리불순이나 위장 장애에 도움이 된다.

2. 마찜을 먹는다
마는 보통 생으로 먹는 경우가 많지만 김 오른 찜통에 넣어 찜 요리로 즐겨도 좋다. 담백한 마찜은 체력이 떨어졌을 때 먹으면 효과적이다.

3. 마가루로 쫄깃한 맛을 낸다
옛 조상들은 마 껍질을 벗겨 말린 것을 산약이라고 해 한약재로 사용했다. 나박나박 썬 마를 말려 가루내어 부침개나 수제비 등 밀가루 요리를 할 때 조금 섞는다. 마 특유의 점액질이 쫀득쫀득한 맛을 낸다.

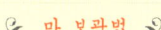
마 보관법

마는 일단 껍질을 벗기면 그 자리에서 바로 먹도록. 썰어서 보관하면 단면이 공기와 닿아 색이 변하고 고유의 향도 없어진다. 미리 마를 썰었을 때는 식촛물에 담가 먹기 직전 건지면 갈변을 막을 수 있다.

송이버섯

늦가을 최고의 영양식 송이버섯. 송이버섯은 소나무가 밀집해 있는 숲속에서 자라는데 고려속요에서는 '열매도 꽃이 아닌 것이 깊은 산중 안개 속에 솔잎으로 몸을 가리고 있으면서도 그 향이 수십 리 밖에 진동한다'고 할 정도로 향과 맛이 뛰어난 식품이다. 버섯 중에서는 유일하게 살아있는 소나무 뿌리에서 생장한다. 송이는 양양, 봉화 등 우리나라에서 생산된 것이 품질이 우수하다. 갓과 자루에 흙이 묻어있고 조직을 자르면 뽀얀 색을 띠는 것이 국산. 중국산은 황갈색에 갓자루가 짧고 물렁한 경우가 많다. 맛있는 송이는 자루가 굵고 밑이 두껍다. 또한 상처가 없고 갓이 퍼지지 않고 둥근 것이 향도 좋다.

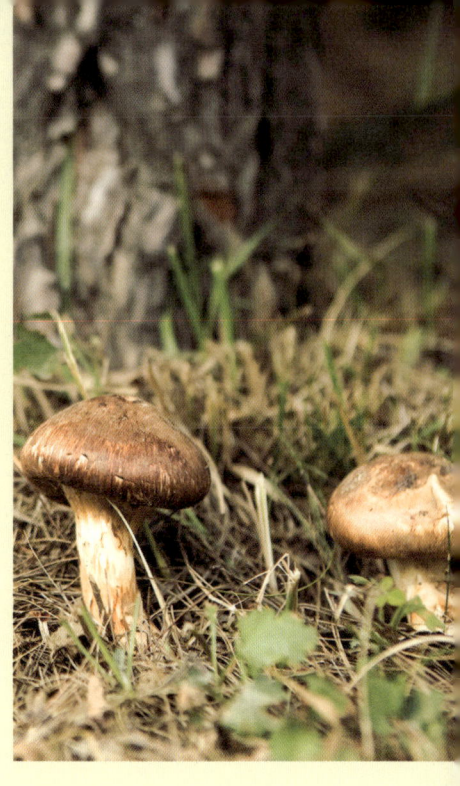

맛 살리고 영양 살리는 조리법

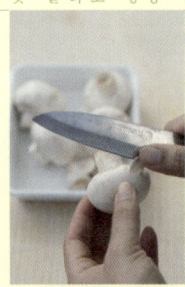

1. 하얗고 흠이 없는 것을 고른다

송이버섯은 갓이 퍼지지 않고 동그랗게 봉오리가 진 것이 맛있다. 윗면이 하얗고 흠이 없어야 신선한 것. 물에 살짝 헹궈 껍질을 벗기지 않고 그대로 요리하는 것이 좋다.

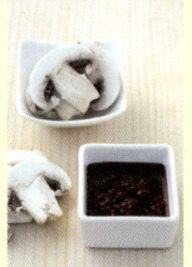

2. 가열하지 않고 먹는다

제철 송이는 특유의 향이 좋아 조리하지 않고 그대로 먹어도 된다. 쭉쭉 찢어 그대로 먹거나 초고추장에 찍어 먹으면 알싸한 향이 퍼져 별미다.

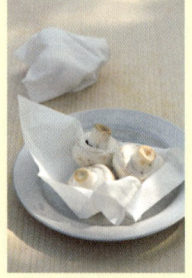

3. 키친타월에 싸서 보관한다

보관할 때는 물에 씻지 말고 한 개씩 신문지 또는 키친타월에 싸 밀폐용기에 보관하면 저장기간을 늘릴 수 있다.

약용으로 먹는 송이버섯

영양이 풍부한 제철 송이는 통째로 실에 꿰어 통풍이 잘되는 곳에 매달아 건조시켜보자. 식품 건조기를 활용해도 좋다. 바싹 말린 송이는 밀폐용기에 냉장 보관했다가 기침 감기로 고생할 때 달여서 마시면 효과를 볼 수 있다.

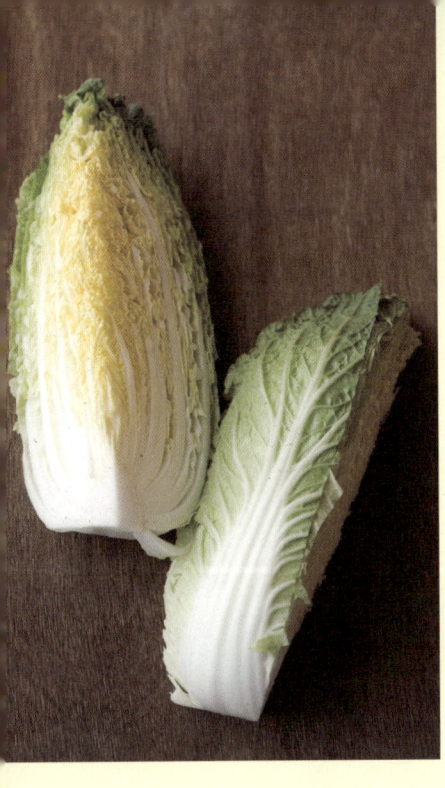

배추

　우리나라 식탁에 가장 많이 오르는 배추. 배추는 보통 김치를 담가먹거나 쌈 채소로 활용하는 경우가 대부분이다. 배추가 당도가 높고 맛있는 시기는 11월~12월. 즉 김장철에 수확되는 배추다. 꼭 김치가 아니더라도 이 시기의 배추는 국을 끓이거나 무침을 하면 달착지근한 맛이 난다. 수분이 많으면서도 감칠맛이 있고 열량이 낮으면서도 섬유질이 풍부해 다이어트 식품으로도 손색이 없다. 배추를 고를 때는 싱싱하고 흰 줄기 부분에 광택이 있는 지 확인한다. 위에서 봤을 때 봉오리 부분이 장미꽃 모양을 이루고 속이 꽉 차서 묵직한 것이 맛있다.

맛 살리고 영양 살리는 조리법　　겨울

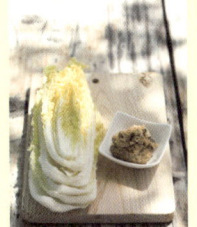

1. 노란 속은 쌈으로 먹는다
고소하고 달착지근한 김장철 배추. 김치로 담가 저장해도 좋지만 노란 속은 쌈장에 찍어 생으로 먹는다. 너무 크지 않은 배추를 골라 밑동을 칼로 자른 뒤 겉잎은 한 장씩 떼어내 국을 끓이고 노란 속은 쌈으로 활용한다.

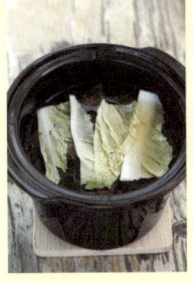

2. 채소 국물을 낸다
섬유질이 부드러운 배추. 제철 배추는 채소국물을 낼 때 마지막에 넣어주면 단 맛을 내는데 효과적이다. 아이들이나 환자도 먹기 편하다.

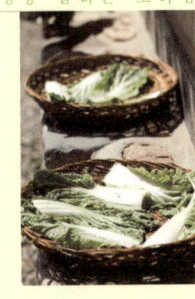

3. 겉잎은 시래기로 활용한다
배추를 샀을 때 억세고 말라서 요리하기 애매한 겉잎은 떼어 말린다. 수분이 마르면서 감칠맛이 좋아져 국거리로 사용하면 더 맛있다.

겨울배추 보관법

맛이 좋은 겨울배추는 보관에 주의하면 한 달 이상 두고 먹을 수 있다. 손질하지 않은 배추는 통째로 신문지에 여러 겹 싸서 서늘한 곳에 세워 보관한다. 눕혀서 보관하면 무게에 눌려 멍이 들거나 썩을 수 있으므로 밑동을 아래로 해서 세워두는 것이 좋다.

미역

예로부터 '산모의 선약'으로 알려진 미역은 출산 후 빠져나간 철분과 칼슘을 보충해주는 훌륭한 식품이었다. 미역의 주성분은 알긴산. 알긴산은 끈끈한 성분으로 체내에 들어가 혈액 속 불순물이 달라붙어 몸 밖으로 배출된다. 뿐만 아니라 활성산소 생성을 막아준다. 특히 미역에 함유된 푸코이단은 각종 종양세포의 성장과 증식을 억제하고 헬리코박터 파이로리균이 위와 장벽에 달라붙지 못하게 해준다. 미역을 꾸준히 먹으면 체내에 지방이 쌓이는 것을 막아 비만을 예방해주고 장운동을 활발히 해 숙변을 배출시켜준다. 또한 요오드가 풍부해 갑상선호르몬 작용에도 도움을 준다.

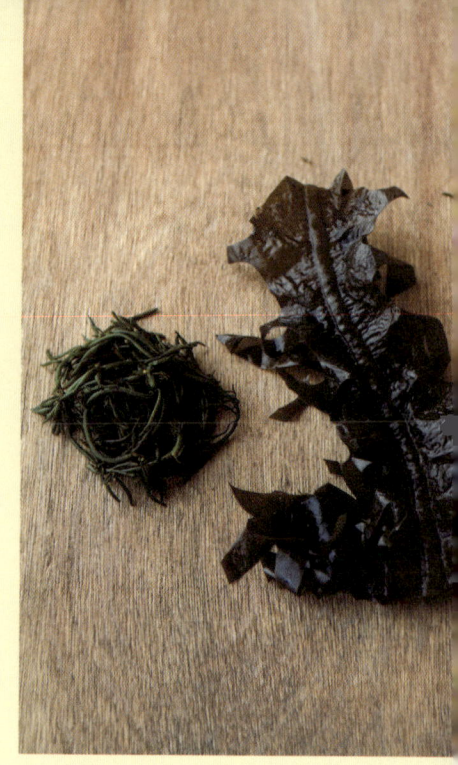

맛 살리고 영양 살리는 조리법

겨울 보양재료

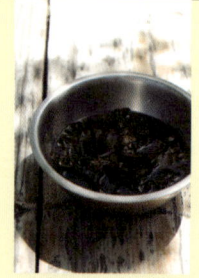

1. 물에 담갔다 씻는다
생미역은 처음부터 소금을 넣고 바락바락 주물러 씻으면 힘이 든다. 30분 정도 물에 불렸다 손질하면 한결 수월하다. 조물조물 씻어 가볍게 헹궈내 특유의 향이 가시지 않게 주의한다.

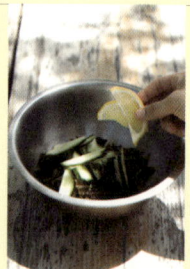

2. 레몬과 잘 어울린다
생미역은 보통 초고추장에 찍어 먹는 경우가 많다. 향긋한 미역은 상큼한 레몬즙과도 잘 어울린다. 레몬즙과 소금, 나박 썬 오이와 버무려 먹으면 신선한 미역샐러드가 완성된다.

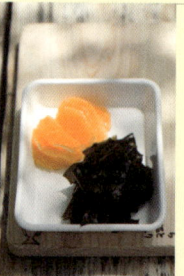

3. 오렌지와 곁들여 먹는다
상큼한 맛을 내는 귤이나 오렌지 등 겨울 과일을 미역과 함께 먹어보자. 껍질을 벗기고 과육만 함께 넣으면 미역의 쫄깃한 맛과 잘 어울린다.

🍴 미역 고르기 🍴

생미역은 줄기가 가늘고 잎이 넓으며 손으로 만져봤을 때 부드러운 것이 좋다. 잡티가 없고 검푸른 빛이 고르면서 두꺼워야 맛있다. 마른 미역은 습기가 없는 곳에 보관하는데 만약 곰팡이가 슬면 진한 소금물에 담가 깨끗이 씻어낸 뒤 다시 그늘에서 바삭바삭해질 때까지 말려 먹으면 된다.

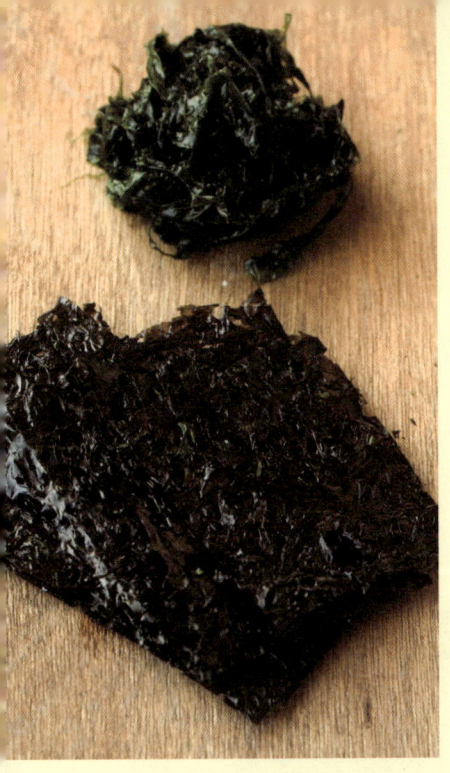

김

입맛 없을 때 바삭하게 구운 김만 있어도 밥 한 그릇을 뚝딱 먹을 수 있다. 일 년 내내 밥상에 오르는 김이지만 추운 겨울이 제 맛이다. 김에는 비타민 C가 레몬보다 풍부하다 칼륨이 풍부하다. 또한 갑상선 호르몬의 구성성분인 요오드가 풍부해 부종을 예방하고 두발 건강에도 도움을 준다. 만약 혈압이 높아 음식조절을 하고 있다면 김을 챙겨먹을 것. 보통 나트륨 섭취가 많으면 콜레스테롤 수치가 높아져 고혈압이 생기는데 칼륨이 풍부한 김을 먹으면 나트륨을 체외로 배출시켜 혈압을 낮춰준다.

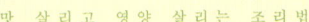

맛 살리고 영양 살리는 조리법 / 겨울

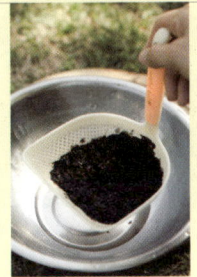

1. 국으로 먹는다
향이 진한 제철 김은 국으로 끓여먹어도 맛있다. 물김은 물에 씻어 체에 밭쳐 물기를 뺀 다음 팬에 볶다가 채소 국물을 붓고 끓여 먹으면 구수하고 담백한 맛이 일품이다.

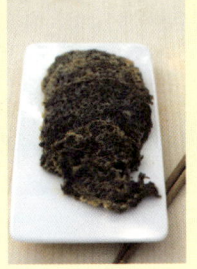

2. 전을 부친다
짭조름한 바다내음을 듬뿍 담은 물김은 다른 재료를 섞지 않고 조리해야 참맛을 느낄 수 있다. 물에 씻은 김은 통밀가루와 가루간장만 조금 섞어 팬에 노릇하게 지져내면 맛있다.

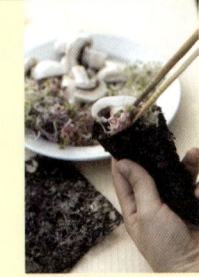

3. 쌈요리에 활용한다
햇김은 향이 좋아 각종 쌈요리에도 잘 어울린다. 새싹 채소와 제철 송이버섯을 먹기좋게 썰어 마른 김에 싸먹어도 별미. 이때 고추냉이를 섞은 간장을 곁들인다.

🌿 김 보관법 🌿

비타민 C가 풍부한 김은 열과 습기에 약하다. 맛과 영양을 살리려면 무엇보다 보관에 신경써야한다. 보통 포장된 김은 유통기간이 12개월 정도다. 하지만 집에서 구운 김은 1개월 이내에 먹어야한다. 김에 바른 기름은 공기와 접촉해 산화되기 때문. 마른 김도 3개월이 지나면 특유의 맛과 향이 없어진다. 보관할 때는 밀폐해 냉동 보관하도록 한다.

밥상 메뉴

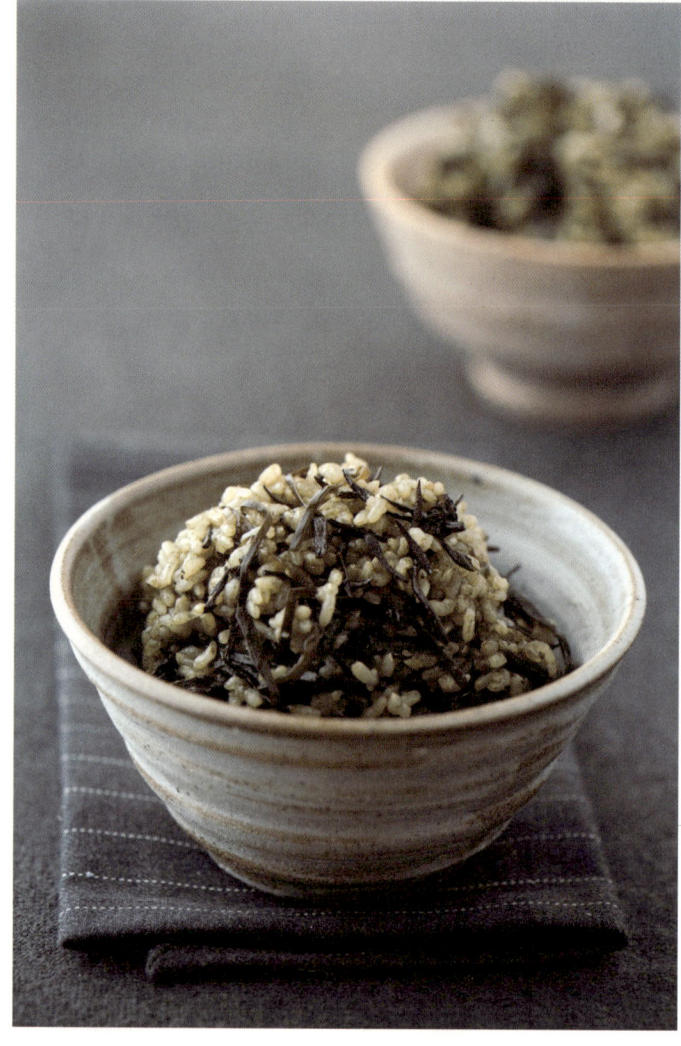

해초밥

겨울 밥상 메뉴

■ 재료 ■
곰피 100g, 말린 미역 50g, 매생이 30g, 톳나물 20g, 현미·현미찹쌀 1컵씩.

■ 만드는 법 ■

1. 현미와 현미찹쌀은 씻어 물을 붓고 충분히 불린다.
2. 미역은 물에 불리고 곰피는 깨끗이 씻어 먹기 좋은 크기로 자른다.
3. 매생이는 물에 씻어 체에 건져놓는다.
4. 톳나물은 끓는 물에 살짝 데쳐 헹군 뒤 적당히 썬다.
5. 솥에 쌀을 담고 미역, 곰피, 톳나물, 매생이를 얹어 물을 붓고 밥 짓는다.

cooking tip

겨울철 별미 해초밥은 밥을 지어 바로 먹으면 맛있다. 해초 특유의 비릿한 맛이 싫다면 양념간장을 곁들여 먹으면 된다.

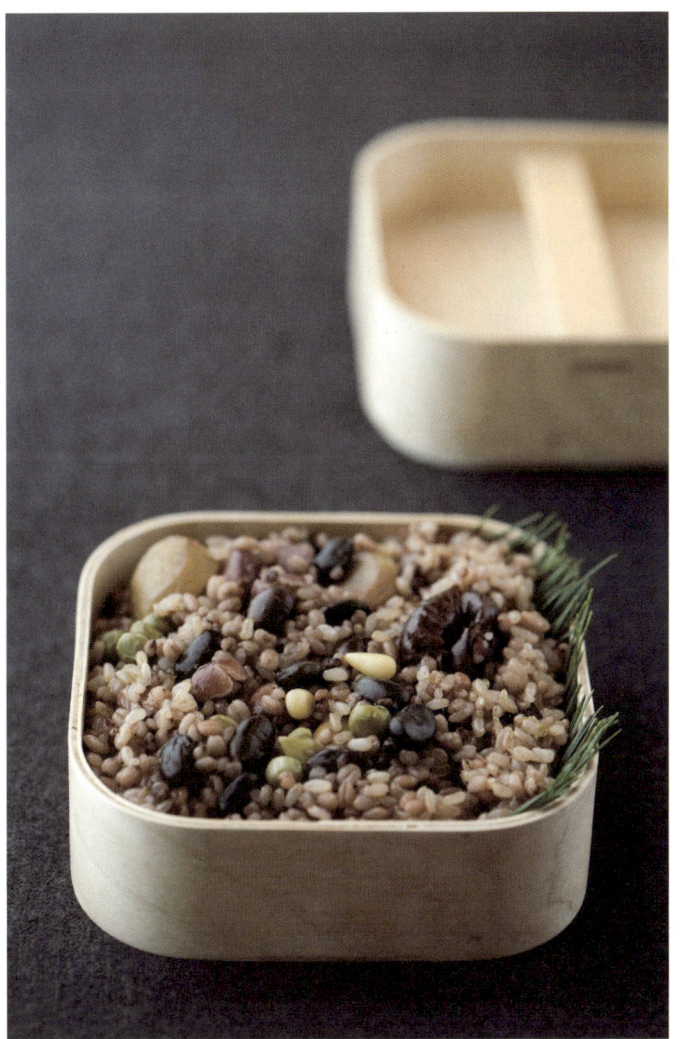

현미영양밥

■ 재료 ■
완두콩·검정콩 30g씩, 잣 10g, 대추 8개, 밤 5개, 구운소금·솔잎 약간씩 현미·현미찹쌀·수수·보리 1/2컵씩.

■ 만드는 법 ■

1. 현미, 현미찹쌀, 수수, 보리는 씻어 물에 충분히 불린다.
2. 완두콩과 검정콩은 물에 불린다.
3. 밤은 속껍질을 벗겨 반으로 자른다. 대추는 씻어 씨를 뺀다.
4. 솥에 불린 쌀을 안치고 밤, 대추, 잣, 완두콩, 검정콩을 얹어 소금 간한 뒤 밥을 짓는다.

◎ *cooking tip* ◎

소쿠리에 깨끗이 씻은 솔잎을 깔고 완성된 영양밥 퍼놓으면 은은한 솔 향이 배어 맛이 한층 좋다.

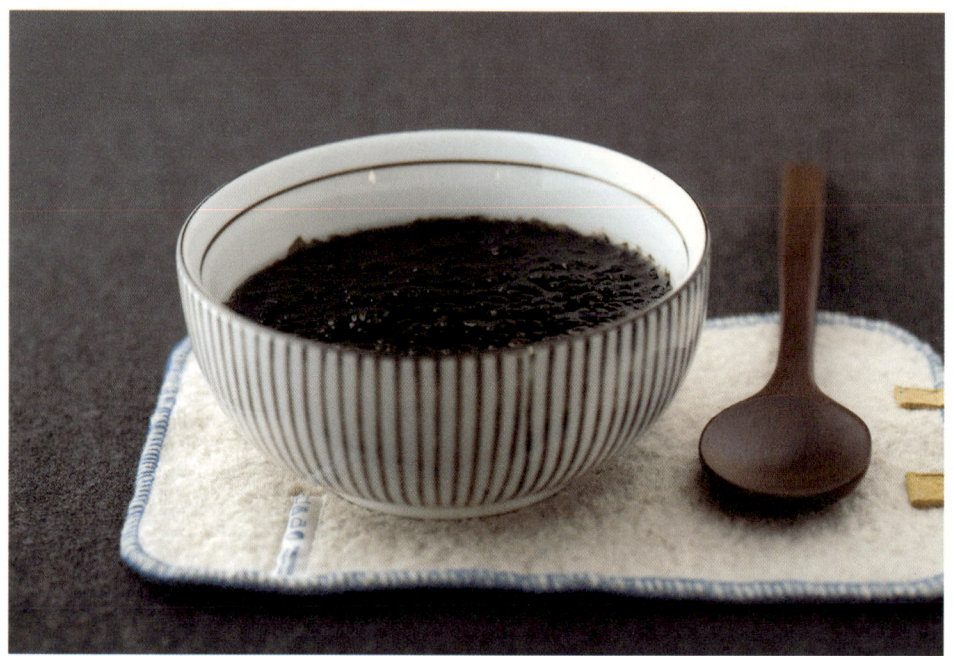

김국

<small>겨울 밥상 메뉴</small>

■ 재료 ■
물김 20g, 채소국물 1/2컵, 가루간장·다진 마늘 1/2작은술씩, 구운소금 약간

■ 만드는 법 ■
1. 물김은 소금물에 담갔다 체에 밭쳐 물기를 뺀다.
2. 김을 달달 볶다가 붉은 빛이 돌면 채소국물(187쪽 참고)을 붓고 끓인다.
3. 파르르 끓으면 불을 낮추고 다진 마늘, 가루간장을 넣고 약한 불에서 한소끔 더 끓인다.

cooking tip

물김은 소금물에 살살 여러 번 씻어야 비릿한 맛이 나지 않는다. 깨끗이 씻어 특별한 양념을 하지 않고 끓이면 깔끔한 겨울 별미가 완성된다.

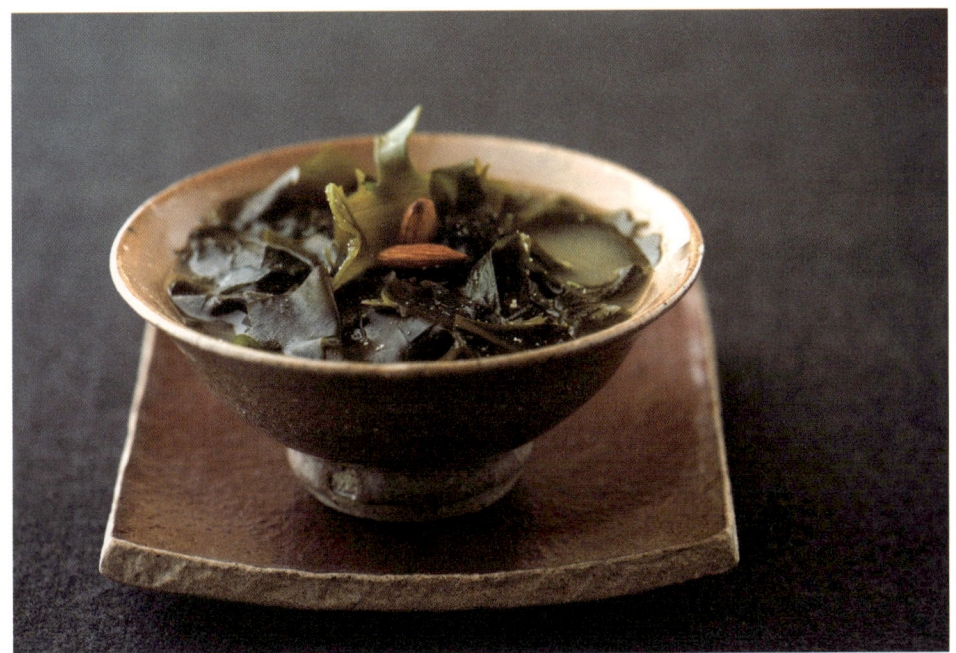

아몬드미역국

■ 재료 ■
마른 미역 40g, 아몬드 30g, 채소국물 4컵, 가루간장 2큰술

■ 만드는 법 ■

1. 마른 미역은 미지근한 물에 30분간 담갔다 건져 물기를 뺀다.
2. 아몬드는 채소국물(187쪽 참고)을 약간 넣고 믹서에 간다.
3. 냄비에 미역과 채소국물을 넣고 끓인다.
4. 파르르 끓으면 ②의 아몬드를 넣고 가루간장으로 간한 뒤 불을 끈다.

◎ *cooking tip* ◎

미역국이 완전히 익으면 아몬드를 넣고 김만 올려 먹는다. 생 아몬드를 미역국에 넣으면 고소한 맛이 나므로 바로 먹는 것이 조리 포인트.

느타리버섯 넣은 매생이국

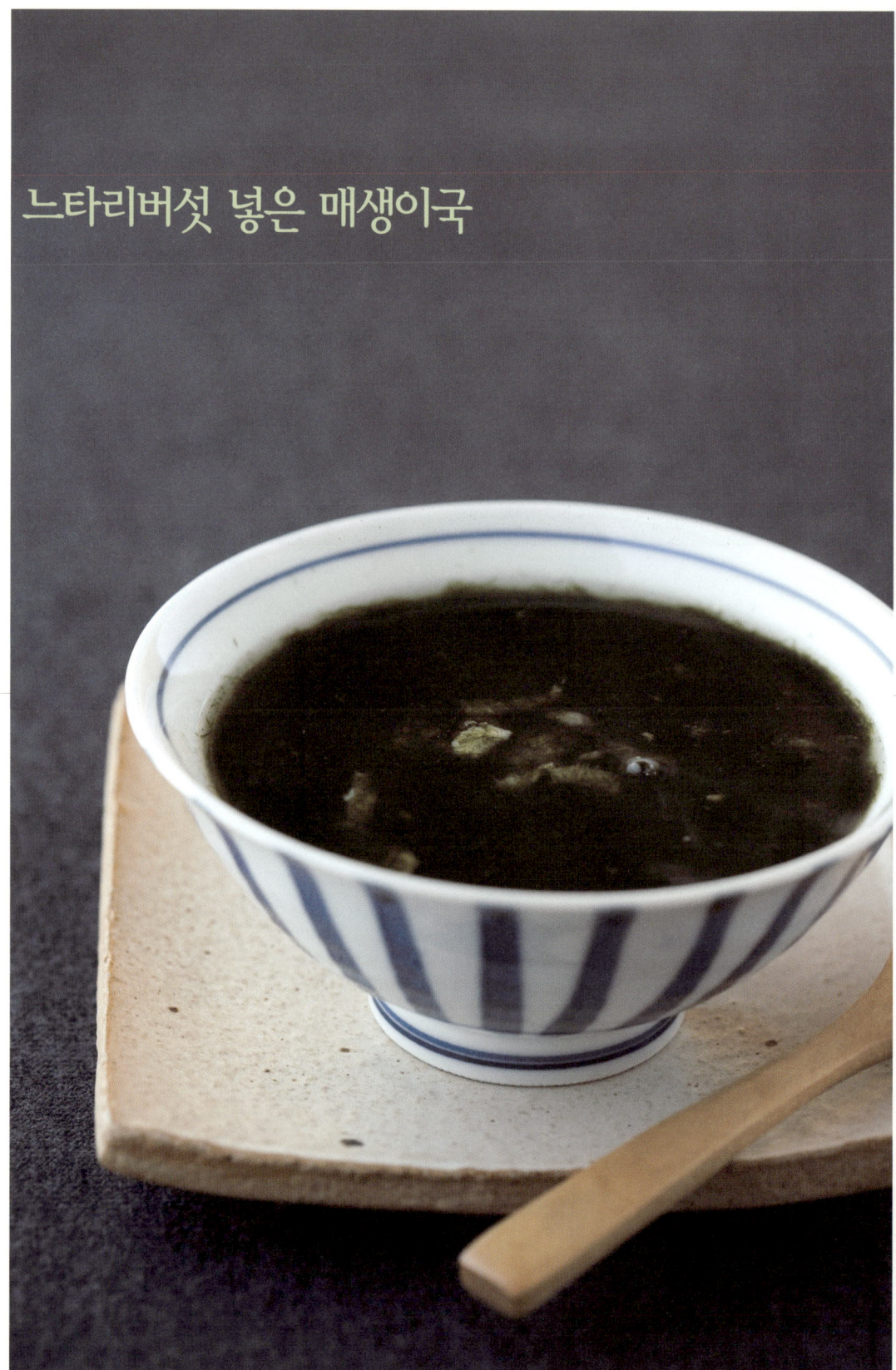

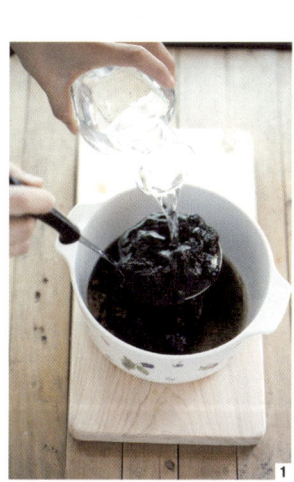
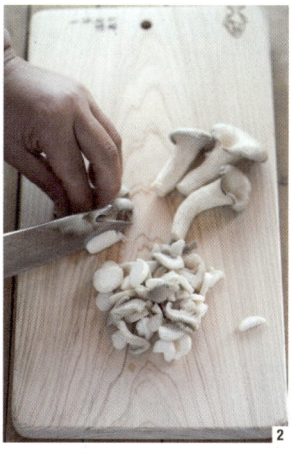
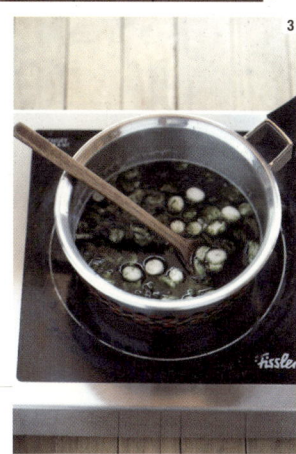
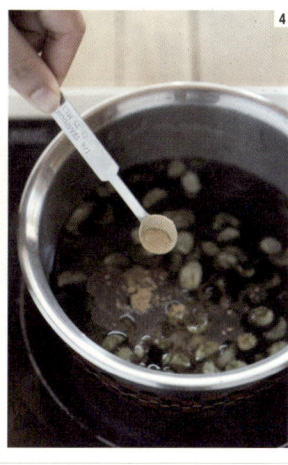

■ 재료 ■
매생이 100g, 느타리버섯 30g, 채소국물 1/2컵(150cc), 다진 마늘·가루간장 1작은술

■ 만드는 법 ■

1. 매생이는 흐르는 물에 씻어 구멍이 좁은 체에 건져둔다.
2. 느타리버섯은 씻어 기둥만 송송 썬다.
3. 채소국물(187쪽 참고)을 끓이다 매생이와 느타리버섯을 넣고 한소끔 더 끓인다.
4. 다진 마늘과 가루간장을 넣고 간한 뒤 불을 끈다.

cooking tip

매생이는 얇고 미끄러워 헹구다 모두 흘러버리기 일쑤다. 고운 체에 서너 번 헹구는 것이 좋다. 국 끓일 때도 부르르 끓으면 바로 불을 꺼야 고유의 향이 날아가지 않는다.

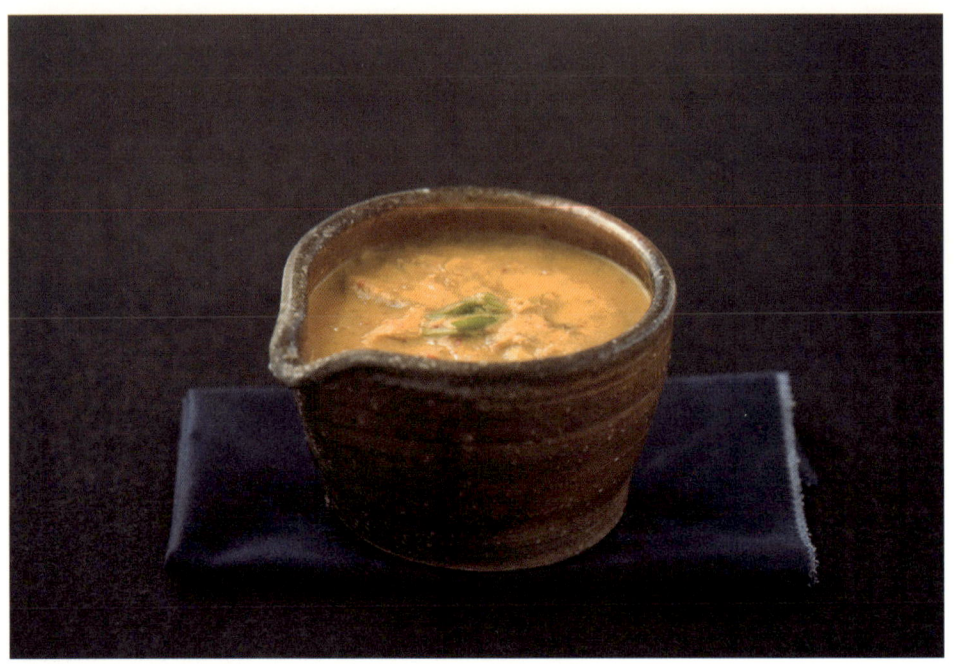

김치콩비지찌개

■ 재료 ■
불린 대두 200g, 배추김치 1/4포기, 채소국물 3컵, 김치국물 1컵, 대파 40g, 다진 마늘 1/2큰술

■ 만드는 법 ■

1. 대두는 물을 붓고 6시간 이상 불린 뒤 같은 양의 물을 붓고 믹서에 간다.
2. 김치는 속을 털고 먹기 좋게 썬다.
3. ①의 콩비지에 채소국물(187쪽 참고)을 붓고 김치를 얹어 약한 불에서 끓여준다.
4. 뭉근히 끓으면 다진 마늘과 송송 썬 대파를 얹어 마무리한다.

cooking tip

콩은 충분히 불려야 비린 맛도 없고 곱게 갈린다. 전날 밤 불렸다 그 다음 날 요리하도록 한다. 특히 비지찌개는 완성될 때까지 젓지 않고 그대로 뭉근히 끓여줘야 제 맛이 난다.

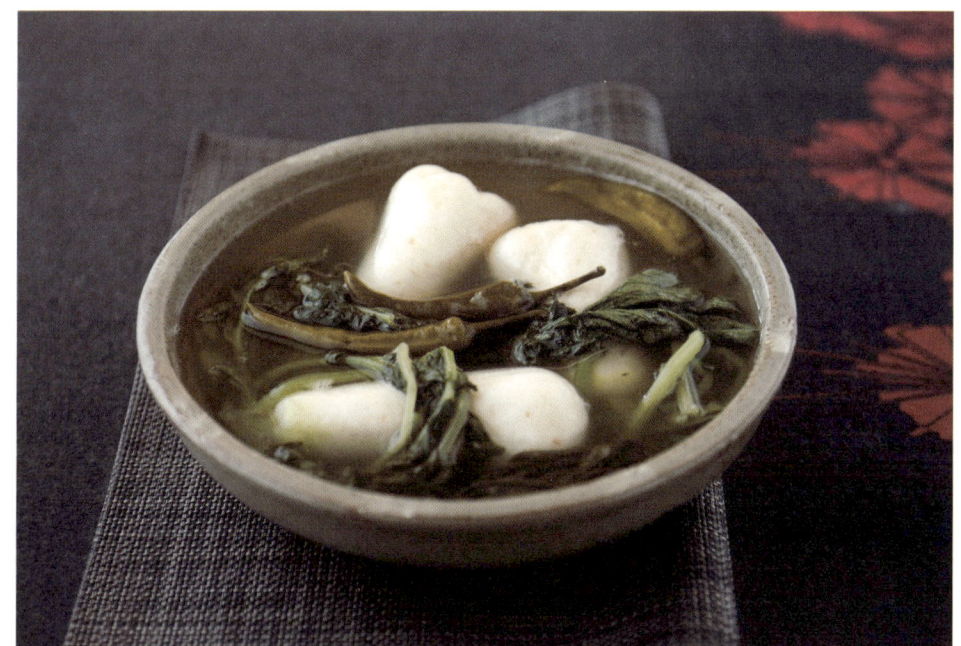

동김치

겨울

■ 재료 ■
알타리무 1500g, 생수 5컵, 천일염 1컵, 삭힌고추·청각 50g씩, 통마늘 5쪽, 대파 3뿌리, 배 1개

■ 만드는 법 ■

1. 알타리무는 상처가 나지 않도록 수세미로 씻어 잔털을 긁어낸다.
2. 손질한 무는 소금을 뿌려 3일간 절인다.
3. 통마늘은 나박나박 저며 썰고 배는 씻어 4등분한다. 청각은 물에 씻는다.
4. ②에 그대로 생수를 붓고 삭힌고추, 대파, 마늘, 배를 띄운다.

◎ *cooking tip* ◎

무는 소금을 충분히 넣고 절여야 삭으면서 무에서 짠맛이 나와 간이 맞는다. 발효시켜 먹는 김치가 아니므로 겨울철에도 한 달에 한 번씩 담가 먹으면 맛있다.

양송이콜리플라워수프

겨울 밥상 메뉴

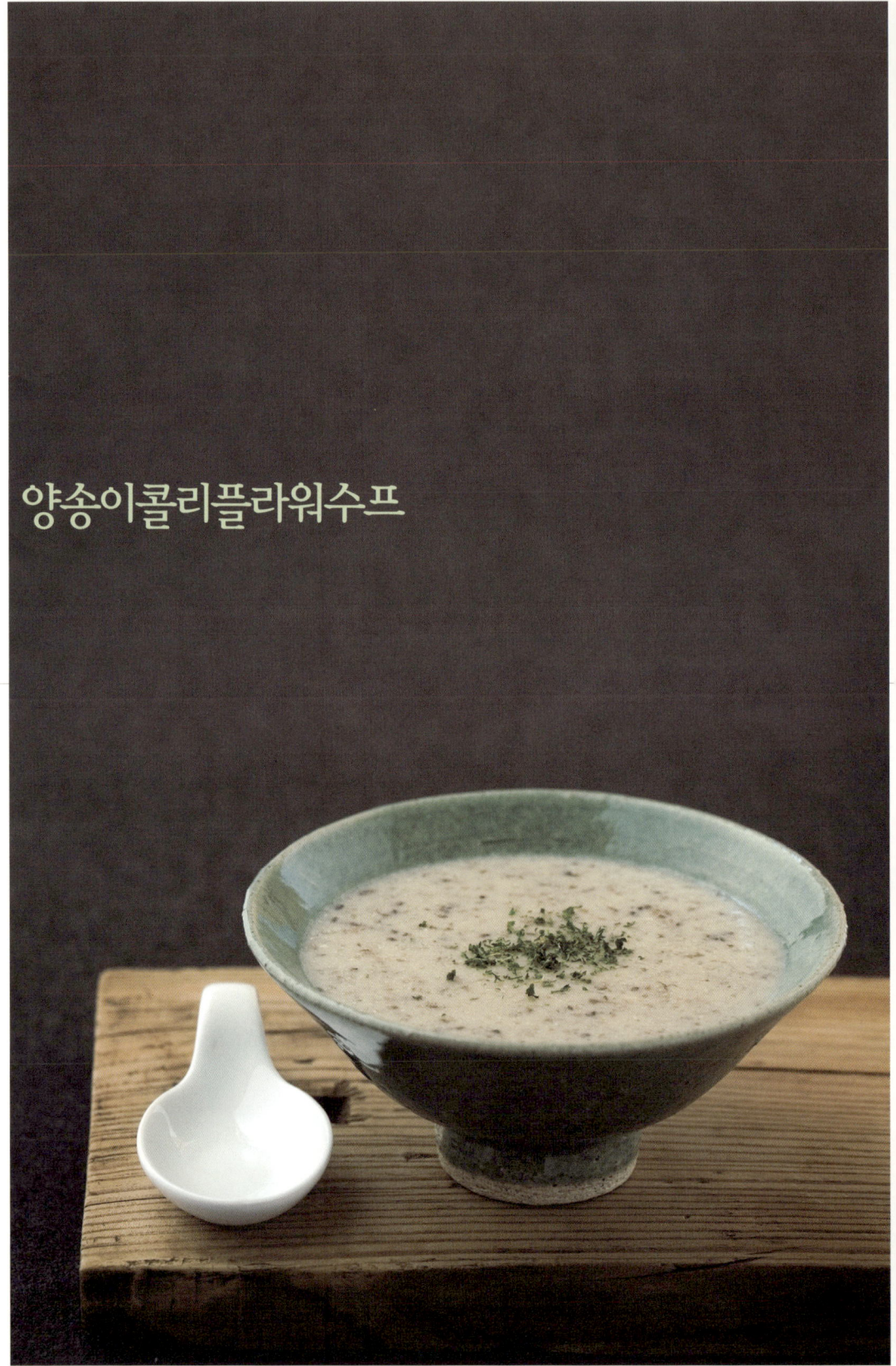

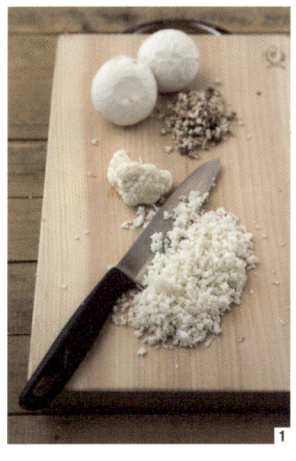 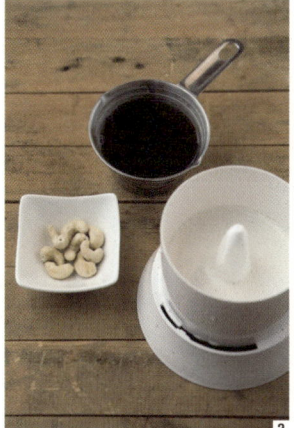 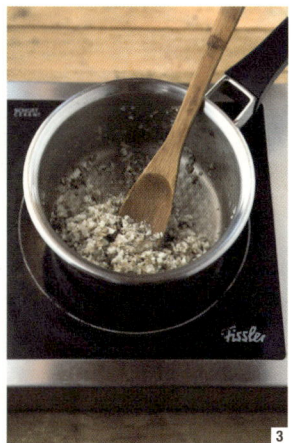
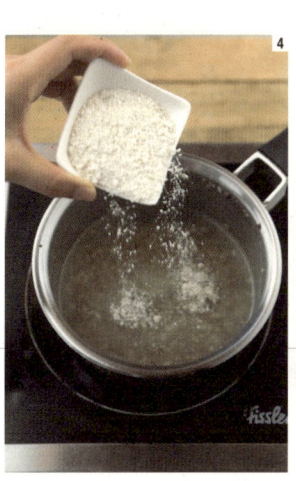 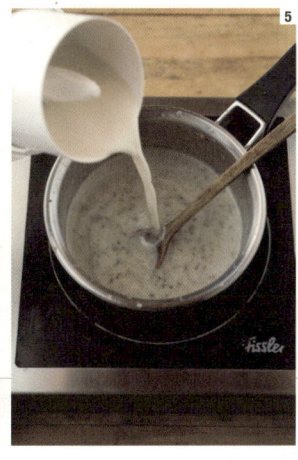 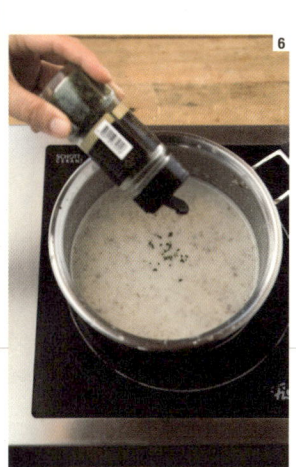

■ 재료 ■
양송이버섯·콜리플라워 200g씩, 양파 160g, 현미쌀가루 120g, 캐슈넛·대두 60g씩, 채소국물 2컵
구운소금·파슬리가루 약간씩

■ 만드는 법 ■

1. 양송이버섯은 껍질을 벗기고 곱게 다진다. 콜리플라워, 양파도 곱게 다져놓는다.
2. 캐슈넛과 대두는 채소국물(187쪽 참고)을 조금 넣어 믹서에 간다.
3. 팬에 양송이버섯, 콜리플라워, 양파를 넣고 달달 볶는다.
4. ③에 채소국물, 현미찹쌀가루를 넣고 저어가며 끓인다.
5. 보글보글 끓으면 ②를 넣고 한소끔 더 끓인다.
6. 먹기 직전에 파슬리 가루를 뿌린다.

cooking tip

양송이버섯, 양파, 콜리플라워 등은 최대한 곱게 다져야 부드러운 맛을 살릴 수 있다. 캐슈넛도 알갱이가 보이지 않을 정도로 갈아 붓고 끓여야한다.

생미역회

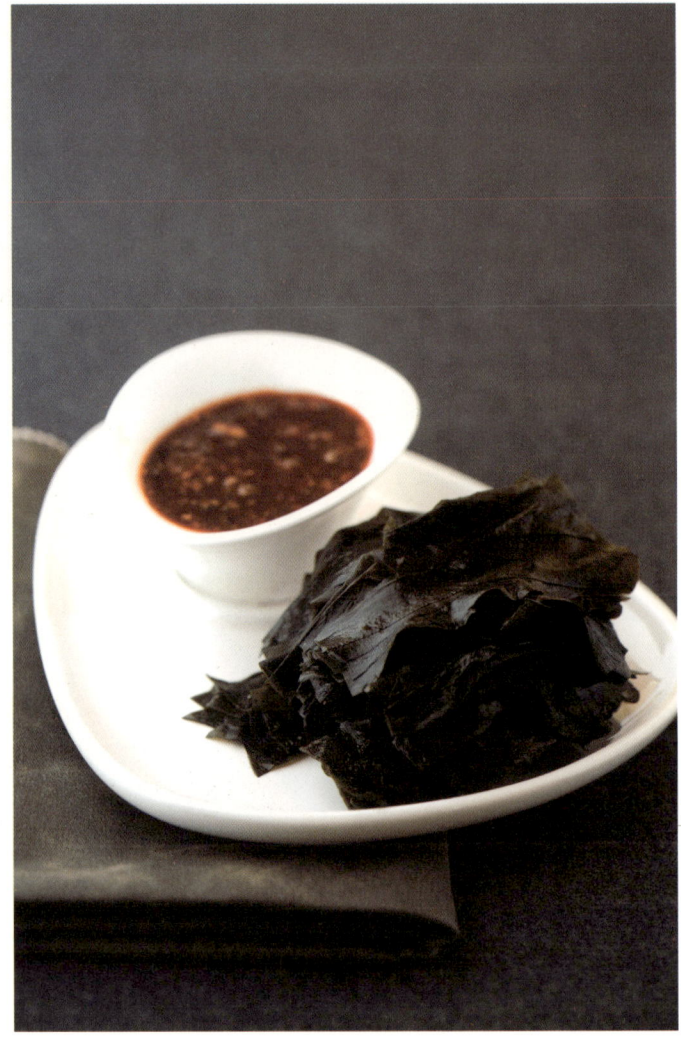

■ 재료 ■
생미역 200g, 구운소금 약간, 초고추장 5큰술

■ 만드는 법 ■

1. 생미역은 소금을 넣고 깨끗이 씻어 5cm 길이로 썬다.
2. 미역과 초고추장(184쪽 참고)을 곁들여 먹는다.

cooking tip

생미역은 다소 뻣뻣하고 억셀 수 있다. 그렇다고 여러 번 치대 씻으면 고유의 향이 사라지므로 주의한다. 약간 미지근한 물에 담가두면 부드러워진다.

참마무순샐러드

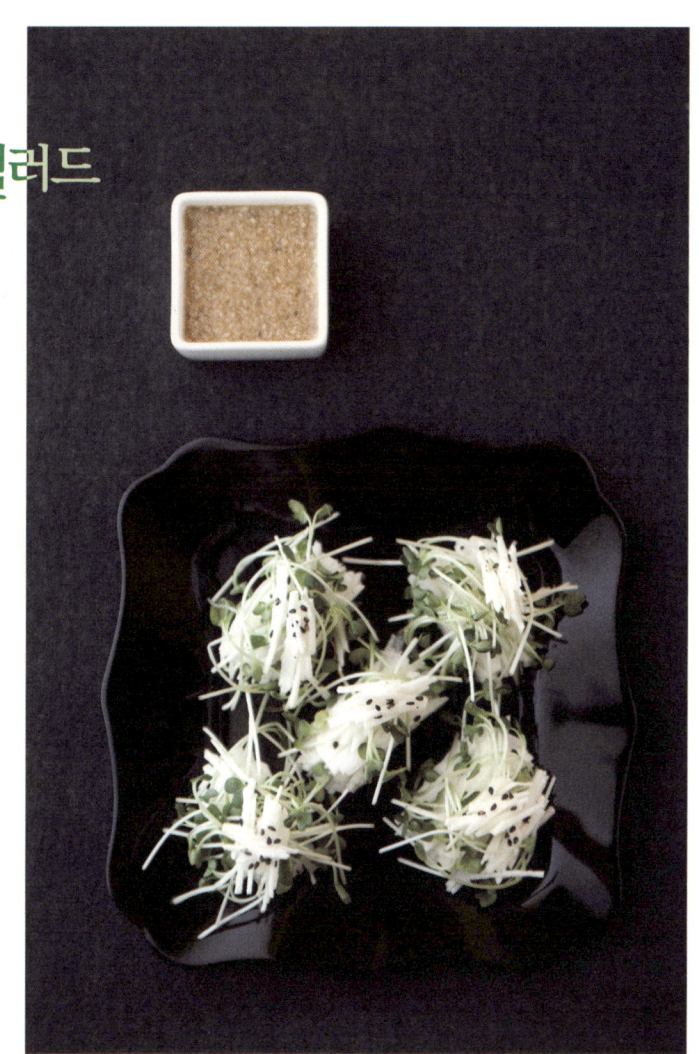

■ 재료 ■
참마 100g, 무순 25g, **드레싱** 검정깨 3큰술, 매실청·레몬즙·꿀 1큰술씩, 가루간장 1/2작은술

■ 만드는 법 ■

1. 참마는 씻어 껍질을 벗기고 썰어 가늘게 채 썬다.
2. 무순은 깨끗이 씻어 물기를 제거한다.
3. 분량의 재료를 섞어 드레싱을 만든다.
4. 그릇에 마를 한 젓가락씩 담고 그 위에 무순을 적당히 올린다.
5. 검정깨드레싱을 곁들여 먹는다.

cooking tip

마는 특유의 끈적임 때문에 먹기가 쉽지 않다. 채 썬 마는 젓가락으로 한 번에 집을 수 있는 양씩 모아 담으면 먹기 편하다.

파슬리두부치자전

겨울 밥상 메뉴

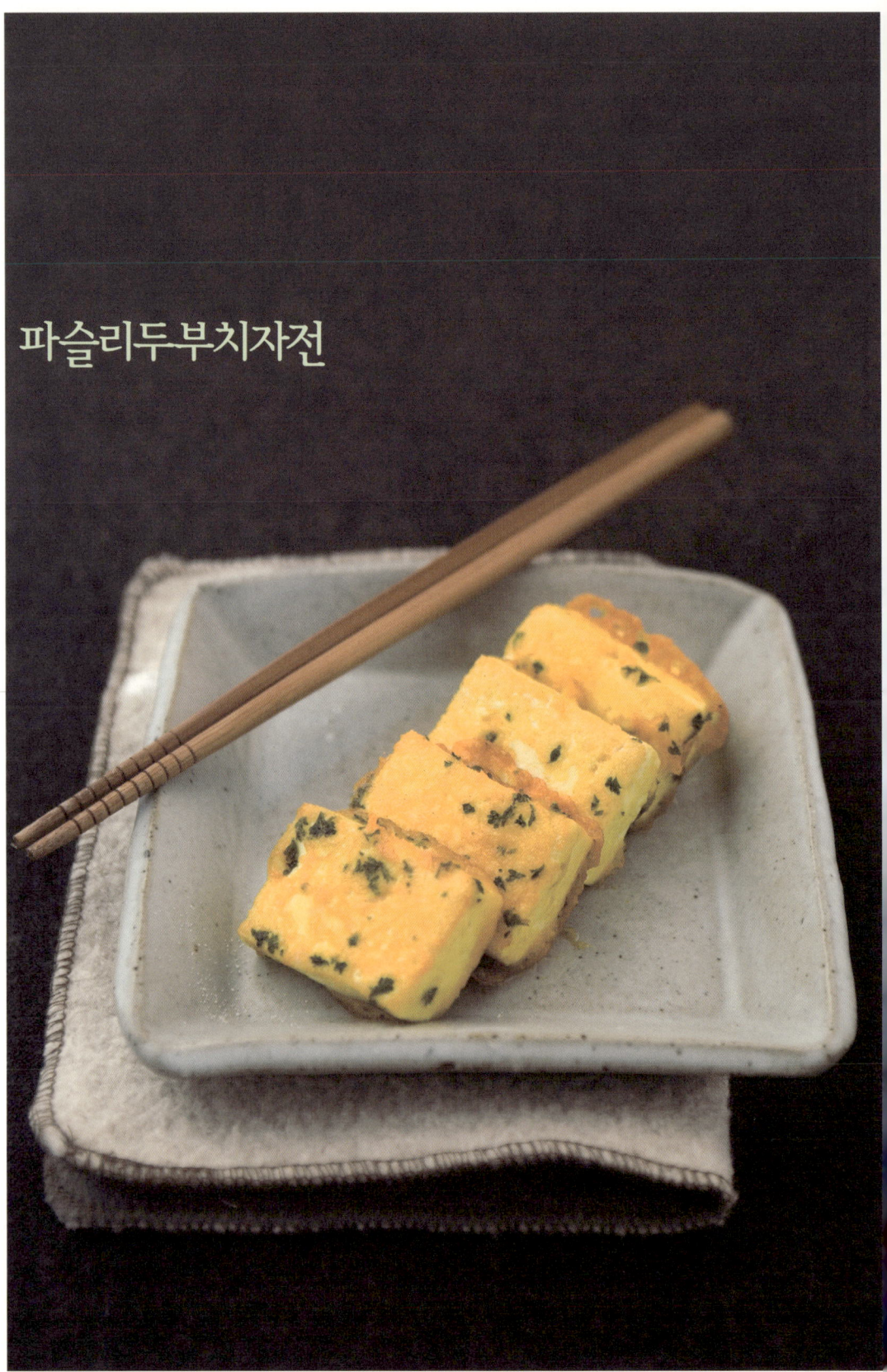

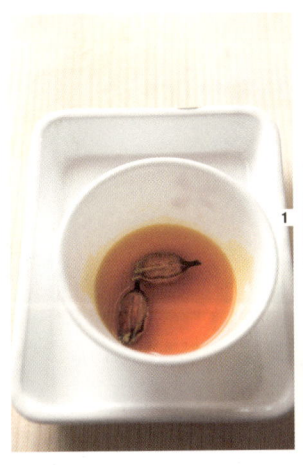
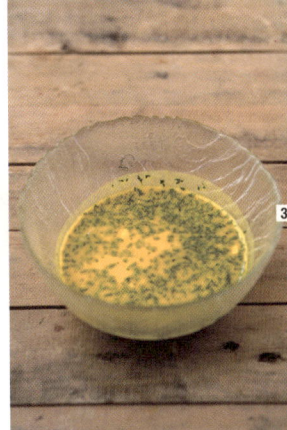
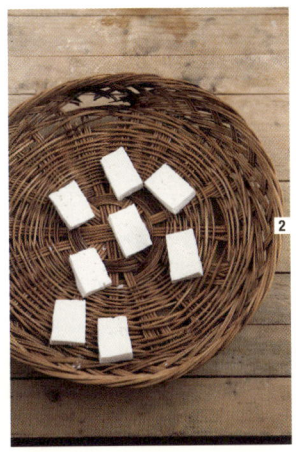
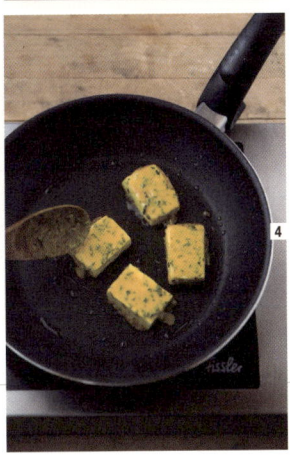

■ 재료 ■
두부 1모, 통밀가루 5큰술, 치자물 1/2컵, 포도씨유·구운소금·파슬리가루·약간씩

■ 만드는 법 ■

1. 생수에 치자 2알을 담가 4시간 정도 우린다.
2. 두부는 가로로 3등분한 뒤 5cm 두께로 썰어 소금을 뿌린 뒤 채반에 펼쳐둬 물기를 뺀다.
3. 치자물에 파슬리, 통밀가루를 넣고 섞는다.
4. 물기를 뺀 두부를 ③에 담가 달군 팬에 포도씨유를 두르고 앞뒤로 구워낸다.

◎ cooking tip ◎

두부는 물기를 빼지 않고 구우면 부스러지기 쉽다. 채반에서 10분간 물기를 뺀 뒤 구워야 부서지지 않는다.

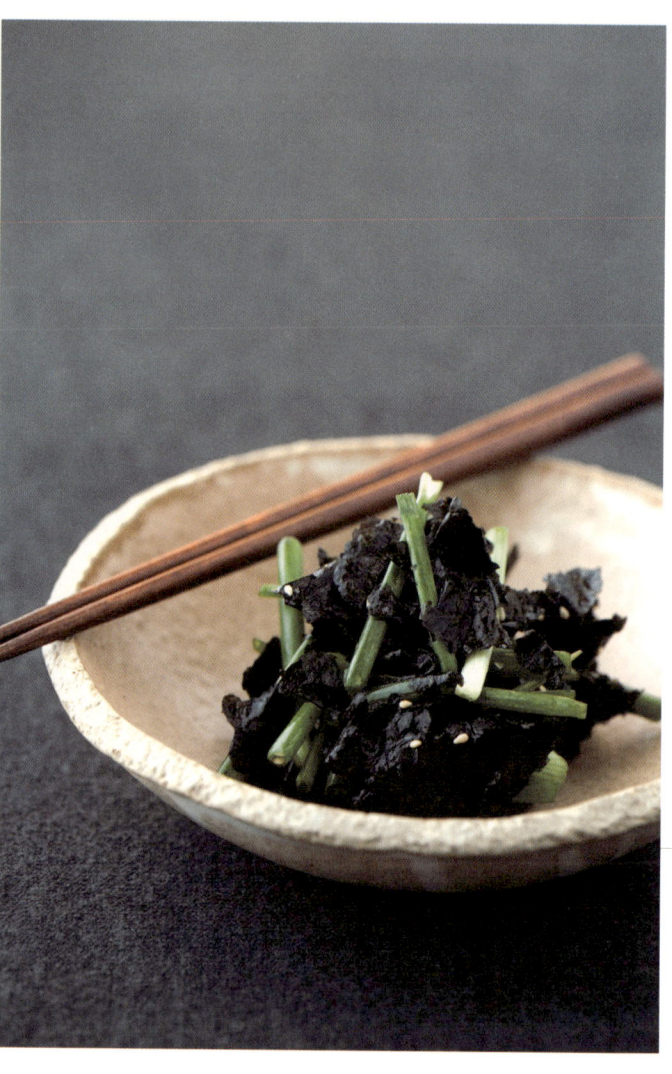

실파김무침

겨울 밥상 메뉴

■ 재료 ■
김 30g, 실파 20g, **양념** 조청 3큰술, 가루간장·통깨 1작은술씩, 생수 50cc

■ 만드는 법 ■

1. 김은 달군 팬에 앞뒤로 구워 손으로 먹기 좋게 뜯는다.
2. 실파는 씻어 3cm 길이로 썬다.
3. 냄비에 물을 붓고 조청을 풀어 끓인 뒤 가루간장으로 간해 식힌다.
4. 그릇에 김과 실파를 담고 양념을 뿌려 젓가락으로 가볍게 버무린다.

cooking tip

가루간장과 조청을 넣고 바로 무치면 양념이 김과 붙어 간이 배지 않는다. 한번 끓이거나 미지근한 물에 조청을 녹여 양념을 만든다. 만든 양념은 식혀야 김이 서로 붙지 않고 맛이 고루 어우러진다.

고구마브로콜리샐러드

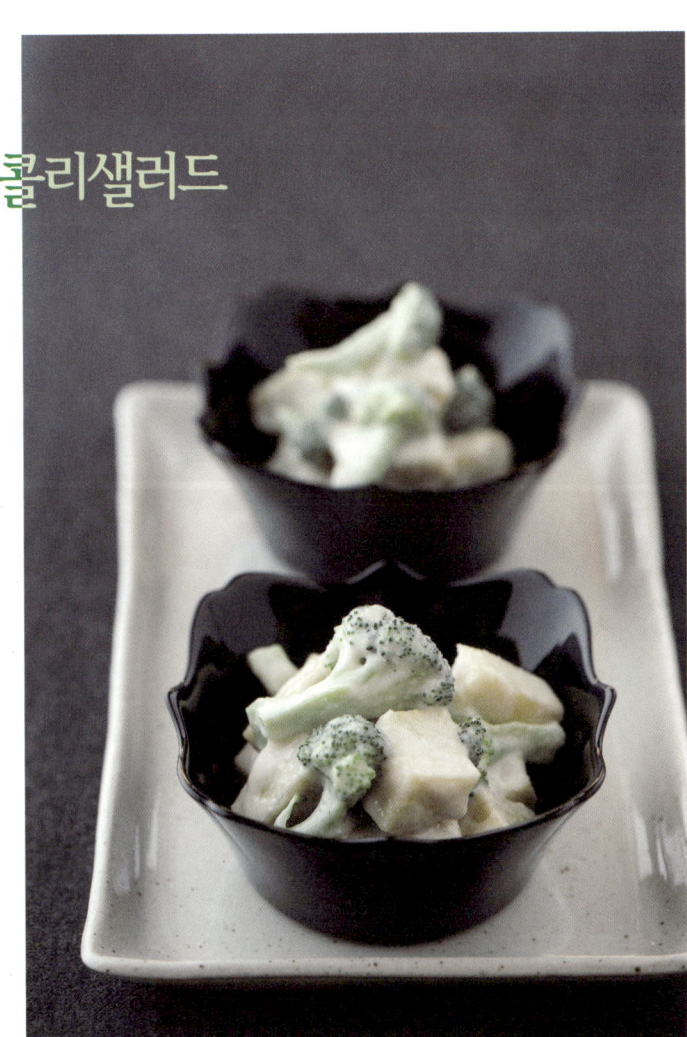

■ 재료 ■
고구마 500g, 브로콜리 100g, 마요네즈소스 5큰술, 구운소금 약간

■ 만드는 법 ■

1. 고구마는 씻어 껍질째 삶아 깍둑 썬다.
2. 브로콜리는 송이를 살려 자른 뒤 소금물에 데친다.
3. 고구마와 브로콜리를 마요네즈소스(190쪽 참고)에 버무려낸다.

◎ cooking tip ◎
삶은 고구마는 미리 썰어두면 으스러져 모양이 예쁘지 않다. 먹기 직전 썰어 소스에 버무려낸다.

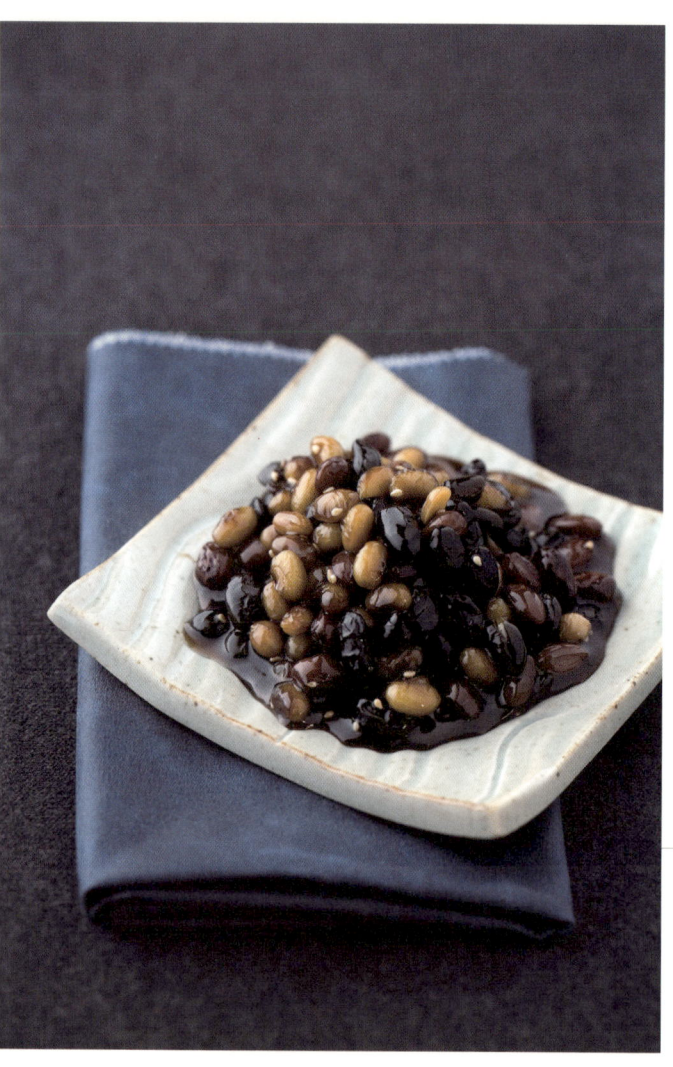

삼색콩조림

■ 재료 ■

삼색콩(강낭콩·검은콩·대두) 150g, 생수 5컵, 조청 3큰술, 가루간장 1큰술, 통깨 약간

■ 만드는 법 ■

1. 콩은 물을 붓고 1시간 이상 불린다.
2. 불린 콩은 잠길 정도의 물을 붓고 삶는다.
3. 콩이 익으면 조청과 가루간장을 넣어 윤기 나게 조리고 통깨로 마무리한다.

◉ *cooking tip* ◉

콩 삶은 물 그대로 양념을 넣고 조려야 고소하게 조리할 수 있다. 단 삶을 때 물 양이 너무 적으면 콩이 잘 익지 않으므로 물을 넉넉하게 잡았다 조금 덜어내는 것이 포인트.

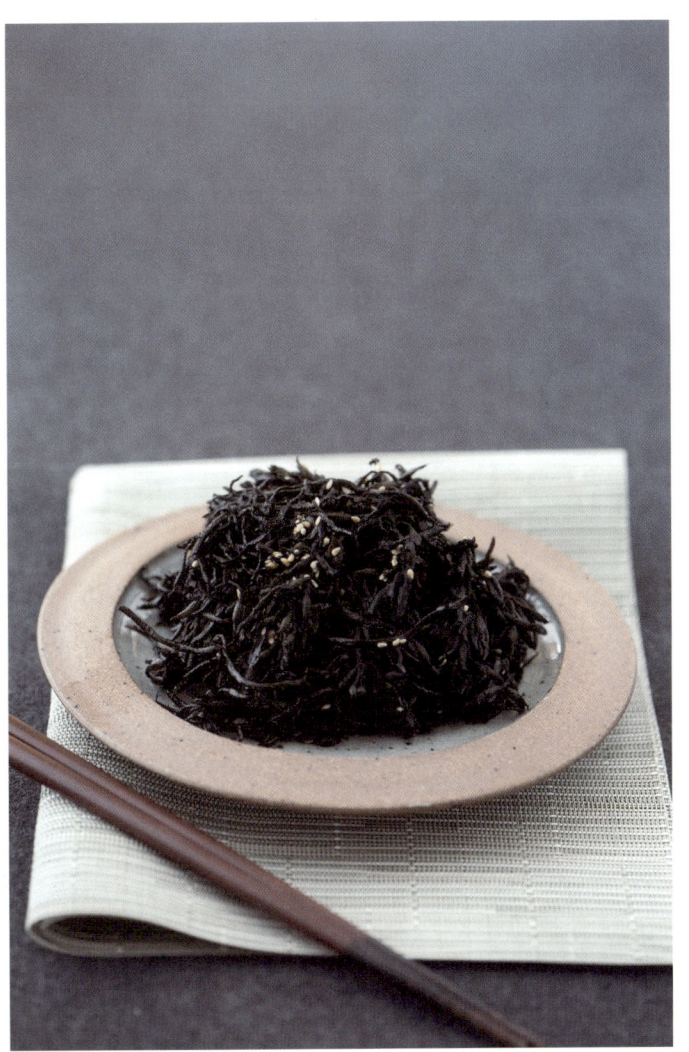

톳나물조림

■ 재료 ■
마른톳나물 50g, 통깨 1작은술, 포도씨유 약간, **양념** 채소국물 5큰술, 조청 1+1/2큰술, 가루간장 약간

■ 만드는 법 ■

1. 톳나물은 물에 1시간 정도 담갔다 짠맛이 없어질 때까지 여러 번 씻는다.
2. 물기를 제거한 톳나물은 먹기 좋게 썰어 달군 팬에 포도씨유를 두르고 살짝 볶는다.
3. 톳나물이 부드러워지면 분량의 양념을 넣고 자작하게 졸여 통깨로 마무리한다.

◎ *cooking tip* ◎

생 톳나물은 씻어 볶지 않고 조려도 부드럽다. 하지만 마른 톳나물은 바로 조리할 경우 뻣뻣하기 때문에 포도씨유에 살짝 볶아 조리면 좋다.

채소두부덮밥

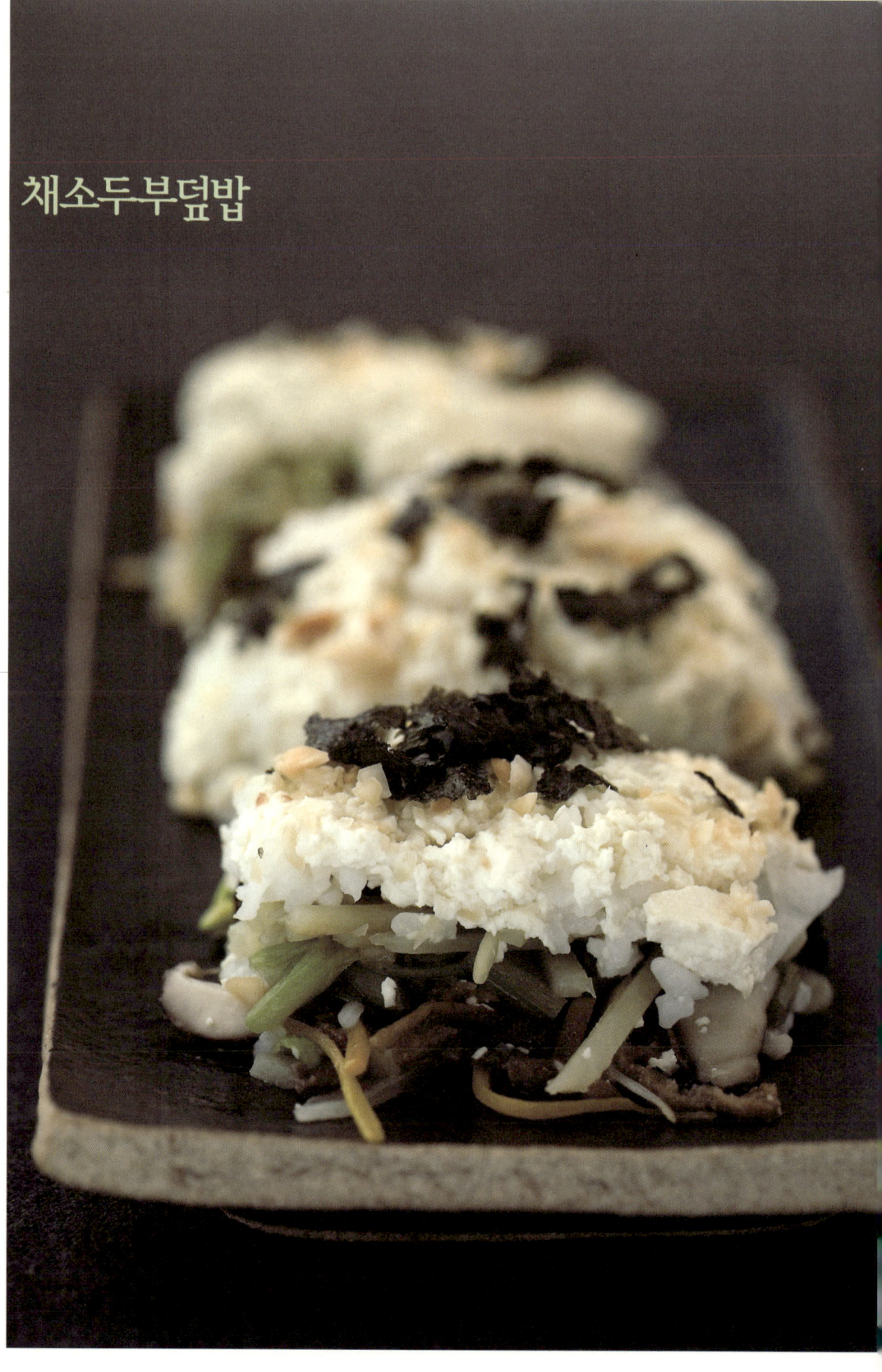

겨울 밥상 메뉴

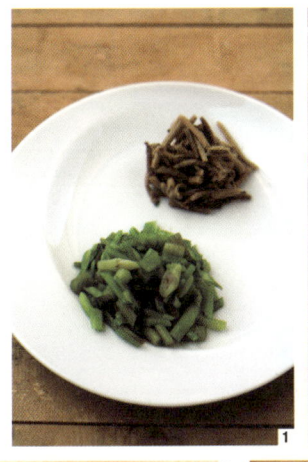
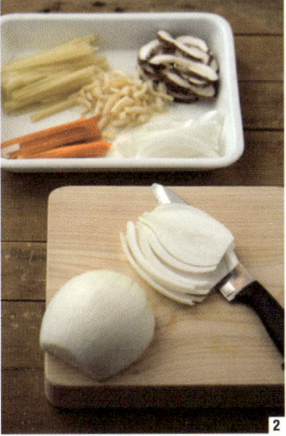
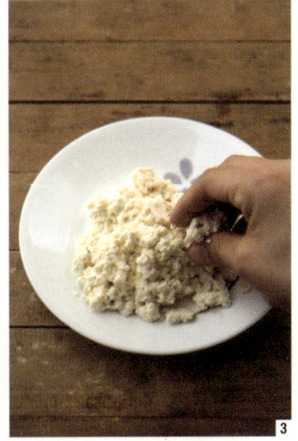
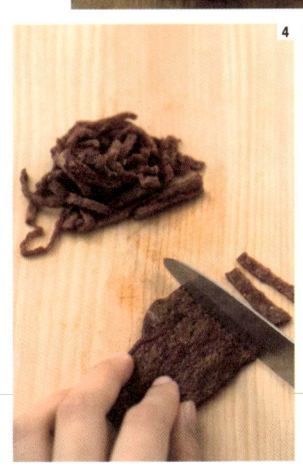
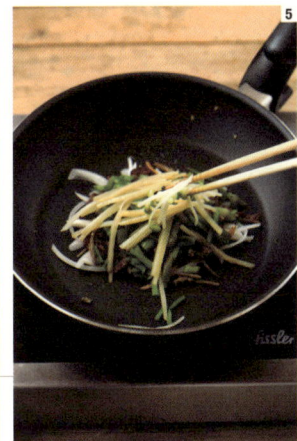
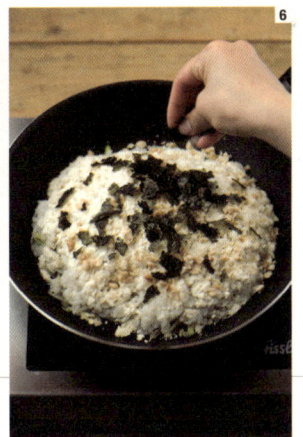

■ 재료 ■

두부 1/4모, 콩나물·감자 50g씩, 미나리 40g, 양파·고사리 30g씩, 도라지·표고버섯 20g씩, 당근·밀고기 ·땅콩 15g씩, 구운 소금·채소국물·가루간장·포도씨유·김가루 약간씩, 밥 1공기

■ 만드는 법 ■

1. 미나리와 고사리, 콩나물은 각각 소금을 넣고 데친다.
2. 감자, 도라지, 당근, 양파, 표고버섯은 곱게 채 썬다.
3. 두부는 채반에 올려 물기를 빼고 손으로 으깬다.
4. 밀고기 반죽은 얇게 썰어 가루간장으로 밑간한 뒤 팬에 구워 채 썬다.
5. 팬에 채소국물(187쪽 참고)을 넣고 도라지, 감자, 표고버섯, 당근, 양파 순으로 볶는다. 볶은 채소를 넓게 펴고 미나리, 고사리, 콩나물, 밀고기를 얹는다.
6. ⑤에 밥을 넓게 펴가며 올려 둥그렇게 지져낸다. 밥 위에 다진 땅콩과 김가루를 뿌려 완성한다.

◉ cooking tip ◉

채소는 오래 볶으면 숨이 죽어 맛이 없다. 한두 번 젓는 느낌으로 각각 볶아 쌓는 것이 좋다. 포도씨 유 대신 채소국물을 약간 넣고 살짝 볶으면 기름섭취도 줄일 수 있다.

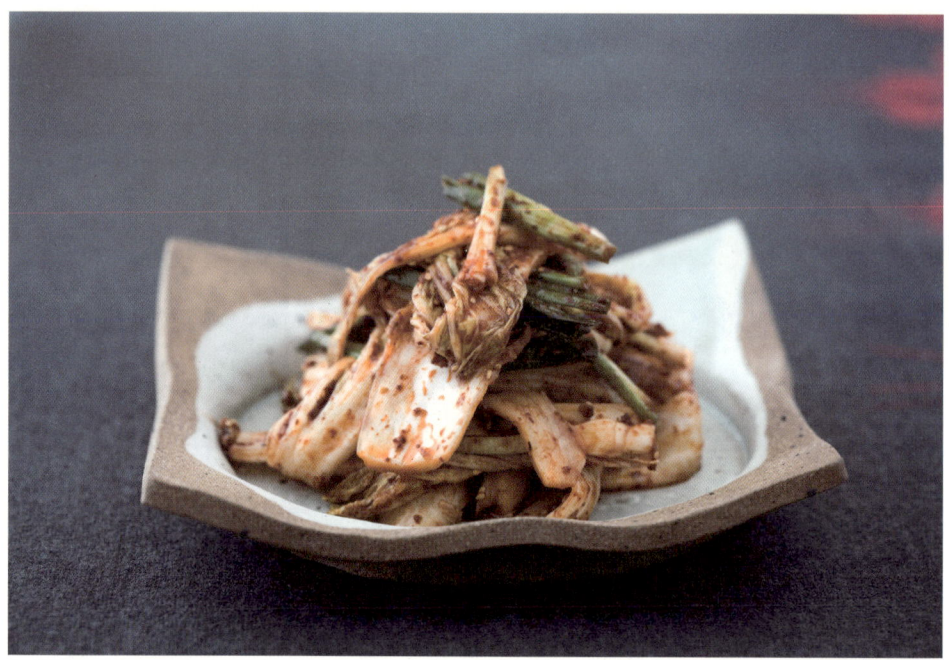

홍시배추겉절이

■ 재료 ■
홍시 2개, 배추 1750g(1포기), 소금 280g, 실파 50g,
양념 고춧가루 100g, 가루간장 2큰술, 다진 마늘·통깨 1큰술씩

■ 만드는 법 ■

1. 배추는 깨끗이 씻어 소금에 절인다. 실파는 씻어 3cm 길이로 썬다.
2. 홍시는 껍질을 벗겨 씨를 제거한 다음 주걱으로 으깬다.
3. 분량의 재료를 섞어 양념장을 만들어 홍시를 섞는다.
4. 절인 배추는 소금물기만 가볍게 헹궈 먹기 좋게 자른다.
5. 배추와 실파는 양념을 넣고 버무려 담는다.

cooking tip

조청 대신 홍시로 상큼하게 즐기는 겉절이이다. 홍시의 달콤한 맛을 즐기려면 금방 먹는 것이 좋다. 배추는 깨끗이 씻어 소금에 가볍게 절인 다음 소금물만 헹궈낸다.

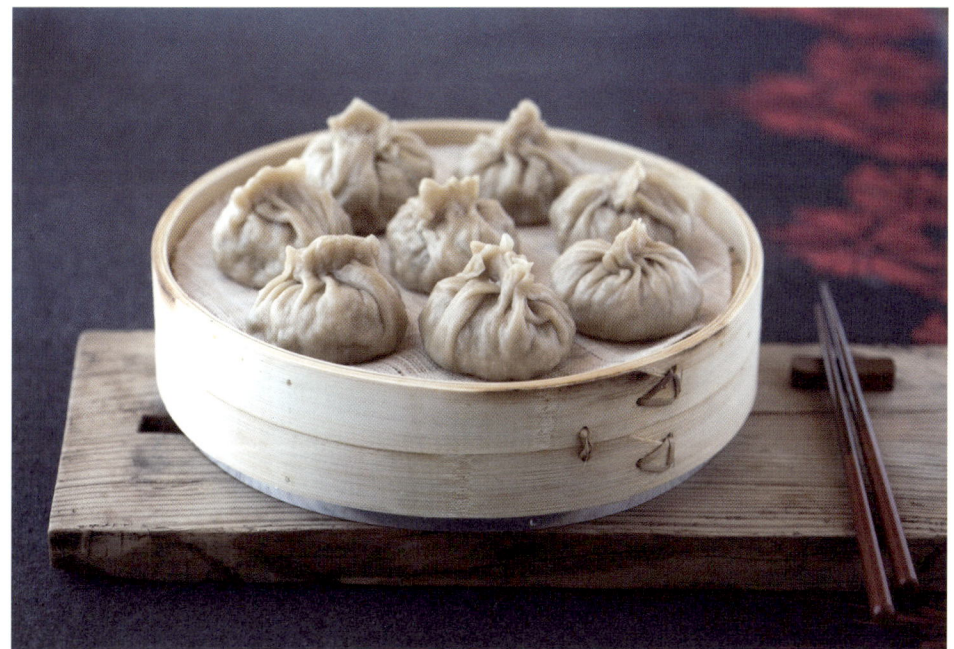

배추김치만두

■ 재료 ■
김치·두부 200g씩, 베지버거 60g, 당면·표고버섯 50g씩, 대파 35g, 다진 마늘·가루간장 약간씩,
반죽 통밀가루 250g, 생수 약 1컵(150cc), 구운소금 1/2작은술

■ 만드는 법 ■

1. 통밀가루와 물, 소금을 섞고 여러 번 치대어 반죽을 만든다. 반죽은 비닐에 담아 상온에서 1시간 정도 숙성시킨다.
2. 당면은 끓은 물에 삶아서 물기를 제거하고 곱게 다진다.
3. 표고버섯은 씻어 곱게 다진 뒤 다진 마늘과 가루간장을 넣고 팬에 살짝 볶는다.
4. 김치는 속을 털고 송송 썰고 두부는 베보에 싸서 물기를 짠다.
5. 당면, 표고버섯, 김치, 두부를 섞어 속을 만든다.
6. 반죽을 동그랗게 밀어 만두피를 만들고 만두 속을 한 숟가락씩 떠 넣어 빚는다.
7. 김 오른 찜통에 10분간 쪄내 양념장을 곁들여 먹는다.

◎ *cooking tip* ◎

통밀가루는 일반 밀가루에 비해 점성이 약해 반죽할 때 오래 치대야 부드럽다. 만두 속을 만들 때는 당면을 넣어야 다른 부재료들의 물기를 흡수해 씹는 맛이 좋다.

양송이브로콜리덮밥

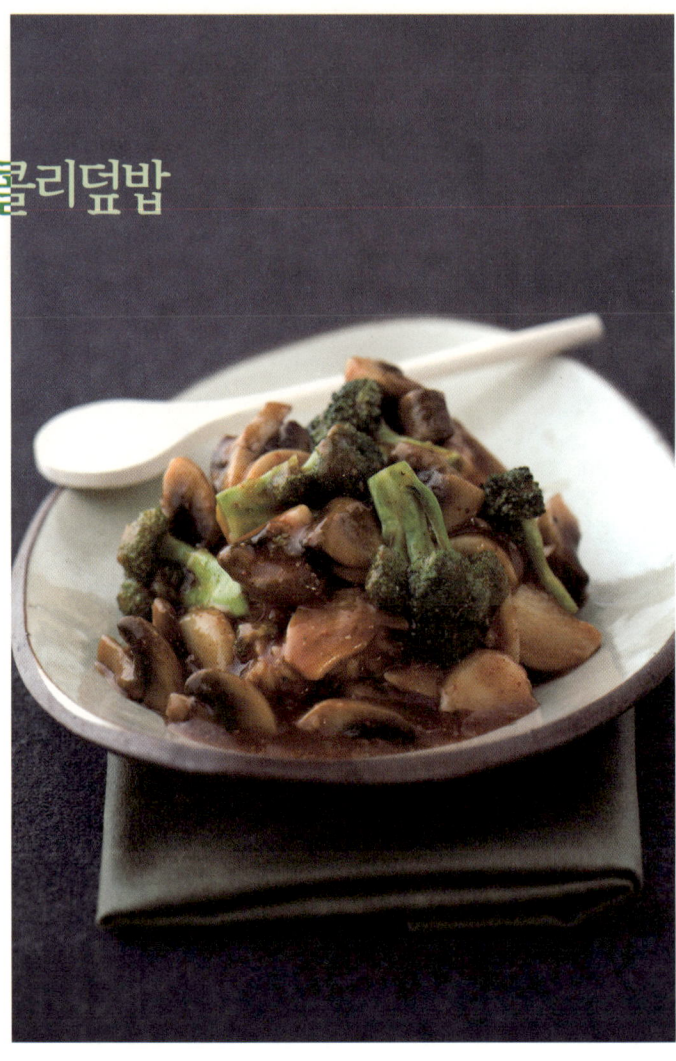

■ 재료 ■
양송이버섯 155g, 통마늘 3개, 통깨 1큰술, 포도씨유 약간, 밥 1공기
소스 전분 2큰술, 가루간장·고운고춧가루 1큰술씩, 채소국물 2컵

■ 만드는 법 ■

1. 양송이버섯은 씻어 4등분하고 통마늘은 얇게 썬다.
2. 포도씨유를 두른 팬에 양송이를 살짝 볶다가 가루간장, 고운 고춧가루로 간한 뒤 채소국물(187쪽 참고)과 전분을 넣어 끓인다.
3. 밥에 소스를 부어 통깨를 뿌려 먹는다.

cooking tip

고춧가루를 넣으면 칼칼하게, 고추장을 넣으면 케첩처럼 달큰하게 덮밥소스를 만들 수 있다. 새송이버섯은 향이 강하므로 덮밥을 할 때는 양송이버섯을 활용하는 것이 좋다.

단호박샌드위치

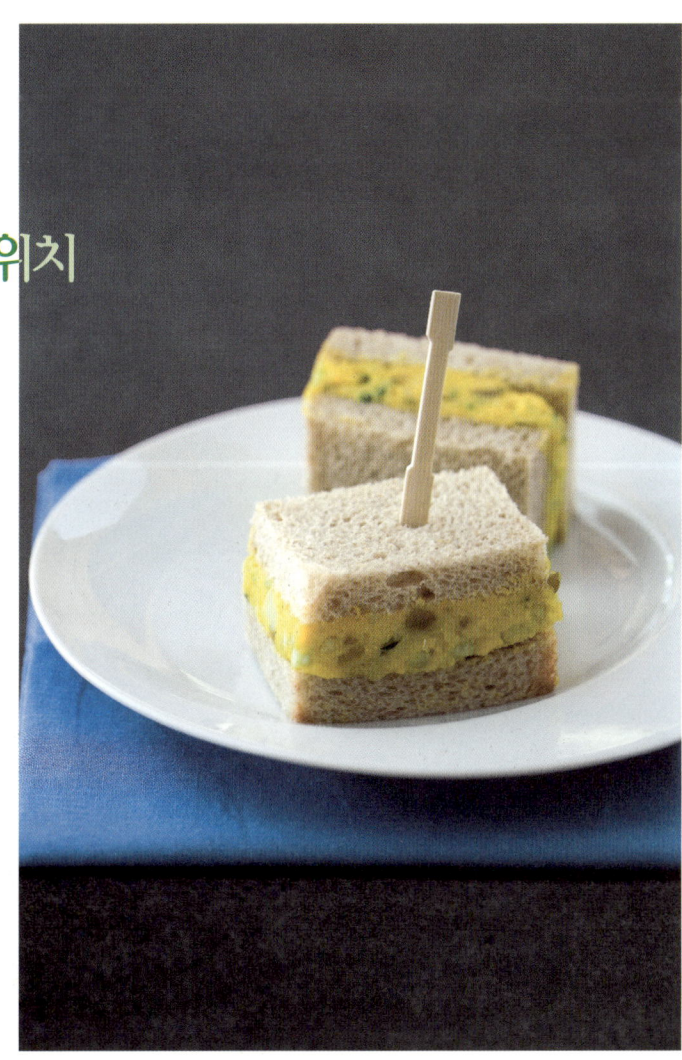

■ **재료** ■
단호박 200g, 오이 100g, 양파 40g, 통밀식빵 4장,
소스 캐슈넛 50g, 레몬즙·꿀 2큰술씩, 올리브유 1/2큰술, 구운소금 1/2작은술

■ **만드는 법** ■

1. 단호박은 껍질을 벗기고 찜통에 쪄서 주걱으로 으깨 식힌다.
2. 오이는 씻어 가늘게 썰고 양파도 채썬다.
3. 오이와 양파는 레몬즙, 꿀, 소금에 20분간 절인 뒤 물기를 짜고 국물은 따로 담아둔다.
4. ③의 국물에 캐슈넛, 올리브유를 넣고 믹서에 곱게 간다.
5. 단호박과 오이, 양파, ④의 소스를 섞는다.
6. 식빵에 단호박매쉬를 듬뿍 바르고 한쪽을 덮어 반 자른다.

cooking tip

채소를 절인 국물은 달착지근한 맛이 나므로 양념을 섞으면 풍미가 좋아진다. 버리지 않고 소스로 활용하도록 한다.

밀불고기

겨울 밥상 메뉴

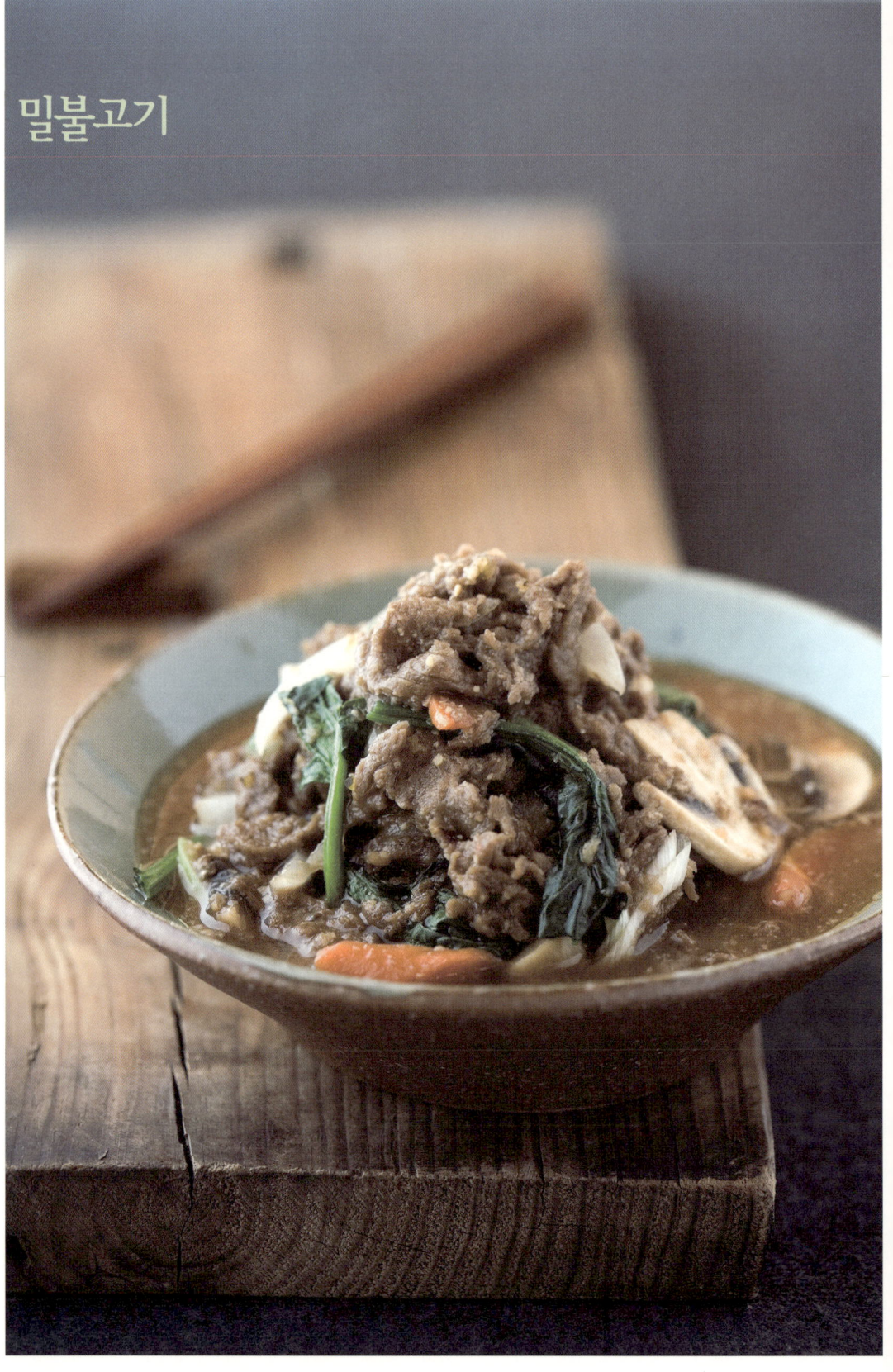

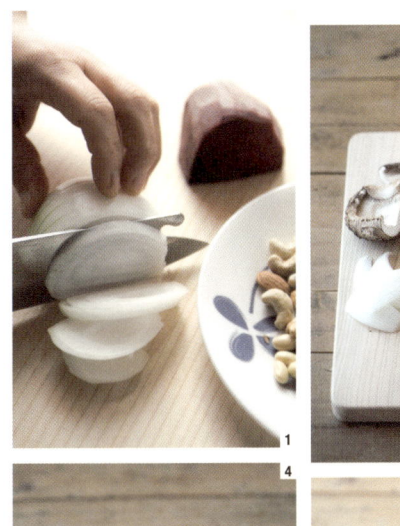
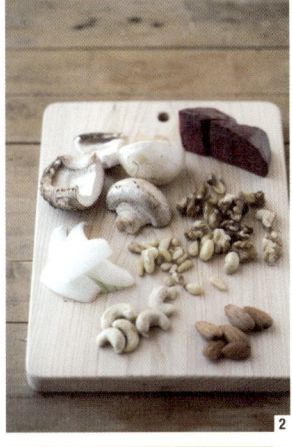
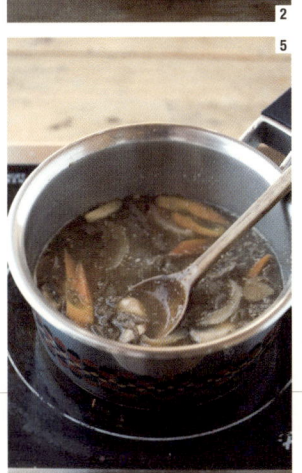
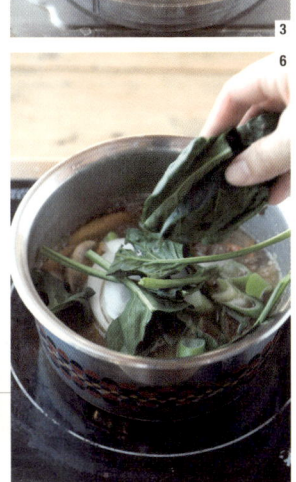

■ 재료 ■
시금치·표고버섯·양송이버섯·양파·대파 20g씩, 당근 10g, 채소국물 3컵,
밀고기 반죽 글루텐 60g, 생수 40cc, 비트 20g, 불린 대두·양파·호두 15g씩, 캐슈넛·아몬드·5g씩,
양념 가루간장·조청 1+1/2큰술씩, 다진 마늘 1큰술

■ 만드는 법 ■

1. 시금치는 씻어 큰 잎만 2등분하고 양파, 버섯, 당근은 먹기 좋게 썬다.
2. 분량의 견과류와 비트, 양파를 믹서에 갈아 글루텐과 물을 붓고 반죽한다.
3. 밀고기 반죽은 통째로 김 오른 찜통에 올려 20분간 삶는다.
4. 찐 밀고기는 칼로 얇게 썬다. 분량의 재료를 섞어 양념을 만든다.
5. 냄비에 채소국물(187쪽 참고)을 끓이다 밀고기, 양파, 당근, 표고버섯, 양송이버섯을 넣는다. 팔팔 끓으면 양념장으로 간한다.
6. 손질한 시금치, 송송 썬 파를 넣고 한소끔 끓여낸다.

 cooking tip

밀고기는 오래 익히면 질겨진다. 국물이 자작해질 정도로 빠르게 익혀 내는 것이 포인트. 취향에 따라 불린 당면을 넣어도 맛있다.

PART 2
....

자연 치료식

생명력 넘치는
자연 속에서
몸이 살아나고

자연 치료식의 원칙

내가 먹는 음식이 바로 나 자신

우리가 먹는 각종 음식에는 암 발생을 돕는 발암물질이 들어있다. 하지만 또 어떤 음식에는 이러한 발암물질의 활동을 억제, 제거하는 한편 우리 몸의 면역력을 높여주는 물질도 있다. 자연식이란 결국 면역력은 높이고 발암물질은 억제·제거해 우리 몸의 자연 치유력을 높여 각종 질병을 예방하고 치유하는 데 목적이 있다. 이제 건강도 지키고 맛있는 밥상 차리기를 시작해보자. 자연식을 시작하기 위해서는 부엌의 화학조미료를 모두 거둬들이고 지글지글 기름 냄새를 풍기며 익는 삼겹살과도 이별해야한다. 건강을 지키고 자연과 하나가 되는 당연한 귀결, 자연식을 위한 5가지 원칙을 알아본다.

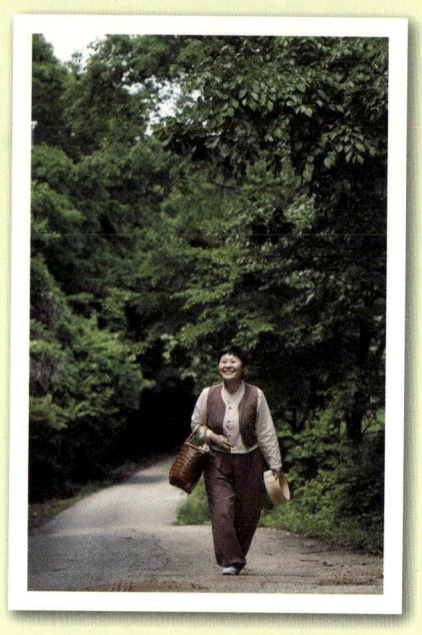

'음식으로 고칠 수 없는 병은 의사도 고칠 수 없다'는 히포크라테스의 경구가 있다. 우리가 먹고 있는 음식이 바로 건강의 바로미터이자 자신의 모습이라는 의미이다. 몸에 심각한 병이 찾아왔을 때야 우리는 의학적인 치료와 함께 몸에 좋은 '음식'에 관심을 기울인다. 하지만 질병 없이 보다 나은 삶을 살고 싶다면 매일 내가 어떤 재료를 골라 어떻게 조리해 먹는지 돌아볼 필요가 있다. 건강을 지키기 위해 어떤 약보다 중요한 것은 바로 제철에 수확된 영양이 풍부하고 소화흡수가 잘되는 자연식을 먹는 것이다. 인공의 힘을 빌리지 않고 자연의 힘을 고스란히 받아 자란 음식물만 제대로 섭취해도 우리는 건강을 지킬 수 있다.

대부분의 질환은 잘못된 식습관에서 비롯된다. 음식을 통해 외부에서 들어온 화학물질과 유해성분으로 인해 소화능력이 떨어지고 화학비료나 호르몬제, 착색제 등 식품의 독이 몸에 누적돼 병을 유발시킨다. 게다가 넘쳐나는 먹을거리를 무자비하게 섭취하게 되면 체내에서 부패해 독소를 유발하고 영양의 불균형을 초래해 각종 병을 일으키는 요인이 된다.

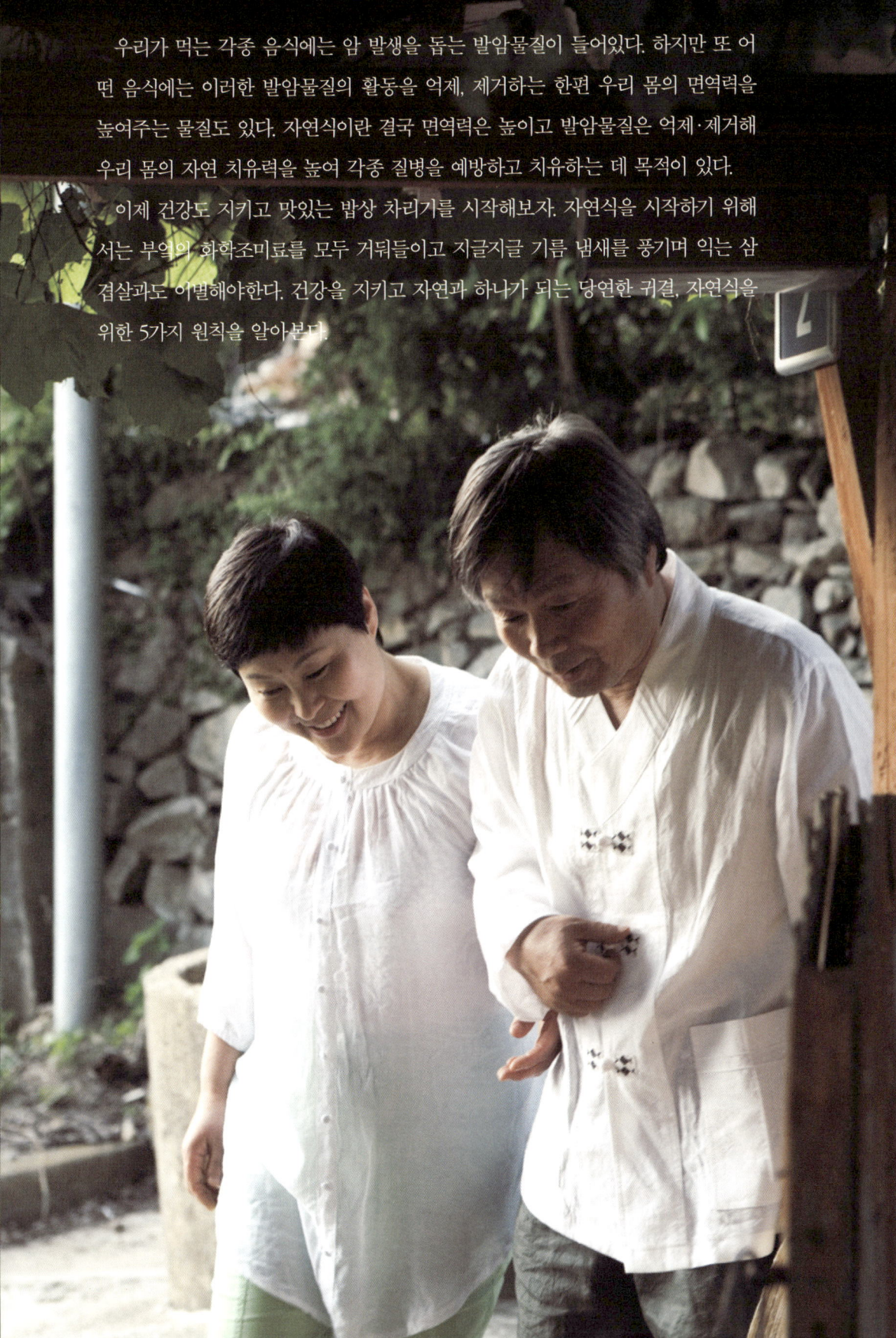

우리가 먹는 각종 음식에는 암 발생을 돕는 발암물질이 들어있다. 하지만 또 어떤 음식에는 이러한 발암물질의 활동을 억제, 제거하는 한편 우리 몸의 면역력을 높여주는 물질도 있다. 자연식이란 결국 면역력은 높이고 발암물질은 억제·제거해 우리 몸의 자연 치유력을 높여 각종 질병을 예방하고 치유하는 데 목적이 있다.

이제 건강도 지키고 맛있는 밥상 차리기를 시작해보자. 자연식을 시작하기 위해서는 부엌의 화학조미료를 모두 거둬들이고 지글지글 기름 냄새를 풍기며 익는 삼겹살과도 이별해야한다. 건강을 지키고 자연과 하나가 되는 당연한 귀결, 자연식을 위한 5가지 원칙을 알아본다.

원칙 1 ··· 철저한 채식만이 건강을 살린다

육류는 모든 식품 중 칼슘 함량이 가장 낮을 뿐 아니라 장내에 머무는 시간이 길어 독소가 생기기 쉽고 혈액 속 콜레스테롤 수치를 높여 동맥경화 등 여러 가지 질병을 일으킨다. 단백질과 지방 등의 함량이 높아 우선은 인체에 힘을 내주지만 그만큼 체내에 만들어진 암세포가 발육할 때 큰 도움이 된다. 생선과 어패류의 위험도 심각한 수준이다. 강과 바다의 오염으로 해조류도 안전하지 않다.

많은 사람들이 동물성 식품을 먹지 않으면 영양 결핍이 생길 거라고 걱정한다. 하지만 콩에 함유된 식물성 단백질은 쇠고기나 돼지고기의 2배이다. 최소한 끼니마다 현미밥만 챙겨먹어도 필요한 단백질을 모두 채울 수 있다.

원칙 2 ··· 발효식품을 피한다

젓갈을 넣은 김치 등은 발효 과정에서 독소가 발생한다. 소금에 절인 생선이나 젓갈류에는 니트로사민, 니트로사마이드 등 페놀 합성 발암 물질이 생겨 암을 일으키는 요인이 된다. 특히 암에 걸린 후 회복기의 환자들에게 이러한 발효식품은 자극이 될 수 있으므로 피해야 한다. 대신 발효하지 않은 가루간장이나 천연소금으로 간하고 푹 우려낸 채소국물로 감칠맛을 내면 된다.

원칙 3 ··· 5대 영양소로 균형 잡힌 밥상을 준비한다

미각과 건강을 함께 충족시키려면 무엇보다 '밥상 밸런스'에 주목해야한다. 각종 영양소가 넘치지도 부족하지도 않은 균형을 지키는 것이다. 식품 저마다의 풍부한 성분을 염두에 두어 탄수화물, 단백질, 지방, 비타민, 무기질 등 5대 영양소가 균형을 이루는 식단을 짜야 한다. 이때 아침은 단백질, 점심은 탄수화물, 저녁은 비타민을 중심으로 한 밥상을 차리면 좋다.

원칙 4 ··· 제철 식품을 챙겨먹는다

　제철이라야 제대로 된 맛과 향, 영양을 고루 갖출 수 있다. 오뉴월에 수확한 양파가 매운맛이 적고 달착지근한 맛이 나고 여름햇볕을 듬뿍 받고 자란 제철 오이는 상큼한 맛이 일품이다. 자연을 거스르지 않고 땅과 바람과 공기가 만들어낸 완전한 작품, 제철채소는 살아있는 영양식인 셈이다.

원칙 5 ··· 소박하고 담백한 끼니를 준비한다

　밥상을 차릴 때 한 끼에 4~5가지 이상의 음식을 먹지 않는 것이 좋다. 음식 종류가 많을수록 위장에 가스가 생기고 섭취된 음식물을 부패시킨다. 제철 음식으로 서너 가지 반찬을 마련하고 현미잡곡밥으로 소박하게 차려낸다. 또한 식사는 30분 이상 여유 있게 맛을 음미하며 즐기고, 꼭꼭 씹어 먹는 것도 중요하다.

자연 치료식 원칙

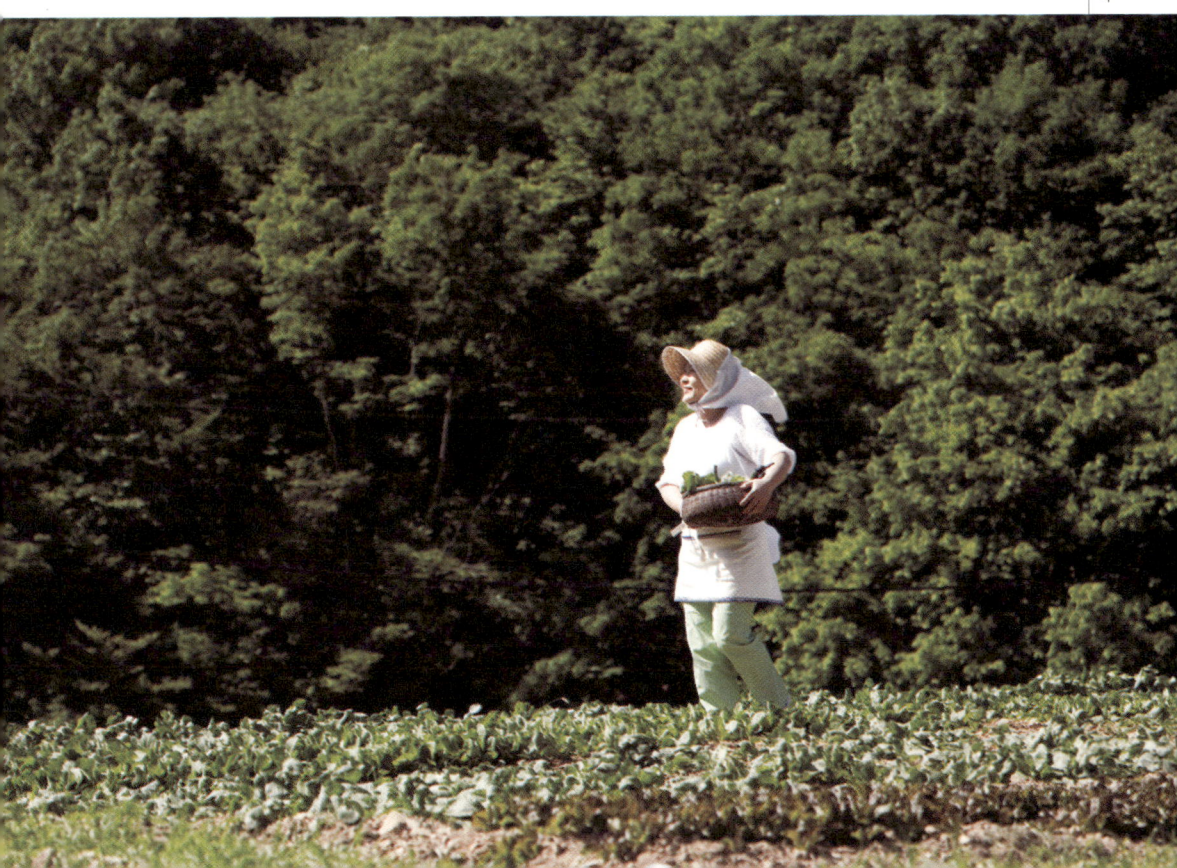

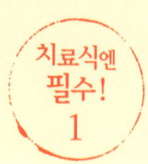

치료식엔 필수! 1

감칠맛의 기본 천연조미료

구수한 멸치국물과 뽀얀 사골 국물만이 깊은 맛을 내는 건 아니다. 동물의 살과 뼈를 사용하지 않아도 얼마든지 감칠맛을 낼 수 있다. 자연식의 기본은 자연의 맛과 영양이 담긴 천연조미료로 맛깔스러운 제철 밥상을 차리는 것이다. 채소가 가장 맛있는 계절에 저렴하게 구입해 갈무리를 해두자. 소금, 설탕 등 인공조미료로는 절대 낼 수 없는 깊은 맛이 살아난다. 한 달에 한 번씩 다시마, 표고버섯, 양파, 마늘, 사과 등을 말려 분

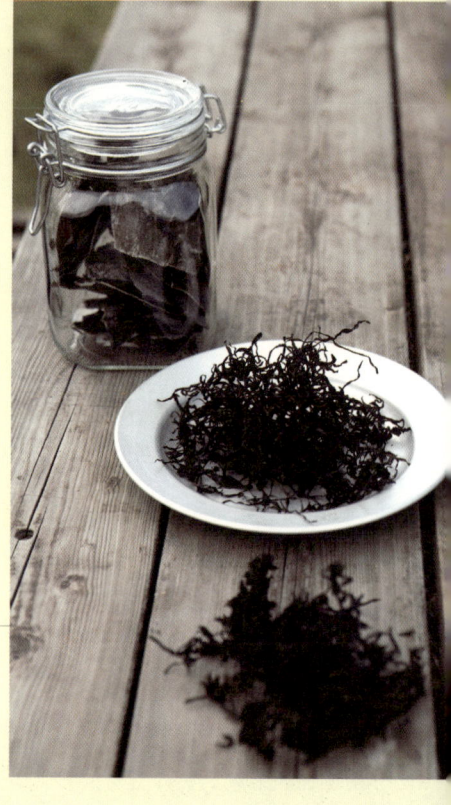

다시마가루

해조류 중에서 요오드 함량이 가장 높고 푸코이단 성분이 강력한 항암작용을 한다. 말린 다시마를 전자레인지에 살짝 돌리거나 마른 팬에 살짝 볶아 분쇄기에 곱게 간다. 해조류 특유의 감칠맛이 일품이라 음식의 풍미를 더해주는 데 효과적이다.

마가루

섬유질이 부드럽고 소화가 잘되는 참마. 참마는 생즙을 내 식사대용으로 마시는 경우가 많다. 말린 마는 차로 마시면 여성질환에 좋고, 가루는 마 특유의 미끈미끈한 점액 성분이 쫄깃한 맛을 낸다. 단, 밀가루와 함께 사용하면 반죽이 딱딱해질 수 있으므로 전분에 끈기를 더하는 용도로 사용한다.

표고버섯가루

표고버섯은 말리면 영양이 더 풍부해진다. 표고버섯에 함유된 에르고스테닌 성분은 자외선에 닿으면 비타민 D로 변해 체내에서 칼슘흡수를 높여준다. 표고버섯은 구입 후 햇볕에 말린 후 가루를 낸다. 담백하면서도 구수한 풍미를 살려줘 찌개는 물론 각종 전이나 부침을 할 때 넣어도 맛있다.

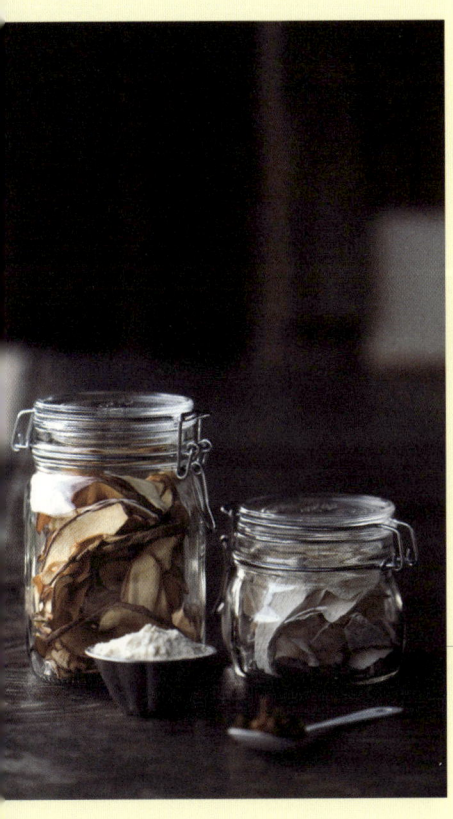

쇄기에 간 뒤 각각 밀폐용기에 담아 보관한다. 요리할 때 소금으로 간한 뒤 부족한 맛은 천연조미료로 해결해보자. 부족한 맛에 어울리는 천연조미료를 조금 넣으면 밋밋한 맛에 풍성함을 불어넣어준다.

천연조미료를 만들 때는 채반에 재료를 서로 닿지 않게 담아 통풍이 잘되는 곳에 말리면 된다. 꾸덕꾸덕한 상태에서는 보관했을 때 곰팡이가 생길 수 있으므로 마른 팬에서 수분을 날려 분쇄기에 갈면 된다. 시판되는 식품 건조기를 활용하면 여러 가지 재료를 한 번에 말릴 수 있어 편리하다.

자연 치료식 원칙

양파가루

달착지근한 맛이 나는 양파는 훌륭한 천연조미료이다. 양파는 껍질을 벗기고 채 썰어 채반에 널어 말린다. 수분이 많아 실내에서 말려도 잘 마른다. 말린 양파는 밀폐용기에 넣었다 필요할 때마다 갈아 사용한다. 음식의 잡내를 없애주고 달콤함을 더해준다.

마늘가루

마늘은 초여름에 수확해 저장하는 채소. 단맛이 풍부한 오뉴월 마늘은 껍질을 벗긴 뒤 얇게 편 썰어 볕 좋은 날 말린다. 햇볕에 말리면 특유의 매운맛이 없어지고 단맛이 생긴다. 곱게 간 마늘가루는 나물 무침을 할 때 넣으면 담백하다.

사과가루

사과에 함유된 당은 우리 몸에 흡수가 잘된다. 사과에는 단맛과 신맛을 내는 유기산과 과당이 풍부해 얇게 썰어 말리면 깊은 맛을 낸다. 바싹 건조해 그냥 먹어도 맛있지만 손으로 주르륵 으깨 각종 빵 반죽에 넣으면 맛있다.

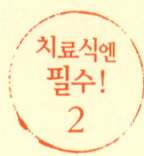

치료식엔 필수! 2

식이섬유의 보고 **통곡물**

자연식에서는 건강을 지켜주는 5대 필수 영양소만큼 '식이섬유'를 충분히 섭취하는 요리에 신경 쓴다. 식이섬유는 체내에서 소화되지 않는 영양성분. 그 자체는 아무리 많이 먹어도 흡수되지 않지만 장내에서 스펀지처럼 다른 독성물질과 찌꺼기를 빨아들여 배설시키는 것이다. 식이 섬유의 영향으로 장운동이 원활해지고 장은 물론 혈액의 노폐물이 배출되는데 효과를 볼 수 있다.

흔히 이런 식이섬유는 채소류에 많다고 생각하는데

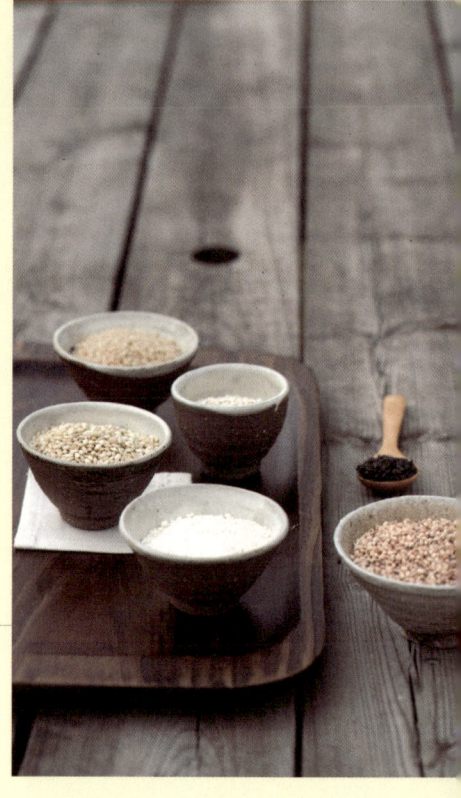

통곡물

현미

자연식의 기본이 되는 현미. 벼에서 겉껍질만 벗겨낸 쌀로 쌀겨와 씨눈에 영양소가 듬뿍 들어있다. 백미에 비해 섬유질과 비타민 B_1이 4배, 인과 철분은 2배 가량 많다. 특히 현미 씨눈에 들어있는 피틴산 성분은 중금속 등 체내의 독소를 배출시켜준다. 현미는 거칠기 때문에 처음에는 먹기가 쉽지 않다. 2시간 이상 충분히 불렸다 압력밥솥을 이용해 밥을 짓고 충분히 뜸을 들이는 것이 좋다.

콩

'밭에서 나는 소고기'로 불리는 콩은 토코페롤과 칼슘, 셀레늄 등 미네랄과 비타민이 풍부한 영양의 보고다. 동물성 식품 대신 콩 위주의 식물성 섭취를 늘리면 암 예방은 물론 골다공증, 심혈관계 질환 등에도 효과를 볼 수 있다. 강낭콩, 완두콩 등 제철 콩은 밥을 지을 때 넣으면 이소플라본이 여성호르몬인 에스트로겐의 분비를 돕는다.

보리

'가난의 상징'이었던 보리는 이제 '웰빙'의 트레이드마크로 사랑받고 있다. 보리의 섬유소는 백미의 5배 이상이어서 대장운동을 도와 변비를 없애준다. 특히 비타민 B_2는 위와 장의 점막을 튼튼히 해주고 피로회복에 효과적이다. 보리의 미끈거림은 베타글루겐이라는 성분으로 인한 것인데 이는 콜레스테롤을 낮춰주고 알레르기, 천식을 예방해준다.

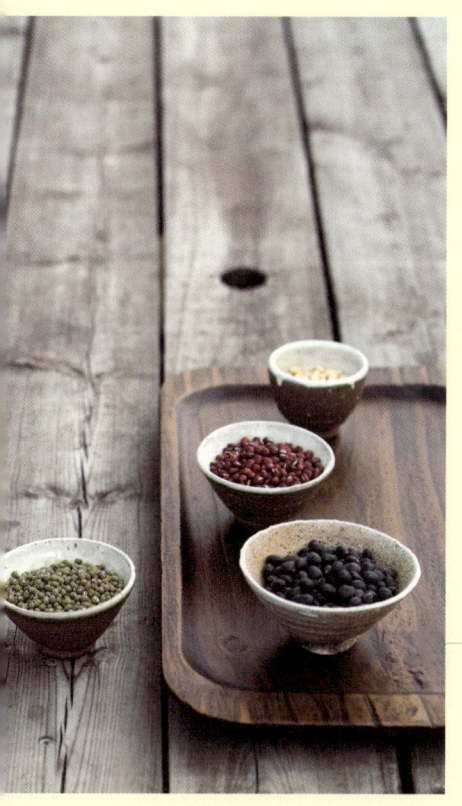

하루 섭취량인 12g을 섭취하기란 쉽지 않다. 사과 1개에 함유된 식이섬유 양은 0.5㎎. 하루치의 식이섬유의 섭취를 채우기 위해서 채소만큼 필수적으로 챙겨 먹어야할 식품이 바로 잡곡류다.

잡곡은 중성식품으로 소화되면서 우리 몸에 해로운 산을 남기지 않는 에너지원이다. 특히 도정하지 않은 현미에는 쌀에는 없는 면역 강화성분과 비타민이 풍부해 식탁의 보물이다. 백미에 비해 거친 질감 때문에 꺼려진다면 현미찹쌀을 섞어 밥을 지어보자. 촉촉하고 부드럽게 밥맛을 살려준다.

자연 치료식 원칙

율무

단백질과 지방이 풍부하다. 이뇨작용이 뛰어나 붓기나 천식에 효과적이다. 특히 율무에서 추출한 아세톤 성분은 종양이 자라는 것을 억제해 각종 암에도 좋다. 비만이나 근육의 경련에도 좋은 영향을 미치지만 임신 중에는 피하도록 한다.

통밀가루

정제한 밀가루는 미네랄이 제거되어 충분한 영양공급을 하지 못한다. 통밀가루는 껍질을 제거하지 않은 통밀로 빻은 거친 가루이다. 토코페롤이 다량 함유되어 있어 성장기 아이들의 건강에 좋다. 자연식에서 만드는 면이나 빵 요리에 주로 사용한다.

팥

단백질과 당질, 비타민 B₁이 다량 함유되어 있다. 몸속의 불필요한 수분을 제거해주고 이뇨작용이 뛰어나 설사, 부종 등의 증상에도 도움을 준다. 장 기능을 원활히 해줘 변비 치료에도 좋고 포만감을 줘 다이어트식으로도 좋다. 팥을 삶아 조청을 넣고 조린 앙금은 간식으로 활용하면 좋다.

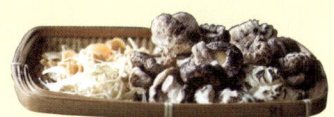

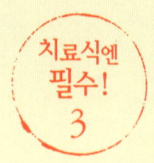

필수지방산의 덩어리 견과류

건강에 이상이 있는 사람은 체력이 약해 우리 몸 안에서 스스로 만들어지지 않는 필수지방산 섭취에 더욱 신경써야 한다. 필수지방산이 부족하면 영양실조가 생길 수 있기 때문이다. 해바라기씨, 호두, 잣, 밤, 캐슈넛 등에는 우리 몸에 꼭 필요한 필수지방산이 다량 함유되어 있다. 오랫동안 고기를 먹어온 사람들은 급작스레 자연식을 시작하면 일시적으로 기력이 쇠해지기도 한다. 이때 꼭 챙겨먹어야 할 것이 바로 견과류다. 허기가

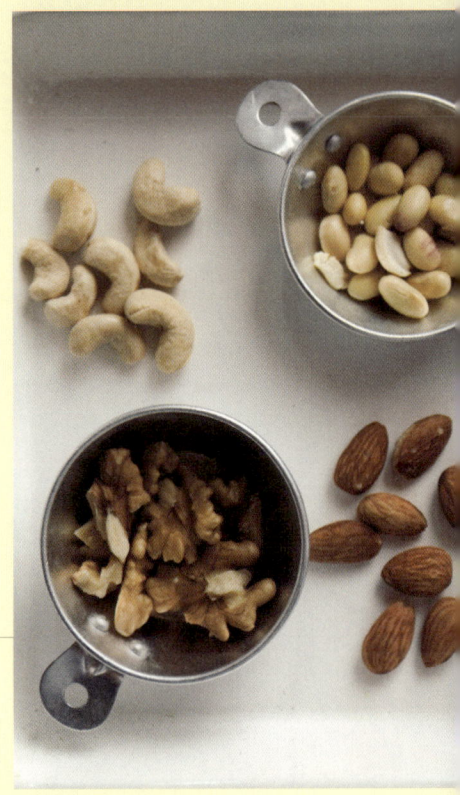

호두

고단백, 고지방 식품으로 비타민과 무기질이 풍부해 병을 앓고 난 후에 체력회복과 저혈압 등의 증세에도 효과를 발휘한다. 불포화지방산이 풍부해 콜레스테롤 수치를 낮춰줘 혈관 장애 질환에 좋다. 뇌세포를 활성화해 성장기의 아이들에게도 꾸준히 먹이면 효과적이다. 지나치게 많이 섭취하면 소화가 잘 안될 수 있으므로 주의한다. 통호두를 구입했다 식사 때마다 바로 까서 한두 개씩 먹으면 된다. 굵게 다져 샐러드 위에 뿌리거나 무침에 고명으로 얹으면 쉽게 섭취할 수 있다. 튀김옷에 섞어 넣거나 와플 등 빵을 구울 때 섞어 반죽하면 고소한 맛이 살아있어 훌륭한 영양 간식이 된다.

땅콩

레시틴과 리파아제가 풍부해 콜레스테롤을 녹이는 작용을 한다. 땅콩을 꾸준히 먹으면 적혈구 수가 증가해 철분 흡수를 촉진시키므로 빈혈에도 효과가 있다. 잇몸을 튼튼하게 해주고 기억력을 증진시키는데 도움을 준다. 강한 산성식품이지만 조혈효과가 뛰어나다. 껍질째 먹는 것이 더 좋다. 조청을 넣고 생땅콩을 졸여 먹거나 굵게 다져 샐러드에 얹어도 된다.

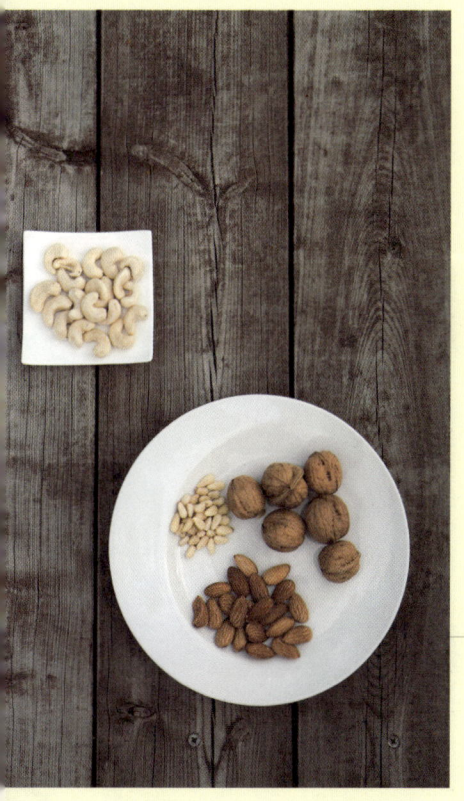

질 때는 호두, 아몬드 등 견과류를 간식으로 먹으면 공허함은 줄고 고소한 맛이 식욕을 돋아준다. 식사 때마다 과일과 함께 챙겨먹거나 요리에 활용하면 섭취량을 늘릴 수 있다. 각종 나물을 무칠 때 깨소금 대신 아몬드나 잣을 갈아 넣거나 곱게 간 캐슈넛으로 뽀얀 국물을 내도 고소하다.

단, 견과류를 구입할 때는 볶은 것 대신 생것을 고르도록 한다. 견과류에 함유된 지방산은 공기와 닿으면 쉽게 산화되므로 생것을 사 그때그때 조리해서 바로 사용하는 것이 영양 면에서도 좋다.

자연 치료식 원칙

아몬드

비타민 E의 보고인 아몬드는 강력한 산화방지 역할을 한다. 아몬드의 지방 중 70% 이상이 단일 불포화지방산이라 혈중 콜레스테롤 수치를 낮춰준다. 심장질환, 뇌졸중 등 만성질환 등에 강력한 보호작용을 하는 식물성 화합물을 다량 함유하고 있다. 부드러운 생아몬드는 잘게 다져 드레싱을 만들고 말린 살구와 아몬드를 조청에 버무려 간식으로 즐겨도 된다.

잣

리놀산 등 불포화지방산이 풍부하고 비타민 B군이 다량 함유된 산성식품. 호두나 땅콩 등 다른 견과류보다 철분과 무기질이 풍부하다. 영양이 풍부해 몸이 허할 때 죽을 끓여 먹으면 기를 보충해준다. 철분은 많지만 칼슘은 적어 칼슘이 풍부한 해조류와 함께 조리하면 좋다. 조림음식에 고깔만 떼고 고명으로 얹거나 곱게 다져 두유에 섞어 먹어도 좋다.

캐슈넛

흔히 술안주로 많이 먹는 캐슈넛은 필수지방산이 풍부한 영양의 보고다. 식사 때마다 몇 알씩 챙겨먹으면 좋다. 자연식에서는 천연 조미료로 가치가 높은데 채소 국물을 조금 넣고 곱게 간 캐슈넛을 국 끓일 때 넣으면 고소한 맛을 내준다. 특히 뽀얀 색깔은 식욕을 불러일으키는데 효과적이다.

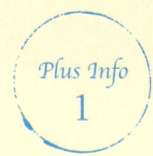

Plus Info 1

아침 1잔으로 건강을 챙긴다 콩두유

    식물성 단백질이 가장 풍부한 콩은 채식하는 사람들이 가장 친해져야할 식품이다. 특히 대두는 다른 콩에 비해 단백질과 지질이 많을 뿐 아니라 여성호르몬과 비슷한 작용을 하는 이소플라본이 함유되어있어 퇴행성 질환이나 암에 탁월한 효과가 있다. 또한 대두의 지방은 주로 불포화 지방산이 많으며 그 중에서 리놀산, 리놀렌산은 심장질환을 예방하고 저혈압증에 좋다. 콩은 밥을 짓거나 두부로 섭취하는 경우가 많은데 보다 간편하게 즐기려면 즉석 두유를 만들어보자. 삶은 대두를 곱게 갈아 매일 아침 1잔씩 마시면 소화흡수율도 높여줄 뿐 아니라 뱃속 건강이 유지되는데 명약이다.

■ 콩두유

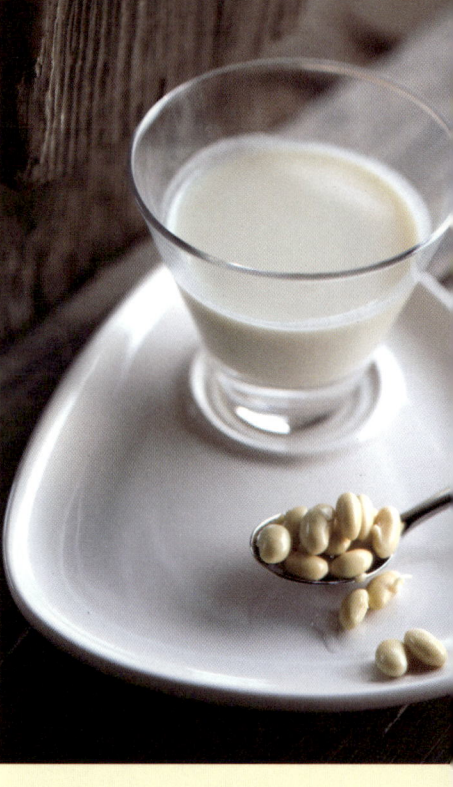

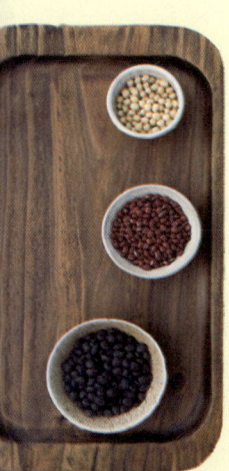

■ **재료** ■
대두 160g, 생수 1600cc, 구운소금 1/4작은술

■ **만드는 법** ■

1. 대두는 생수를 붓고 10시간 정도 불린다.
2. 압력밥솥에 물과 콩을 1:1 비율로 담아 삶는다.
3. 추가 있는 솥일 경우 소리가 날 때, 꼭지가 있는 경우 꼭지가 끝까지 올라가면 불을 끄고 김이 완전히 빠질 때까지 기다린다.
4. 한김 식으면 구운소금을 넣고 믹서에 곱게 갈아 마신다.

들깨

들깨는 피를 만들어주는 조혈작용이 뛰어난 식품으로 빈혈 등 혈관계 질환에 효과적이다. 비타민 E, F가 풍부해 피부를 맑게 만들어주고 변비에도 효과적이다. 특히 식물성 지방이 풍부해 꾸준히 먹으면 혈관의 노화를 막을 수 있다. 곱게 갈아 선식으로 즐겨도 좋고 국이나 나물 무칠 때 첨가하면 특유의 풍미를 느낄 수 있다. 두유에 첨가하면 고소함이 더해져 맛도 풍부해진다.

아마씨

오메가-3가 풍부하다고 알려져 최근 수퍼푸드로 각광받고 있는 아마씨. 피를 응고시키는 혈소판이 서로 엉겨 붙는 성질을 감소시켜 혈압을 낮춰주고 심근경색이 발생할 때 심장근육의 손상을 줄여준다. 특히 변비에 효과적이고 관절염, 소화성 궤양 등에 효과적이다. 참깨와 그 생김새가 비슷한 아마씨는 팬에 살짝 볶아서 갈면 고소한 향도 일품이다. 두유 1컵에 아마씨 가루를 1큰술 정도 넣어 마신다.

두유와 찰떡궁합 재료들

직접 갈아 만든 두유는 건강음료로 최고의 효과를 발휘한다. 식전에 한잔 먹거나 물 대신 마셔도 된다. 콩 특유의 비릿한 맛이 싫다면 다른 재료를 첨가해보자. 들깨가루나 아마씨 등을 함께 갈아 마시면 맛도 고소하고 영양도 높일 수 있다.

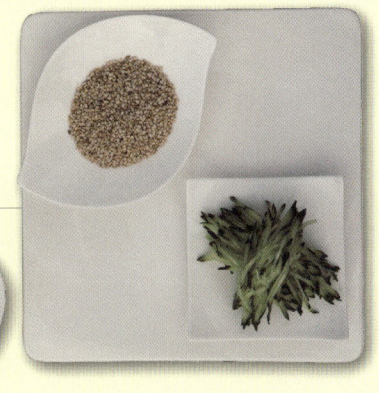

자연 치료식 원칙

참깨

참깨에 들어있는 필수지방산은 짜지 않고 그대로 먹으면 암을 발생하는 인자를 억제한다. 우리 몸의 콜레스테롤 수치를 낮춰주고 장운동을 활발히 하는데 효과적이다. 특히 위장 질환이나 소화불량으로 인한 허약체질 개선에 좋다. 참기름보다는 참깨를 그냥 섭취하거나 가루 내 요리에 활용하도록. 두유에 깨소금을 첨가하면 콩 특유의 비린 맛도 줄어든다.

오이

95% 이상이 수분으로 이뤄진 오이는 칼륨과 인, 칼륨이 풍부한 웰빙 식재료이다. 특히 유기산이 풍부하고 상쾌한 맛이 살아있어 생으로 먹으면 식감도 좋고 피부미용에도 도움이 된다. 성질이 차기 때문에 열을 식혀주는 작용도 해준다. 여름철에는 곱게 채썬 오이를 깨소금과 함께 두유에 올려 마시면 냉국으로도 손색없다.

Plus Info 2

비타민 가득 과일 주스

비타민과 무기질이 풍부한 과일은 식사 때마다 꼭 함께 섭취해야할 건강 간식이다. 대부분의 과일은 단백질과 수분은 적고 비타민과 무기질이 풍부하다. 총천연색 컬러만큼 다양한 맛과 향으로 미각을 자극해주고 특유의 풍미가 온 몸에 싱그러운 기운을 불어넣어준다. 그냥 먹으면 영양손실 없이 섭취할 수 있지만 주스를 만들면 좀더 쉽게 먹을 수 있다. 당도 높은 제철 과일주스로 건강을 챙겨보자. 식후 디저트나 아침 식사대용으로도 마시는 과일주스는 되도록 감미료를 첨가하지 않도록 한다. 서로 궁합이 맞는 과일을 골라 함께 갈아 마셔도 풍미가 더 좋아진다.

과일 주스

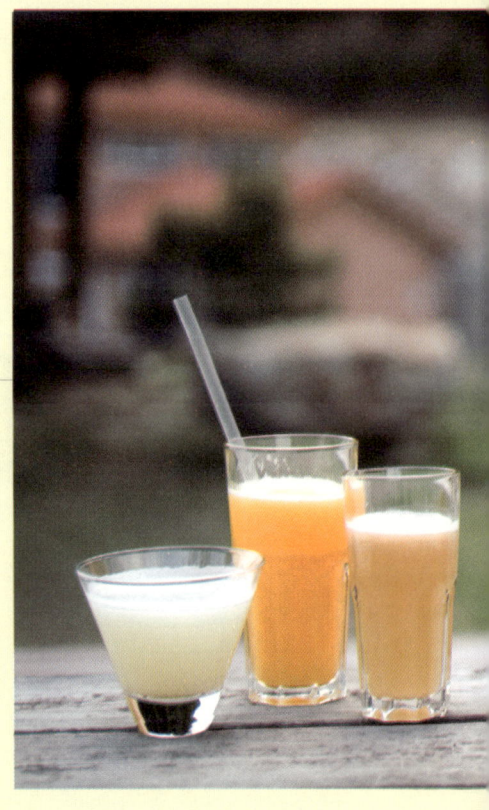

멜론주스

■ 만드는 법 ■ 멜론 300g을 갈아 즙을 낸다.

서양 참외로 불리는 멜론은 당질이 많아 당도가 높고 철분이나 비타민 A, C가 풍부하다. 칼륨 함량이 높아 체내의 염분과 노폐물을 배출을 돕는다. 열량이 100g 당 38kcal에 불과해 다이어트 과일로도 으뜸이다. 너무 차게 보관하면 당도가 떨어지므로 실온에 보관했다가 먹기 3~4시간 전에 냉장보관하면 된다. 체액에 산성이 되기 쉬운 여름철에 먹으면 피로회복에 좋다. 수분이 많아 멜론만 갈아 주스로 먹어도 좋지만 딸기와 바나나와도 잘 어울린다. 특히 멜론과 바나나를 함께 배합하면 당질 흡수가 높아져 허약한 체질에도 좋다.

오렌지주스

■ 만드는 법 ■   오렌지 280g을 갈아 즙을 낸다.

생과보다는 주스로 먹기가 편한 오렌지. 펙틴이 다량 함유돼 변비에 도움이 되고 비타민이 풍부해 피로회복에 도움이 된다. 비타민과 무기질이 풍부하지만 단백질 함량이 적어 바나나 호박과 함께 갈아 마시면 좋다. 과일이면서도 엽산이 풍부해 임신부가 먹으면 기형아를 예방할 수 있다.

사과배주스

■ 만드는 법 ■   사과 200g과 배 500g을 갈아 즙을 낸다.

대표적인 가을 과일인 사과와 배도 잘 어울린다. 배는 시원한 맛이 일품이고 사과는 맛이 달고 성질이 시원하다. 배는 다른 과일에 비해 비타민은 적지만 소화효소가 있어 몸에 필요한 수분을 채워주고 장운동을 도와준다. 사과에 함유된 식물성 섬유인 펙틴은 장내 유익균 번식을 도와 장을 튼튼하게 해준다. 사과와 배를 갈아 마시면 펙틴 성분의 효과가 더해져 정장작용에 좋다. 이외에도 사과는 레몬즙과 키위, 당근과 잘 어울리고 배는 두유와 함께 갈아 마시면 두유에 들어있는 양질의 단백질과 콩의 리놀레산이 콜레스테롤을 낮춰져 혈관장애를 예방하는 효과를 얻을 수 있다.

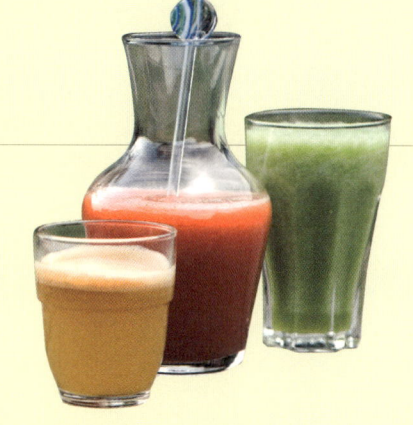

토마토주스

■ 만드는 법 ■   토마토 320g을 갈아 즙을 낸다.

비타민 C와 카로티노이드가 풍부한 토마토는 생으로 먹어도 맛이 좋고 영양이 풍부하다. 아침에 1잔 마시면 칼로리는 적으면서도 포만감을 줘 다이어트 식품으로도 제격이다. 성질이 차기 때문에 여름철 식욕이 떨어졌을 때 마시면 갈증해소에 좋고 피로회복도 돕는다. 칼륨이 풍부해 칼륨이 적은 딸기와 함께 갈아 마셔도 궁합이 잘 맞는다. 토마토는 칼륨 배설 능력이 약한 신장질환 환자에겐 제한해서 사용해야하는데 딸기와 배합하면 이런 고민을 줄일 수 있다.

파인애플알로에주스

■ 만드는 법 ■   파인애플 150g과 알로에 70g을 함께 갈아 즙을 낸다.

달콤하면서도 상큼한 향이 좋은 파인애플은 브로멜라인이라는 소화효소가 풍부하다. 브로메라인은 단백질을 녹여 소화하기 쉬운 상태로 만들어줘 위장장애가 있는 사람은 꾸준히 복용하면 좋다. 파인애플에 풍부한 구연산은 피로회복을 돕고 식욕을 북돋아준다. 알로에는 항암효과가 뛰어난 알로미틴이 들어있어 건강식으로 좋다.

천연 소스 만들기

입맛 당기는 감칠맛의 비밀

자연식은 자연의 땅 힘으로 길러진 식품을 가공하지 않고, 가급적 조리하지 않은 자연 그 상태로 섭취하는 식사법이다. 고기와 어패류는 물론 화학조미료를 사용하지 않고 채식을 기본으로 소박하게 식품 본연의 맛을 살린 밥상을 의미한다. 채소와 과일 등 자연에서 길러낸 식품들은 인체의 신진대사에 꼭 필요한 각종 영양소와 효소가 살아있는 영양의 보고다.

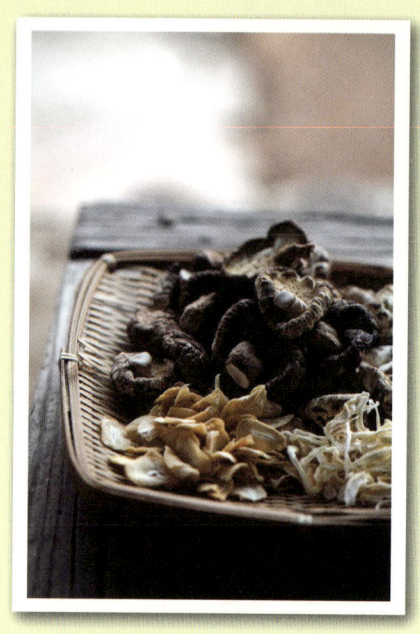

자극적인 양념에 길들여지면 식품 고유의 맛과 향을 느끼기가 쉽지 않다.

자연식은 자연의 땅 힘으로 길러진 식품을 가공하지 않고, 가급적 조리하지 않은 자연 그 상태로 섭취하는 식사법이다. 고기와 어패류는 물론 화학조미료를 사용하지 않고 채식을 기본으로 소박하게 식품 본연의 맛을 살린 밥상을 의미한다. 채소와 과일 등 자연에서 길러낸 식품들은 인체의 신진대사에 꼭 필요한 각종 영양소와 효소가 살아있는 영양의 보고다.

이런 자연 재료의 맛과 향을 살리려면 과하지 않으면서 음식의 감칠맛을 살려주는 천연소스가 필요하다. 채식을 기본으로 한 자연식이 몸에 좋다는 사실을 잘 알고 있지만 투병의 목적으로 '자연식'을 먹는 사람을 제외하고는 대부분 '맛없다'는 고정관념으로 꺼리기 마련이다. 우리 일상에 맛있는 음식을 미각으로 느끼는 행복도 간과할 수 없기에 아무리 건강을 위한 필수조건이라고 할지라도 맛없는 건강식을 끼니마다 먹기란 쉽지 않다. 즐겁고 건강에도 좋은 밥상을 차리려면 맛있어야 한다.

발효시킨 향신료와 정제설탕을 사용하지 않고도 맛을 내려면 자연 재료를 적극적으로 활용해야 한다. 조금 번거롭더라도 식초 대신 레몬즙을 그때그때 짜서 사용하고 고춧가루는 최소한 사용해 재료의 맛을 살리는 것이 좋다. 무엇보다 단호박의 단맛을 활용한 고추장, 캐슈넛의 고소함을 살린 마요네즈 등 정성을 담은 핸드메이드 소스는 식탁을 풍요롭게 해준다. 자연식을 시작하는 사람들을 위한 필수 항목, 미각 완전충족 베이스 양념을 알아본다.

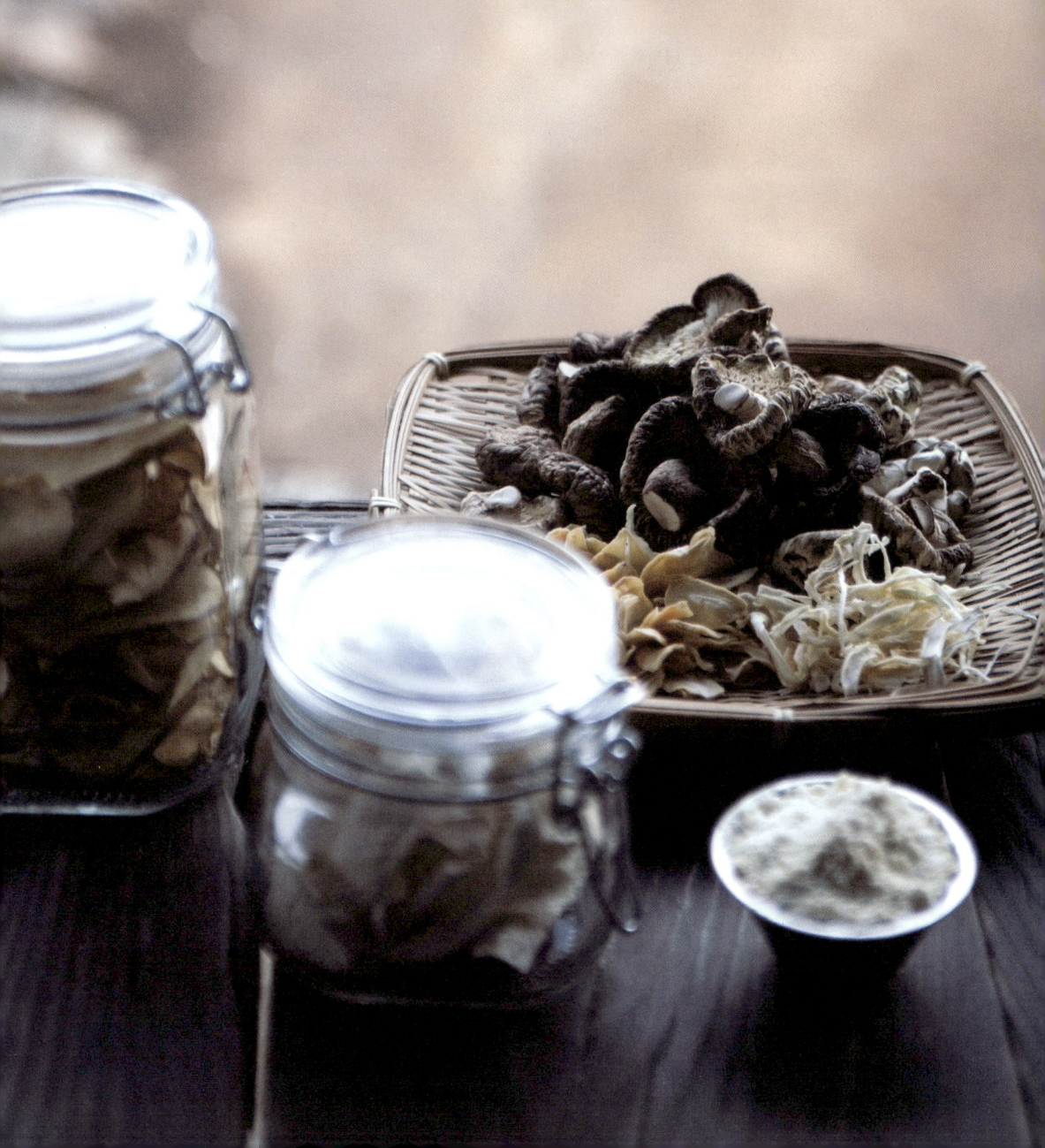

단맛

꿀

자연식에서는 정제 설탕 대신 꿀로 단맛을 낸다. 꿀은 풍미가 좋고 향이 나면서도 뒷맛이 개운해 요리에 사용하기 좋다. 비타민 B는 물론 무기질이 풍부해 따뜻한 꿀물을 마시면 기침이 가라앉는다. 벌꿀의 풍부한 지방산은 장의 연동작용을 도와 신진대사를 돕고 변비도 해결해준다. 채밀방법에 따라 밤꿀, 아카시아꿀 등이 있는데 요리할 때 활용하는 꿀은 단맛이 있고 상쾌한 느낌을 주는 아카시아꿀이 좋다. 꿀은 열을 가하지 않는 생채요리에 사용한다.

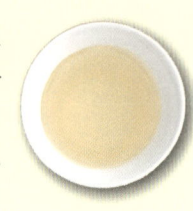

조청

정제한 설탕 대신 단맛을 내기위해 사용하는 전통 감미료이다. 쌀, 수수, 좁쌀, 옥수수 등 천연재료에 엿기름물을 부어 고아낸 조청은 감칠맛을 살리는데 제격이다. 일반식에서 사용하는 올리고당이나 설탕으로 낼 수 없는 맛을 낼 수 있다. 조림요리를 할 때는 적당량을 넣어야 음식이 딱딱해지지 않는다. 따뜻한 물에 조청을 풀어 견과류 등을 넣고 양념을 해 샐러드에 활용해도 좋다.

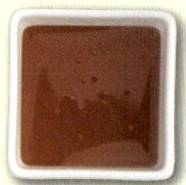

짠맛

가루간장

완전식품으로 불리는 콩 속에도 위험요소는 존재한다. 가루간장은 암을 유발할 수 있는 아폴로톡소를 피하기 위해 발효시키지 않은 콩으로 만든 천연 조미료. 발효상태를 거치지 않은 가루간장은 뒷맛이 깔끔하다. 나물무침이나 국 어디에나 구운소금과 함께 사용하면 된다. 전국 채식식당에서 구입할 수 있다.

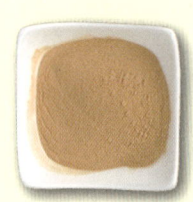

구운소금

정제한 흰 소금은 소금에 함유된 미네랄이 빠져나간 상태이다. 소금은 음식의 맛을 내는 기본재료지만 자연식에서는 아주 소량만 사용해 재료 고유의 맛과 향을 살리는 정도로만 활용한다. 구운소금은 천일염을 고온에서 볶거나 구워서 만든 소금이다. 쓴맛이 나는 간수 성분이 제거돼 부드러운 맛이 나고 천일염에 비해 짠맛이 덜해 모든 요리에 잘 어울린다.

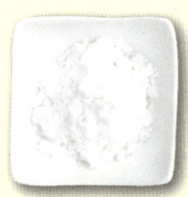

신맛

레몬즙
신맛이 강하고 상큼한 향이 나 천연 조미료로 요모조모 쓰임새가 많다. 레몬 특유의 신맛은 발효된 식초의 맛을 대체해줄 뿐 아니라 비타민 C가 풍부해 피로회복에 도움을 준다. 소스에 넣거나 샐러드 등 생채 요리에 뿌려 상큼함을 더하면 된다. 살짝 열을 가하면 생것보다 즙이 더 많이 나온다.

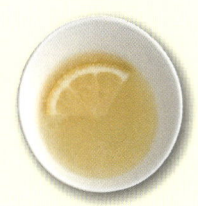

매실청
매실은 생과실로는 먹지 못하지만 숙성시킨 후에는 해독작용과 항균 작용이 뛰어난 영양식이 된다. 매실에 함유된 유기산은 위장의 작용을 활발히 하고 구연산은 당질의 대사를 촉진해 피로회복을 돕는다. 매실청은 설탕 대신 요리에 넣으면 상큼하면서도 단맛을 살려준다.

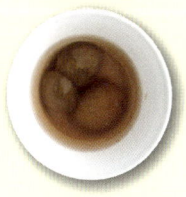

고소한 맛

들깨가루
토코페롤과 베타카로틴 등이 풍부한 자양강장제로 가루 또는 기름으로 먹는다. 주요성분인 리놀렌산은 발암물질로 인해 돌연변이가 생기는 것을 막고 암세포 증식을 억제한다. 통째로 씻어 잘 말린 후 그대로 씹어 먹어도 좋고 믹서에 갈아 견과류와 함께 먹으면 좋다. 금새 산화하기 때문에 필요한 만큼 볶아서 쓴다.

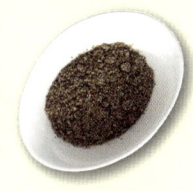

아마씨
식품 중 오메가-3가 가장 많이 함유되어 있는 아마씨. 피를 응고시키는 혈소판의 엉겨 붙는 성질을 감소시켜 혈압을 낮춰주고 심근경색이 발생할 때 심장 근육의 손상을 줄여준다. 마른 팬에 볶아 그대로 섭취해도 되고 분쇄기에 갈면 향이 고소해 음식에 활용해도 좋다.

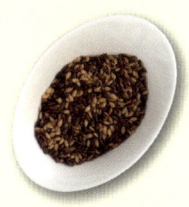

참깨
참기름과 깨소금으로 요리에 단골로 쓰인다. 참깨에는 다량의 항산화물질이 함유되어 있어 세포의 노화를 막아준다. 또한 단백질과 철분, 비타민 E가 풍부해 피로회복은 물론 스트레스 해소에도 좋다. 참깨의 영양을 그대로 섭취하고 싶다면 마른 팬에 물기가 없어질 때까지 볶아두고 그때그때 즉석에서 간 깨소금을 사용한다.

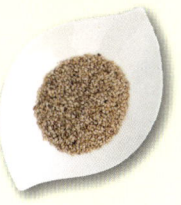

■ 재료 ■
단호박 200g, 고운 고춧가루 50g, 조청 100g, 현미 찹쌀가루 60g, 생수 50cc, 천일염 10g

■ 만드는 법 ■

1. 단호박은 껍질을 벗기고 씨를 제거한 후 압력밥솥에 분량의 물을 넣고 푹 삶는다.
2. 삶은 단호박은 뜨거울 때 주걱으로 으깬다.
3. 으깬 단호박에 현미찹쌀가루, 조청을 넣고 끓인다.
4. 끓고 나면, 소금과 고춧가루를 넣고 버무린다.

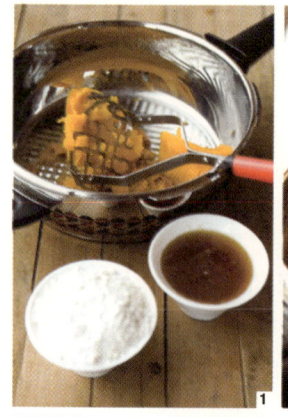
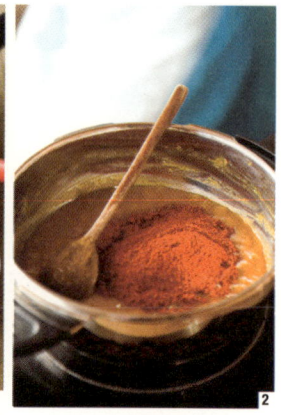
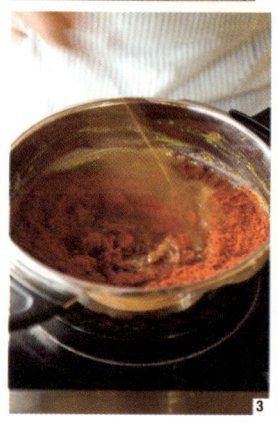
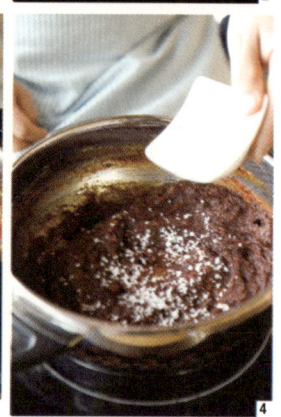

자연식 고추장

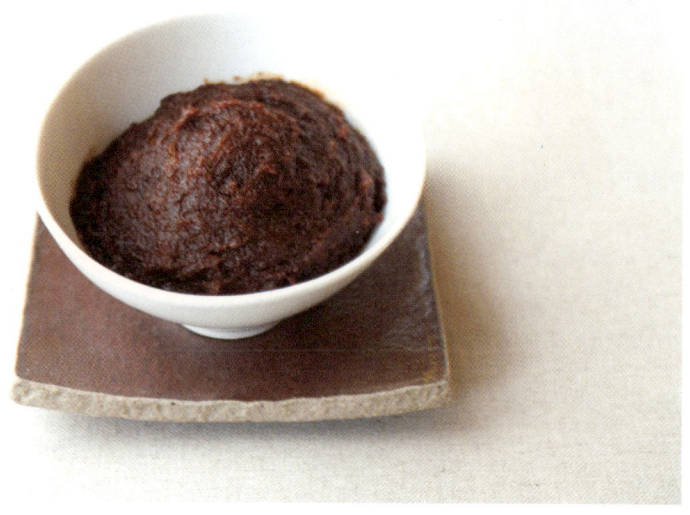

🍃 활용법 🍃

단호박과 고춧가루로 만든 자연식 고추장은 매운맛이 강하지 않아 환자식에 활용하면 더할 나위없다. 단 발효 고추장과 달리 장기간 보관이 어렵다. 일주일 단위로 먹을 분량을 만들거나 한 끼 분량씩 큐브에 담아 냉동보관하면 간편하다.

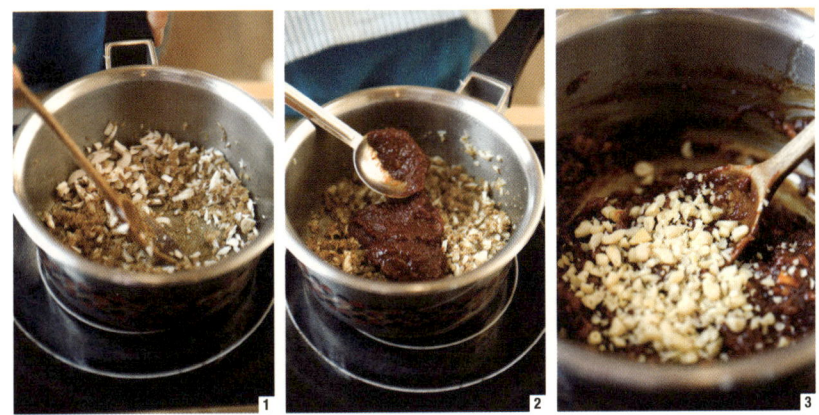

■ 재료 ■
자연식 고추장 4큰술, 베지버거 60g, 표고버섯(기둥 뗀 것) 20g, 다진 마늘·잣 10g씩, 포도씨유 2큰술, 조청 1큰술, 가루간장 1/2큰술

■ 만드는 법 ■

1. 팬에 포도씨유를 두르고 베지버거와 다진 표고버섯, 다진 마늘을 볶는다.
2. 준비해둔 자연식 고추장과 조청을 넣고 약한 불에서 저어가며 끓인다.
3. 잣은 고깔을 떼고 굵게 다진 후 약고추장에 고루 섞는다.

약고추장

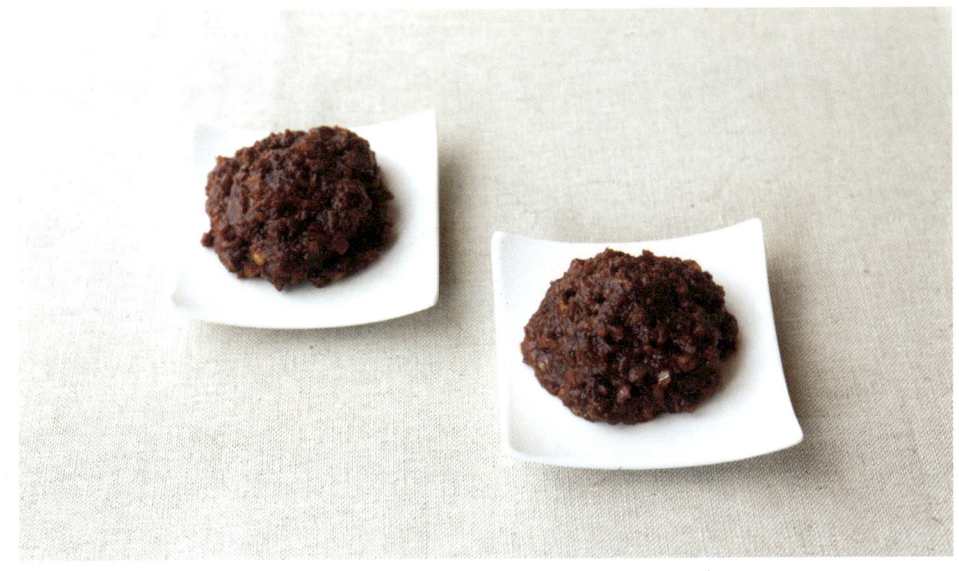

🌿 활용법 🌿

베지버거가 함유된 약고추장은 달콤하면서도 고소하다. 맵지 않기 때문에 어린아이 간식이나 밑반찬 등 요모조모 활용하면 쓰임새가 많다. 취향에 따라 캐슈넛이나 아몬드 등 견과류를 먹기 직전 갈아 넣으면 좋다.

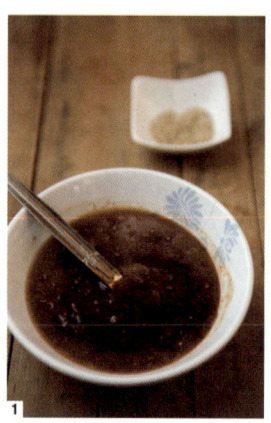 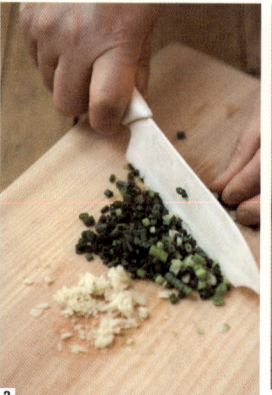 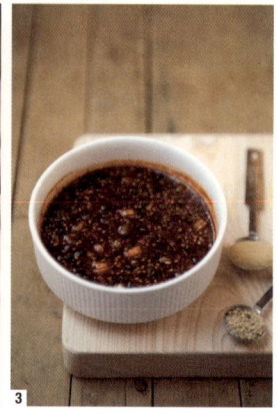

■ 재료 ■

고추장 5큰술, 레몬즙 2큰술, 꿀·조청·깨소금 1큰술씩, 가루간장·구운소금 1작은술씩, 실파 6g, 통마늘 3g

■ 만드는 법 ■

1. 자연식 고추장에 레몬즙, 꿀, 조청, 깨소금을 넣고 섞는다.
2. 마늘은 잘게 다지고 실파는 송송 썰어 ①에 넣는다.
3. 가루간장과 구운소금을 넣고 간한다.

초고추장

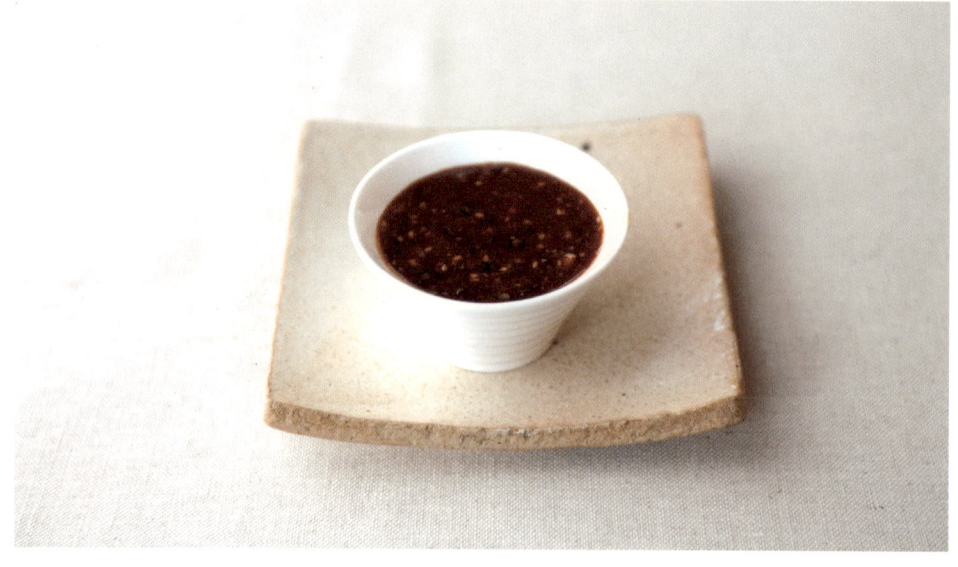

활용법

식초 대신 레몬즙과 꿀, 조청을 활용해 풍미가 좋은 초고추장. 제철 채소를 데쳐 쌈 싸먹을 때 곁들이면 맛있다. 맛이 강하지 않아 해조류나 나물을 새콤달콤하게 무치는 데도 효과적이다.

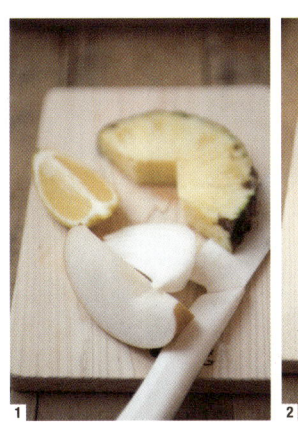 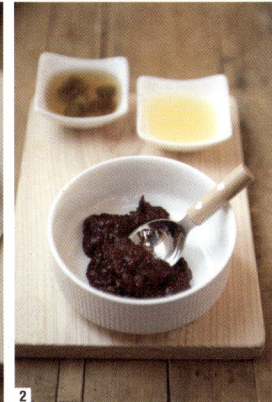 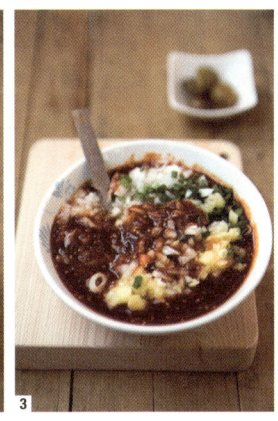

■ 재료 ■
파인애플 80g, 배 40g, 양파 25g, 실파 10g, 자연식 고추장 5큰술, 매실청 3큰술, 꿀·레몬즙·깨소금 2큰술씩, 올리브유 1큰술, 가루간장 1/2큰술

■ 만드는 법 ■

1. 파인애플과 배, 양파는 껍질을 벗기고 곱게 다진다. 실파는 송송 썬다.
2. 자연식 고추장에 매실청, 꿀, 레몬즙, 깨소금, 올리브유, 가루간장을 넣고 고루 섞는다.
3. ②에 다진 파인애플, 다진 배, 다진 양파, 송송 썬 파를 넣어 완성한다.

냉면소스

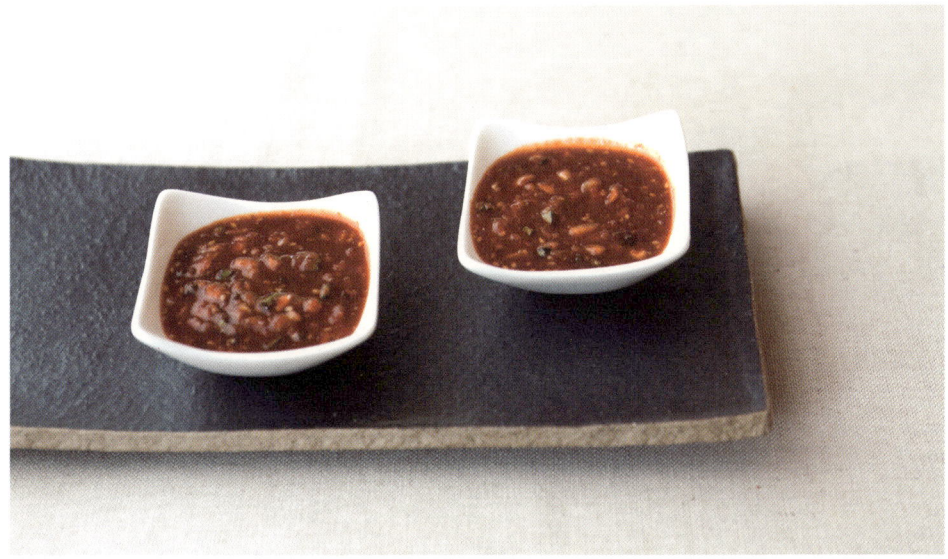

활용법

자연식에서는 하루 한 끼 정도는 탄수화물 식사로 국수요리를 준비한다. 통밀국수나 냉면에는 냉면소스가 제격이다.

■ 재료 ■
불린 대두 120g, 양파 30g, 생수 5컵, 채소국물 3큰술, 가루간장·다진마늘·깨소금 1큰술씩, 다진 실파 1작은술

■ 만드는 법 ■

1. 대두는 물을 붓고 하룻밤 충분히 불려 같은 양의 물을 붓고 30분간 삶는다.
2. 양파, 마늘은 다지고 실파는 송송 썬다.
3. 삶은 콩은 물기를 제거한 뒤 절구에 알갱이가 씹힐 정도로 찧는다.
4. ③에 채소국물(187쪽 참고), 가루간장, 깨소금을 넣고 ②를 고루 섞어 쌈장을 만든다.

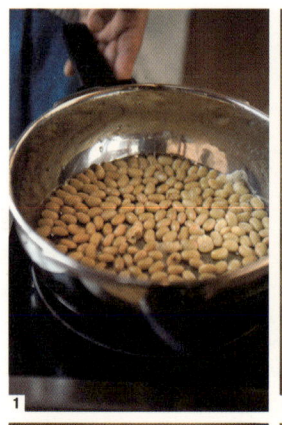
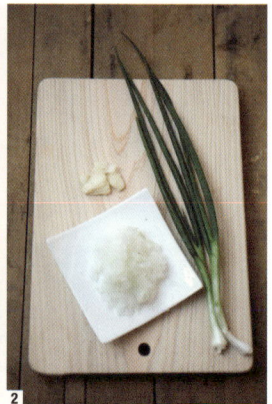
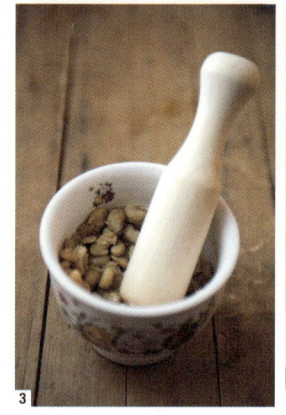
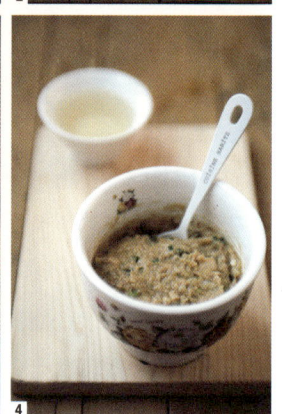

재래식쌈장

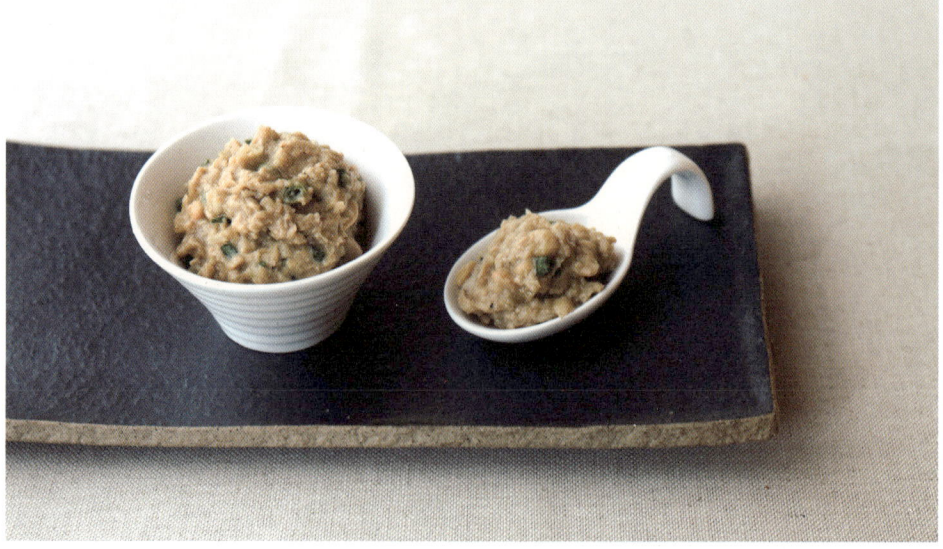

◎ 활용법 ◎

메주콩은 하룻밤 정도 충분히 불려 압력밥솥으로 삶으면 좋다. 재래식쌈장은 영양이 풍부한 콩을 쉽게 섭취할 수 있는 양념장으로 맵게 먹고 싶다면 고춧가루나 고추장을 가미해도 된다. 재래식쌈장으로 나물무침을 할 때는 잣이나 캐슈넛, 아몬드 등 견과류를 부셔 넣으면 고소하다.

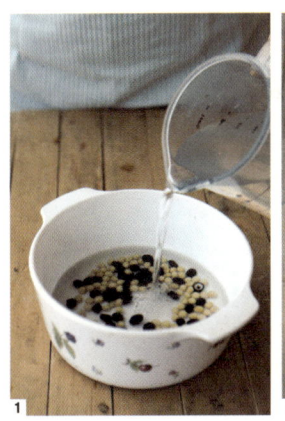 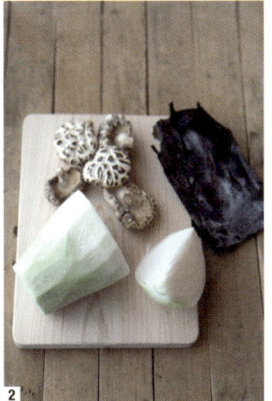 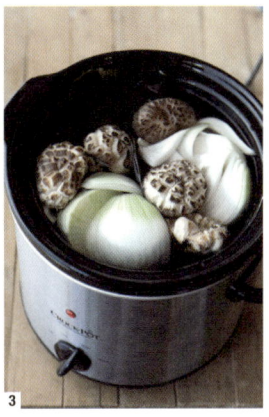

■ 재료 ■

무 400g, 양파 350g, 표고버섯·다시마 50g씩, 대두 30g, 검정콩 20g, 생수 10컵

■ 만드는 법 ■

1. 대두와 검정콩은 씻어 물에 불린다.
2. 무와 양파는 적당히 썰고 표고버섯과 다시마는 젖은 면보로 티를 제거한다.
3. 생수에 무, 양파, 표고버섯, 다시마, 콩을 넣고 뭉근하게 2시간 이상 충분히 우려낸다. 슬로우쿠커에 재료를 담고 높은 온도로 7~8시간 가량 조리해도 좋다.

채소국물

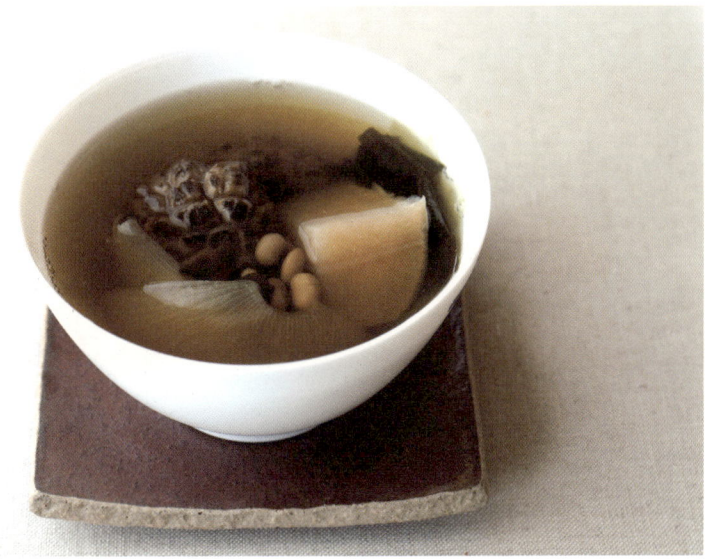

🌿 활용법 🌿

자연식의 기본이 되는 채소국물. 미리 끓여두었다가 국물요리는 물론 각종 소스를 만들 때 베이스로 활용하면 감칠맛을 살릴 수 있다. 다시마 특유의 끈기가 싫으면 마지막에 넣어 10분간 우려낸 뒤 불을 끄면 된다.

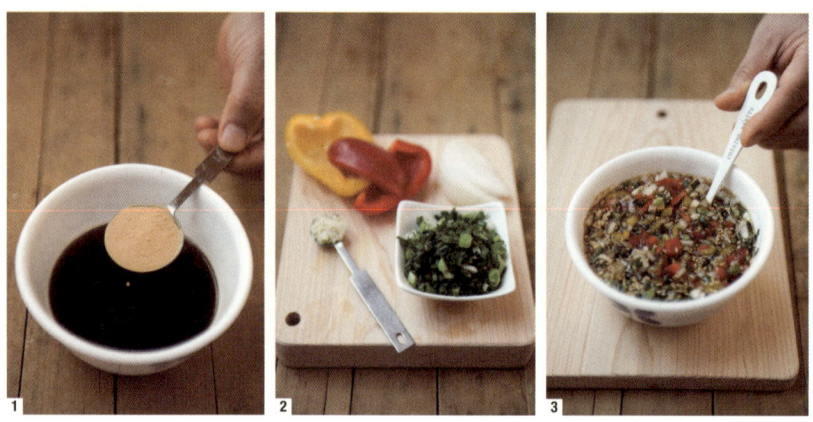

■ 재료 ■

양파 40g, 파프리카(빨강, 노랑) 35g, 실파 10g, 채소국물 10큰술, 고춧가루·가루간장 3큰술씩, 깨소금 2큰술, 다진 마늘 1큰술

■ 만드는 법 ■

1. 채소국물에 가루간장과 다진마늘, 고춧가루를 섞는다.
2. 양파와 파프리카는 곱게 다지고 실파는 송송썬다.
3. ①에 다진 양파와 파프리카, 실파, 깨소금을 고루 섞어 완성한다.

양념간장

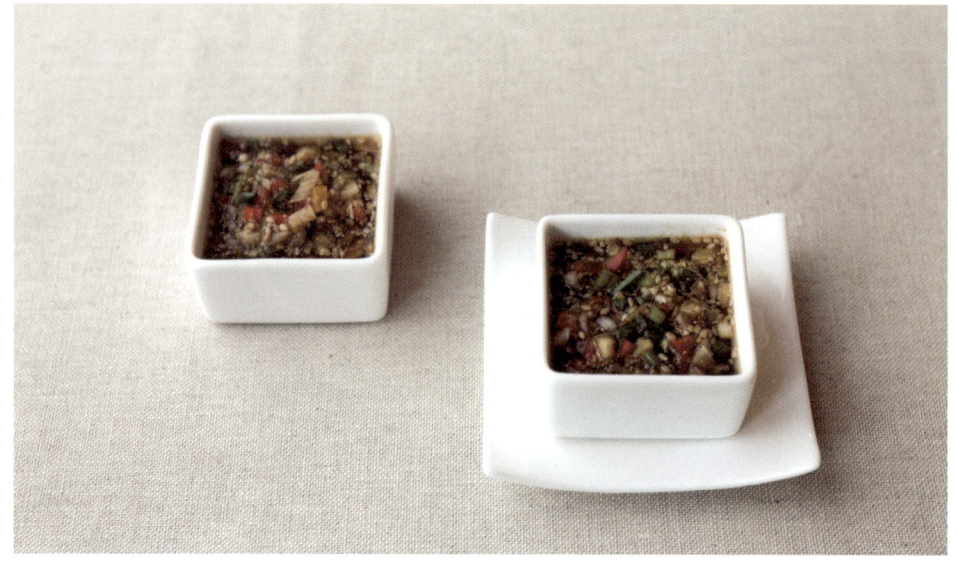

 활용법

감칠맛이 살아있는 양념간장은 비빔밥이나 영양밥 등의 소스로 활용하면 맛있다. 부침이나 튀김 등에 곁들이는데 되도록 양파나 파프리카 등 채소를 풍부하게 넣어 짠 맛을 줄이는 것이 좋다.

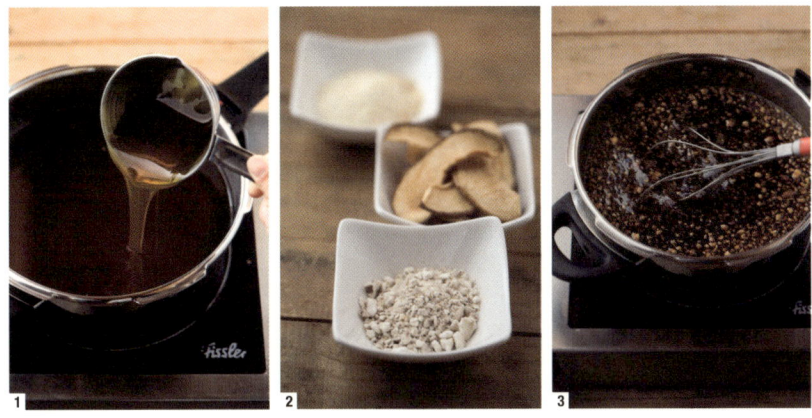

■ 재료 ■
채소국물 4컵, 조청 3컵, 자연식 고추장 2컵, 가루간장 1컵, 표고버섯가루 5큰술, 다시마가루·양파가루·말린사과 2큰술씩

■ 만드는 법 ■
1. 채소국물에 조청을 넣고 고루 저어가며 끓인다.
2. 표고버섯가루, 다시마가루, 양파가루, 말린 사과를 손으로 부숴 넣고 섞는다.
3. ②로 양념조림장이 완성된다. 반을 덜어내고 남은 냄비에 자연식고추장을 넣고 저으며 끓여 매운양념조림장을 만든다.

양념조림장

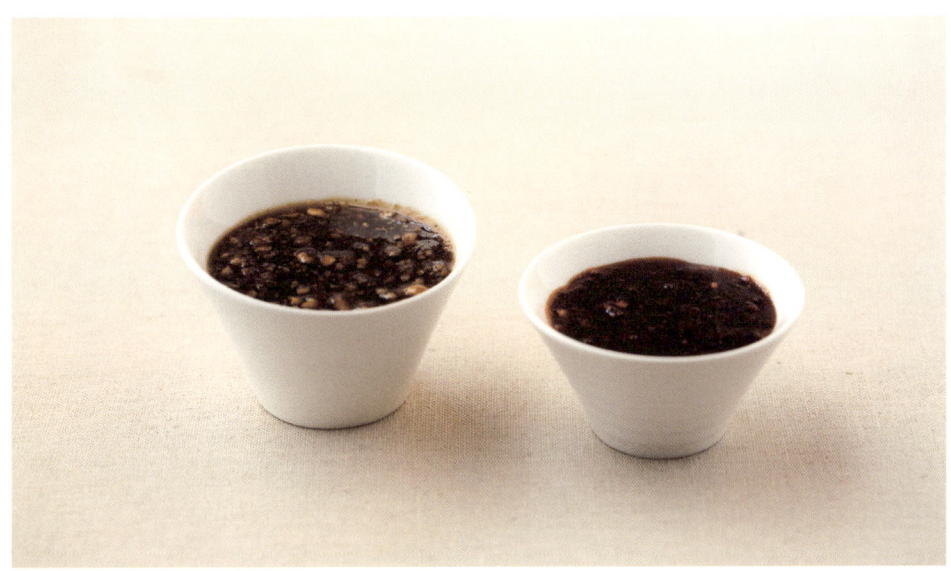

🌱 활용법 🌱

자연식의 별미인 밀고기 양념으로 활용되는 양념조림장. 튀김이나 단단한 재료를 조릴 때 사용하면 좋다. 매콤한 맛을 원한다면 고추장을 넣어 만든다.

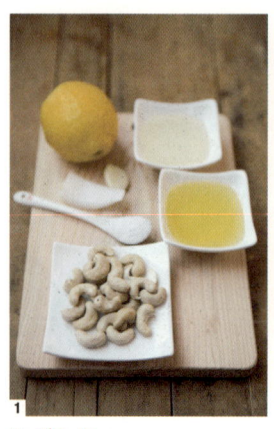 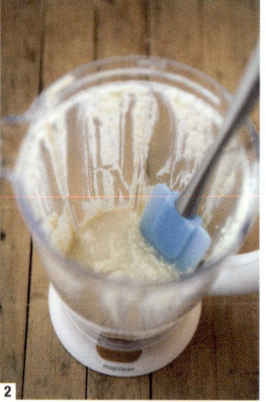

■ 재료 ■

캐슈넛 100g, 양파 25g, 생수 50cc, 꿀 5큰술, 올리브유 4큰술, 레몬즙 3큰술, 구운소금 1/2큰술, 다진 마늘 1작은술

■ 만드는 법 ■

1. 양파와 마늘은 씻어 적당히 썬다.
2. ①과 캐슈넛, 물, 꿀, 올리브유, 레몬즙, 구운소금을 넣고 믹서에 곱게 여러번 간다.

마요네즈소스

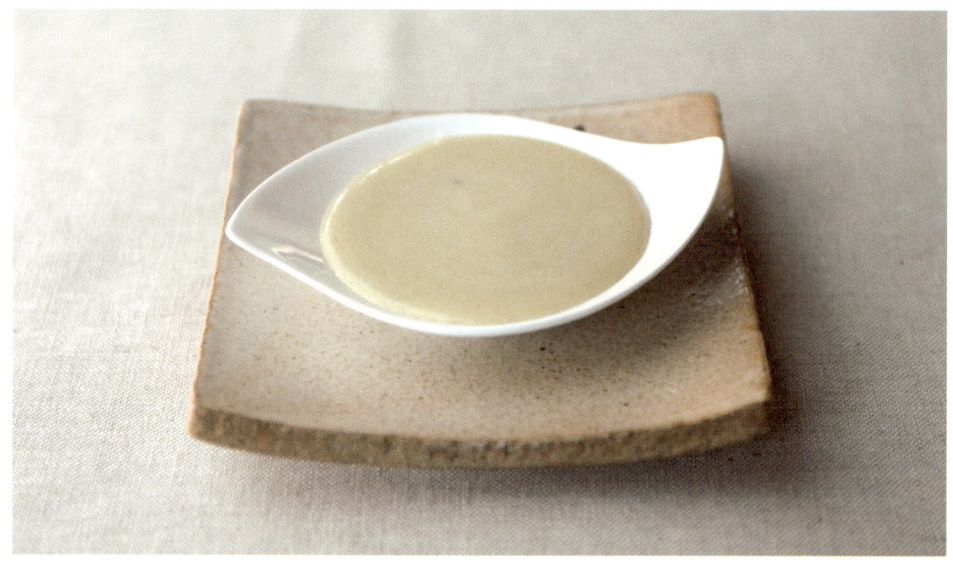

 활용법

캐슈넛의 고소함이 더해진 마요네즈 소스는 빵에 발라먹어도 좋고 각종 샐러드 소스로 사용해도 된다. 단 일주일 이상 보관하기 힘들기 때문에 그때그때 만들어 먹어야 한다.

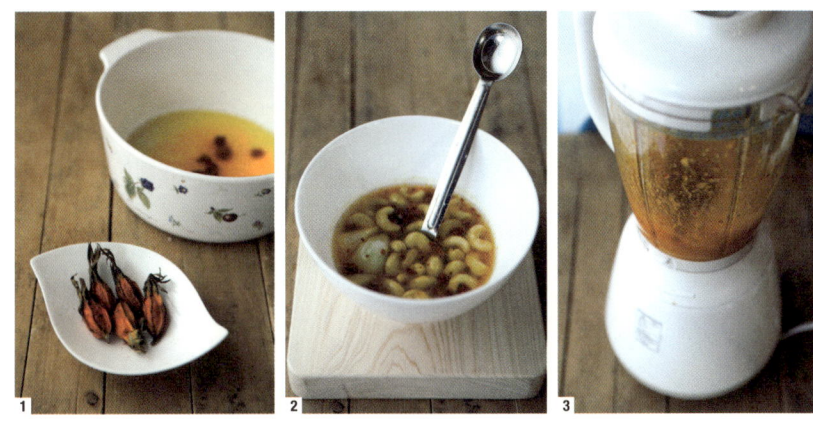

■ 재료 ■
캐슈넛 100g, 치자 8g, 양파 5g, 생수 100cc, 꿀 5큰술, 레몬즙 3큰술, 다진 마늘·구운소금 1작은술, 올리브유 2큰술

■ 만드는 법 ■

1. 치자는 생수를 붓고 4시간 이상 우려낸다.
2. 치자우린 물에 캐슈넛, 양파, 꿀, 레몬즙, 다진마늘, 구운소금, 올리브유를 넣고 섞는다.
3. ②를 믹서에 걸쭉한 상태가 될 때까지 곱게 간다.

치자소스

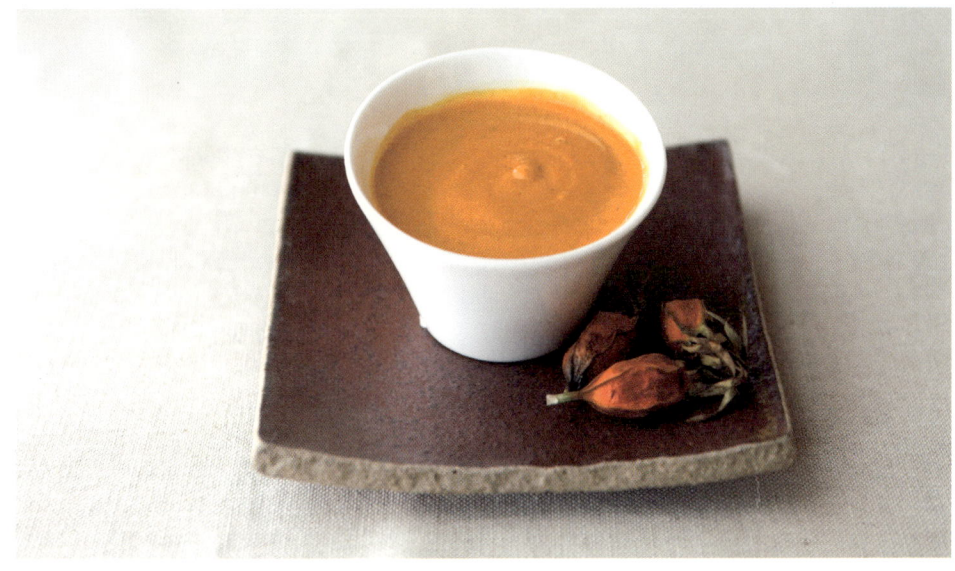

🍃 활용법 🍃

색이 고운 치자소스는 자연식에 색을 입혀 맛깔스럽게 한다. 즉석김밥이나 빵 등 어떤 요리에 곁들여도 잘 어울린다.

가
가죽나물장아찌   42
가지조림   75
감자   59
견과류   170
견과류잼 곁들인 모닝빵   119
고구마브로콜리샐러드   147
과일 주스   174
김   131
김국   134
김치콩비지찌개   138
깻잎겉절이   66

냉
냉면소스   185
느타리 매생이국   136

단
단호박   93
단호박밀고기   108
단호박샌드위치   155
단호박샐러드   105
단호박설기   106
단호박튀김   104
닭고기맛밀고기   84
당근밥   98
대추밤조림   117
대추영양밥   97
더덕찹쌀구이   35
도라지오이생무침   71
동김치   139
두릅   20
두릅전   38
두부새싹샐러드   27
들깨메밀수제비   76
딸기 얹은 와플   46
떡갈비맛밀고기   120

마
마요네즈소스   190
매실소스양상추샐러드   82
머윗잎쌈   80
메밀도토리묵국수   109
무   92
무국   100
무조림   112
미나리   19
미삼밤꿀샐러드   116
미역   130
밀고기새싹말이   48
밀불고기   156

밤
밤   95
배추   129
배추김치만두   153
버섯   94
버섯조림   122
버섯초밥   102
버섯탕수   101
보리밥   60
봄나물비빔밥   45
부추   55
부추버무리   70
부추전   79
브로콜리   126

삼
삼색구절판   50
삼색콩조림   148
새싹손말이김밥   44
생미역회   142
송이버섯   128
수수부꾸미   114
실파김무침   146
쑥   18
쑥국   26
쑥완두콩밥   24
쑥튀김   39

아
아몬드미역국   135
애호박   56
애호박편수   68
약고추장   183
양념간장   188
양념조림장   189
양송이브로콜리덮밥   154
양송이콜리플라워수프   140
양파   58
어린상추겉절이   31
얼갈이배추들깨국   99
연근   90
연근우엉밥   96
연근찜   118
오이   54
오이잣소스샐러드   67
옥수수전   78
완두콩   21
우무콩국   64
우엉   91
우엉찜   113

자
자연식 고추장   182
자연식냉면   81
재래식쌈장   186
죽순   23
죽순영양밥   25
죽순짬뽕통밀국수   36
죽순치자소스채   34

참
참나물겉절이   43
참마   127
참마무순샐러드   143
채소국물   187
채소두부덮밥   150
천연조미료   166
청각오이냉국   65
초고추장   184
취나물두부무침   32
치자소스   191
치자현미약밥   62

캐
캐슈넛감자옹심이   72
콩두유   172

토
토마토   22
토마토시금치샐러드   30
토마토완두콩스튜   28
톳나물조림   149
통곡물   168

파
파슬리두부치자전   144
파전   40
파프리카   57
파프리카블랙올리브샐러드   74
표고버섯기둥장조림   110
풋콩감자송편   86
풋콩밥   61

해
해초밥   132
허브통밀빵샌드위치   83
현미영양밥   133
홍시배추겉절이   152